C·H·Beck
PAPERBACK

Corona, AIDS und Ebola: Wir kennen Viren vor allem als Krankmacher. Die meisten Viren aber sind nicht unsere Feinde. Die bekannte Viren- und Krebsforscherin Karin Mölling weiß Erstaunliches aus der Welt der Viren zu berichten. Viren sind allgegenwärtig in den Ozeanen, unserer Umwelt, in Tieren, Pflanzen, Bakterien, in unserem Körper, ja selbst in unserem Erbgut, sie beeinflussen unser Wetter, können zur Kontrolle des Übergewichts beitragen und lassen sich sogar gegen bedrohliche multiresistente Bakterien einsetzen. Die Geschichte der Viren begann vor mehr als 3,5 Milliarden Jahren in der Morgenstunde des Lebens, als es noch nicht einmal Zellen gab. Sie sind eine Supermacht.

Mit einem aktuellen Vorwort zur Corona-Pandemie.

Prof. Dr. *Karin Mölling* ist Virus- und Krebsforscherin. Sie forschte 20 Jahre am Max-Planck-Institut für molekulare Genetik in Berlin über virale Krebsgene und wurde 1993 Professorin und Direktorin des Instituts für Medizinische Virologie der Universität Zürich mit Forschung, Lehre und Virus-Diagnostik für das Universitätsspital. Daneben war sie Honorarprofessorin der Charité in Berlin. Sie hat über 250 wissenschaftliche Originalpublikationen veröffentlicht. Karin Mölling ist Trägerin zahlreicher Auszeichnungen, darunter des Swiss Award 2007 und des Bundesverdienstkreuzes 1. Klasse.

Karin Mölling

VIREN

Supermacht des Lebens

C.H.BECK

Die erste Auflage dieses Buches erschien 2015 in gebundener Form
im Verlag C.H.Beck unter dem Titel «Supermacht des Lebens.
Reisen in die erstaunliche Welt der Viren».

Mit 26 Abbildungen

1. Auflage in C.H.Beck Paperback. 2020

www.chbeck.de
Umschlaggestaltung: geviert.com, Conny Hepting
Umschlagabbildung: Hepatitis-B-Virus

Satz: Fotosatz Amann, Memmingen
Druck und Bindung: Druckerei C.H.Beck, Nördlingen
Printed in Germany
ISBN 978 3 406 76029 7

myclimate
klimaneutral produziert
www.chbeck.de/nachhaltig

In memoriam Heinz Schuster und Paul Gredinger

INHALT

VORWORT ZUR TASCHENBUCHAUSGABE

Die saisonale Wintergrippe

Jeder kennt das: eine «Grippe» im Winter, die saisonale Grippe mit Husten, Schnupfen, Fieber, Gliederschmerzen, Kopfschmerzen, Heiserkeit, und das ausgerechnet vor einem Vortrag! Alle zusammen oder auch nur einige dieser Symptome kündigen eine Atemwegserkrankung an. Niesen, Husten, Schnupfen soll man nur mit Schutz – das wird nicht immer erfüllt. Fast niemand hat noch ein richtiges altmodisches Taschentuch! Also muss die Armbeuge zum Hineinniesen herhalten, denn in die Hände sollte man das nicht tun – von dort überträgt sich das Virus sonst zu leicht überallhin. Das Händeschütteln habe ich in Zürich schon vor 20 Jahren abschaffen wollen. Es gelang mir nicht einmal innerhalb der Klinik, das würde mangelnde «Patientennähe» anzeigen, hieß es. Immerhin gibt es einmal im Jahr einen internationalen Händewaschtag – das muss man nämlich richtig machen, und dazu singen heute die Kinder als Zeitmaß zweimal «Happy Birthday». Natürlich kann man auch Papiertaschentücher benutzen. Nur gehören die nicht in den Papierkorb des Büros, sondern in einen Abfalleimer mit Deckel!

Die meisten Erkältungsviren werden durch Tröpfcheninfektionen übertragen. Die Viren sitzen auf größeren oder kleineren Speicheltröpfchen und können sogar beim Sprechen verbreitet werden. Auch sogenannte Schmierinfektionen gehören zur Ausbreitung, durch Kontakt mit verunreinigten Oberflächen wie Türklinken, Handgriffen, Einkaufswagen und Fahrstuhlknöpfen. Bis zu neun Tage soll das neue SARS-Coronavirus dort nachweisbar gewesen sein. Aber ob das immer ausreicht für eine Infektion, ist gar nicht sicher, man findet nämlich erst einmal nur Stücke vom Erbgut. In Fernost sind die Kondome so knapp geworden wie bei uns das Toilettenpapier – nicht etwa als Maßnahme gegen einen Babyboom, sondern um den Finger bei der Bedienung der Fahrstuhlknöpfe vor Viren zu schützen!

Vor allem sollte man mit einer «Grippe» zu Hause bleiben. Sonst ist in Kürze nicht nur das Büro, sondern das gesamte Stockwerk infiziert.

Früher spottete man, eine Erkältung dauere mit Arzt acht Tage und ohne Arzt eine Woche. Wichtig ist – mit Antibiotika kann man Viren nicht beikommen!

Der Volksmund sagt: «Ich habe mich erkältet», und das ist eine brauchbare Beschreibung. Zwar widersprechen neuerdings einige Wissenschaftler dieser «Weisheit», aber man kann sie gelten lassen. Viren werden aktiv, wenn sich die Bedingungen der Umwelt geändert haben. Das zerstört ein ausgewogenes Ökosystem zwischen dem Menschen und seinem Mikrobiom, also der Gesamtheit der Mikroorganismen, die uns besiedeln, inklusive den Viren.

Wir frieren bei Nässe, Kälte oder ungenügender Kleidung. Womöglich aber ist die Kälte nicht so entscheidend wie der Mangel an Sonne. Er führt dazu, dass das Immunsystem weniger aktiv ist, nicht zuletzt durch reduzierte Vitamin-D-Produktion, die von der Sonne abhängt. Auch sonst sind die Viren zwar in der Schleimhaut der Nase oder im Hals vorhanden, aber sie werden vom gesunden Immunsystem in Schach gehalten. Doch besonders im Winter sind die Schleimhäute der Nase durch die Heizung in den Innenräumen oder durch die Kälte im Freien stark strapaziert, die Abwehrzellen verringern sich, die Nasenschleimhaut zieht sich zusammen. Das öffnet den Viren die «Eintrittspforte». Bei der Erkältung werden sie virulent, sprich: sie vermehren sich gewaltig, steigen ab in die Lunge und führen zur Erkrankung. Die Grippe kann uns mehrfach überrollen, Erwachsene erkranken an ihr zwei- bis viermal pro Jahr, Kinder noch häufiger und stecken dann die anderen an. Sie bauen ja erst ein Immunsystem auf in ihren jungen Jahren. Deswegen haben sie oft hohe Virusmengen, Viruslast genannt, die besonders ansteckend wirken. Alle Virusinfektionen sind abhängig von der Dosis, also der Anzahl der Viruspartikel, denen wir ausgesetzt sind. Je mehr Viren uns auf einmal erwischen, umso schneller oder heftiger können wir erkranken. Das ist vor allem bei öffentlichen Veranstaltungen, in engen Verkehrsmitteln und in Innenräumen mit vielen Menschen der Fall. Es ist dann einfach eine Frage der Wahrscheinlichkeit, ob eine Person darunter ist, die Viren verbreitet, und wie weit wir von ihr entfernt sind.

Viele Coronaviren außer CoV-2

Eine «Wintergrippe» ist also ein jährliches, saisonal wiederkehrendes Ereignis. Dahinter verbirgt sich eine Infektion mit Viren, Erkältungsviren, von denen es etwa 200 gibt, jedoch sieben verschiedene sind die häufigsten: Rhinoviren mit an die 100 Typen, die etwa 30 bis 50 % aller Erkältungen ausmachen. Dann gibt es vier Typen von Coronaviren, das sind die harmlosen Verwandten der drei Corona-Epidemieviren. Sie belegen den zweiten Platz der Häufigkeit von winterlichen Infektionen, etwa jede fünfte Erkältung geht auf sie zurück, insgesamt 15 bis 20 %. (Sie heißen HCoV-229E, OC42, NL63, HKuV). Das -229E-Virus ist mit dem Coronavirus von Kamelen verwandt (MERS s. u.). Weiterhin gibt es noch das Respiratorische-Synzytial-Virus (RSV), das etwa 15 bis 20 % der Erkältungskrankheiten verursacht. Hinzu kommen Parainfluenzaviren, auch Enteroviren und bei Kindern das Metapneumovirus (HMPV). Manchmal gesellt sich auch noch eine Bindehautentzündung dazu, dann handelt es sich um Adenoviren.

Die meisten dieser Viren enthalten eine einzelsträngige RNA. Das bedeutet, sie können sich sehr schnell verändern, schneller als doppelsträngige DNA-Viren. Der Doppelstrang verhindert Alleingänge und führt zu mehr Stabilität. Einzelstrang-RNA-Viren sind stärker veränderlich, mutationsfreudig und laufen unserem Immunsystem davon.

Erkältungsviren setzt man oft mit Grippeviren gleich. Im Englischen unterscheidet man «flu» und «influenza». Bisher war von Erkältungsviren die Rede, dem «flu virus». Der richtige grippale Infekt ist jedoch durch Influenzaviren bedingt. Sie führen ebenfalls zu Infektionen mit Symptomen ähnlich wie den oben genannten, verlaufen jedoch deutlich schwerer. Vor allem beginnen sie meist mit sehr hohem Fieber, Gelenkschmerzen und schweren Krankheitszeichen. Die meisten Menschen waren im Laufe ihres Lebens den Influenzaviren schon ausgesetzt und weisen selbst bei neuen winterlichen Varianten der Viren eine Restimmunität auf; Kreuzimmunität sagen die Virologen.

Das «neue Coronavirus», wie es anfangs genannt wurde, heißt nun SARS-Coronavirus-2 oder CoV-2, die Erkrankung nennt sich CoVID-19, das ist eine Abkürzung für «Corona Virus Infectious Disease 19». Die Zahl bezieht sich dabei auf das Jahr der Entdeckung 2019 und meint nicht etwa den 19. Typ! Das erste SARS-Coronavirus hingegen, das uns 2003 heimsuchte, läuft mittlerweile einfach unter dem Begriff SARS.

Das ist die Abkürzung für «Severe Acute Respiratory Syndrome», was bei Erkrankten als atypische Lungenentzündung auffällt. Als drittes im Bunde gibt es noch das «Middle East Respiratory Syndrome»-Coronavirus, abgekürzt MERS, das 2012 zuerst in Saudi-Arabien auftrat.

Andere Epidemien als Muster

Tritt ein neues Virus auf, haben Virologen und Politiker nur zwei Möglichkeiten: Entweder sie schauen in die Vergangenheit, wie frühere Epidemien abgelaufen sind, oder auf betroffene Länder, bei denen die Virusausbreitung schon etwas weiter fortgeschritten ist. Im Fall von SARS-CoV-2 blicken alle nach China. Doch auch dort ist das Virus noch neu. Also schaut man in die Vergangenheit, etwa auf die Influenza-Epidemie von 1918, die sogenannte Spanische Grippe. Sie brach unter extrem ungünstigen Bedingungen am Ende des Ersten Weltkrieges aus und führte zu 50 bis 100 Millionen Toten. Sie kam in drei Schüben, unterbrochen durch den Sommer, wenn sich Influenzaviren abschwächen. Der folgende zweite Schub war extrem stärker als der erste, der dritte dann wieder schwach. Ist das ein Muster von Epidemieverläufen? Alle fürchten bei CoVID-19 einen solchen zweiten Schub (s. u.: «Influenza 1918»).

Zum Vergleich

Bleibt der Vergleich mit Virus-Ausbrüchen in der näheren Vergangenheit, bei denen ähnliche Viren eine Rolle gespielt haben, also etwa die SARS-Corona-Epidemie von 2003 oder der Middle-East-Coronavirus MERS von 2009. Beide Epidemien waren nur von kurzer Dauer und kurzem Schrecken.

Das Virus von 2003 entstand 2002/03 in Südchina. Es stammte von Fledermäusen und wurde über eine Zibetkatze als Zwischenwirt auf einem Markt auf Menschen übertragen. In nur sechs Monaten breitete es sich in 29 Ländern aus. Bekannt wurde ein Hochhaus in Hongkong, in dem sich genaue Infektionsketten rekonstruieren ließen. Eine Steigleitung im Haus hatte Aerosole von infizierten Fäkalien durchgelassen und das Virus in die einzelnen Stockwerke verteilt. Bis Singapur und Vancouver konnte man dem Verlauf des Virus folgen. Weltweit gab es 8098 Erkrankte und 774 Todesfälle, mit einer Sterberate von etwa 10 %.

Bis heute ist nicht einmal richtig klar, wo das Virus dann abgeblieben ist. Hat es ein Genstückchen verloren? Keiner weiß es genau. Es hinterließ in uns allen einen Schrecken – und daran erinnerte sich mancher bei dem neuen Virus. Das mag Angst ausgelöst haben.

Auch MERS ist eine Zoonose, das heißt, es stammt von Tieren ab, zuerst von Fledermäusen, dann ging es von Dromedaren auf Menschen über. MERS blieb eher unbemerkt. Ein Scheich starb und auch sein Sohn. Aber Kamele, genauer Dromedare, die als Reservoir des Virus gelten, sind für uns ja weit weg. Dachten wir zumindest. Dann tauchte es in Korea auf. Korea hat also zweimal eine Generalprobe für ein Coronavirus absolviert und war vielleicht deshalb so gut gewappnet. Im Jahr 2009 gab es 2465 Infizierte und 850 Verstorbene. MERS ist nicht verschwunden, flackert manchmal wieder auf und hat eine sehr viel höhere Todesrate von über 37 %. Wo versteckt es sich? Es hat Ähnlichkeit mit einem Coronavirus von Fledermäusen, das noch keine Epidemie verursacht hat, aber saisonal im Winter auftritt. Müssen wir da aufpassen?

Auch HIV/AIDS wurde zum Vergleich herangezogen mit etwa 30 Millionen Verstorbenen seit dem Beginn Anfang der 1980er Jahre. Doch das ist eine sexuell und durch Blut übertragbare Erkrankung und hat sich entsprechend anders ausgebreitet. Ebolaviren führen zu extrem hohen Todesraten von 90 %, meist jedoch nur mit lokalen Ausbrüchen, denn die Infizierten sind zu krank, um zu reisen. Das Virus wird über Blut, Urin, Speichel und Fäkalien übertragen. Gerade grassiert Ebola in der Dominikanischen Republik. Bei Ebola wurden die Antikörper von Gesundeten auf Kranke übertragen, mit einigem Heilungserfolg. Das wird auch bei CoVID-19 probiert.

Gegenmaßnahmen

Also schaut Europa nach China. China ist Deutschland beim neuen Coronavirus um mindestens einen Monat voraus, Italien wohl eine Woche. Großbritannien und USA hingegen sind uns wohl einen Monat hinterher. Das Virus ist auch schon in Großstädten auf der Südhalbkugel angekommen. Zuerst in Megastädten. Wie das neue Virus auf sommerliche Temperaturen reagiert, wissen wir noch gar nicht. Influenza jedenfalls schwächt sich im Sommer ab.

Die wichtigsten Parameter, die in China zur Eindämmung führten, erklärt George Gao, der Generaldirektor des Chinesischen Center for Disease Control (CDC) in Beijing. Er war beteiligt an der ersten Sequenzierung des Virus SARS-CoV-2 und wurde von Jon Cohen, einem Wissenschaftsjournalisten der Zeitschrift *Science*, am 27.3.2020 interviewt.

Welche Maßnahmen haben gegen das Virus geholfen? Das fasst Gao so zusammen: soziale Distanz, als «nichtpharmazeutische Strategie» bezeichnet, da es noch keine Medikamente gibt, sofortige Isolation der infizierten Fälle, Identifizierung naher Kontaktpersonen von Infizierten und deren Isolation in Quarantäne, keine Massenansammlungen, keinerlei Mobilität, Schließung der Grenzen, Maskenpflicht, Messung der Körpertemperatur.

Soziale Distanz ist eigentlich die Umkehrung dessen, was dem Virus den Weg um die Welt ermöglicht hat, die Nähe vieler Menschen auf Märkten, in Verkehrsmitteln, bei Sportereignissen. Man muss den Viren den Weg abschneiden – eine uralte Maßnahme, die Virologen als Abriegelung bezeichnen. Die Wirte der Viren muss man ausdünnen, also möglichst viele Menschen isolieren, dann kann das Virus nicht weiter. Weiterhin versuchte man, Kontaktpersonen zu finden und ebenfalls zu isolieren, in Quarantäne zu nehmen. Quarantäne wurde erstmals in Venedig praktiziert. Für 40 Tage, daher der Name, mussten Schiffsbesatzungen auf eine Insel – Hafenstädte sind durch eingeschleppte Infektionen besonders gefährdet. Heute sind das die Millionenstädte mit den großen Flughäfen.

Schwächt sich das Virus vielleicht sogar ab? Kann das sein? Das Virus wurde auf einem Löwen in einem Zoo entdeckt! Fehlten da Menschen zur Vermehrung? Wartet das Virus irgendwo ab? Oder weicht es aus? Das Virus ist so topfit, wie man mit Darwin sagt, dass es sich eigentlich nur noch abschwächen kann, also weniger schnell ansteckt, weniger virulent wird. Viren durchlaufen die Evolution im Zeitraffer, wir können zuschauen! Das Virus kann sich aber ändern, wenn auch nicht so rasch wie Influenzaviren. Viren sind ja ein Schwarm, eine Quasispezies, wie der Nobelpreisträger Manfred Eigen das nannte. Nicht alle Viren in dem Schwarm weisen dieselbe Fitness auf. Nimmt die Gesamtfitness ab? Verschwand so das SARS-Coronavirus von 2003, weil ihm ein Stückchen im Genom fehlt?

Viren sind Opportunisten

Viren sind Opportunisten und nehmen die kürzesten Verbindungen, um sich zu vermehren, bevorzugen die Alten und Schwachen mit reduzierten Immunsystemen als ihre «Wirte» zur Vermehrung. Opportunismus kennzeichnet das Verhalten nicht nur der Viren, sondern aller Lebewesen: die Schwächen anderer ausnutzen. Opportunisten sind wir auch, etwa wenn wir Schnäppchen kaufen, die wir nicht brauchen. So suchen sich die Viren Städte mit hohen Bevölkerungsdichten aus und volle Verkehrsmittel, Flugzeuge, Züge und Schiffe. Die Mobilität ist der zweite große Stimulator für die Ausbreitung der Viren bis hin zur Pandemie; der erste die Bevölkerungsdichte.

Die soziale Distanz wurde in China so extrem durchgeführt aus Gründen, die nur China betreffen. Vielfach stehen dort zehn Hochhäuser auf einem kleinen Terrain, jedes mit 20 Stockwerken, macht etwa 10 000 Menschen. Wenn die alle auf die Straße wollen und den Fahrstuhl nehmen, ist das ganze Haus schnellstens durchinfiziert. Deshalb wurden sogar die Haustüren der Häuser zugeschweißt. Die Ausgangssperre haben viele europäische Länder nachgemacht – eigentlich ohne dieselbe Notwendigkeit. Wäre die Einhaltung des Abstands nicht mit weniger drastischen Maßnahmen durchführbar gewesen? In Deutschland waren die Verordnungen nicht ganz so drastisch. Hier gibt es nicht so viele Hochhäuser; die Vorschriften für die Traufhöhe der Häuser berechneten sich einst nach der Länge der Feuerwehrleitern. Und es gibt Wälder und Seen – zu unserem Glück. In den Nachbarländern sind die Innenstädte leer, aber die Berge, Wälder und Seen ebenfalls. Ist das eine missverstandene Imitation des chinesischen Modells? Vielleicht ließen sich differenziertere Maßnahmen aber auch nicht so schnell durchführen, und ein Generalverbot war die einzige Möglichkeit mit sofortiger Wirkung. Einst hatten wir zur Smogbekämpfung ein Fahrverbot abwechselnd für gerade und ungerade Autonummern. Übertragen auf die Corona-Epidemie könnte das heißen: Ausgang heute für Frauen, morgen für Männer, übermorgen für Jugendliche, überübermorgen für die Alten – und dann da capo!

Vielleicht hat man auch übersehen, dass es in Chinas Megastädten viel Smog gibt, starke Luftverschmutzung. Ich war vor zwei Jahren in Beijing für einen Vortrag über die Mikroorganismen, die an Staubpartikeln sitzen. Dabei war auffällig, dass alle Menschen husteten, der

«Peking-Husten». Der Smog mit großen Partikeln schädigt die Lungen. In Übersichtsartikeln wurden immer wieder Vergleiche mit der Lombardei und dem Iran gezogen – diese Regionen gelten ebenfalls als stark belastet durch Luftverschmutzung. In Italien und im Iran mag dies zur Schwere der Krankheitsverläufe beigetragen haben.

Masken

Der größte Fehler, der in den USA und Europa gemacht wird, so sagt Gao, bestehe darin, dass wir keine Masken tragen. Egal wie fest sie sitzen, sie fangen die Tröpfchen ab. Sie sind Standard in Viruslabors und bei Zahnärzten – und nicht etwa, weil der Zahnarzt seine Patienten anstecken könnte! Viren werden freigesetzt beim Niesen, Sprechen, Singen – oder Atmen. Als Sicherheitsabstand werden 1,5 bis 2 Meter empfohlen. Wie alle respiratorischen Viren befindet sich CoV-2 im Rachenraum. Es kann sich dort vermutlich auch vermehren. Bis zu 10^5 Viruspartikel können so freigesetzt werden. Im Rachenraum entnimmt man auch die Abstriche für den Virusnachweis. Nach etwa einer Woche kann das Virus hinabsteigen zur Lunge. Viren sind meist spezialisiert auf bestimmte Wirtszellen und dort vorhandene Eintrittspforten. Der für beide SARS-Epidemien verantwortliche Türöffner heißt ACE-2-Rezeptor (Angiotensin-Converting-Enzyme-2-Rezeptor). Dieser Rezeptor befindet sich an Lungenzellen, aber auch an anderen Zellen im Hals oder im Darm. Dort hinein schlüpft das Virus, um sich zu vermehren.

«Jede Maske ist besser als keine», so lautet mein Credo. In Deutschland wurden über diese Frage beinahe Glaubenskriege geführt. (Vielleicht, weil es keine Masken gab?) Dabei kann man sich die Masken selbst nähen oder den Schal hochziehen vor Mund und Nase – jedenfalls, wo es eng wird: im Laden, an der Kasse und in der U-Bahn. Speicheltropfen sind um 5 Mikron groß und bleiben auch an Schals hängen. Die Aerosole mit Viren, die viel kleiner sind als Tropfen, etwa 1 Mikron, lassen sich hingegen auf diese Weise kaum abfangen, sie dringen sogar durch die gebräuchlichen Stoffmasken. Nichts wirkt hundertprozentig, leider. Nur die chirurgischen Masken mit Filtereinsätzen können die Aerosole aufhalten. Abstand halten ist also auch mit Maske geboten.

Innenräume konzentrieren die Viren oder wälzen sie mit Klimaanlagen um. Selbst Filteranlagen reichen normalerweise nicht für das

Einfangen von Viren aus. Dazu sind sogenannte HEPA-(High Efficiency Particulate Air-)Filter notwendig, die auch im Labor eingesetzt werden. Sie fangen Partikel kleiner als 1 Mikron ab, somit auch Viren. Sie sind jedoch meistens zu teuer und müssen auch regelmäßig erneuert werden.

Draußen hingegen ist die Viruskonzentration verdünnt. «Die Sonne tötet die Viren und die Luft verdünnt sie!» Das war mein oft wiederholtes Motto! Die Sonne strahlt ultraviolettes (UV) Licht aus, und das zerstört das Erbgut von Viren. Außerdem steigert sie unsere Vitamin-D-Produktion und stärkt damit unser Immunsystem. So schützen sich alle virologischen Laboratorien durch UV-Lampen. Nachts sind sie an dem blauen Licht auf dem Universitäts- oder Klinikgelände zu erkennen. Diese Lampen sollte man überall anbringen, nicht nur im Labor! An der Decke von Innenräumen – so viele wie möglich. Jedoch nimmt ihre Emission mit der Zeit ab und sie erfordern Wartung.

Ansteckung

Eine Besonderheit des CoV-2 ist seine hohe Ansteckungsgefahr. Virusträger können Menschen sein, die noch nicht erkrankt sind, mit asymptomatischen oder auch präsymptomatischen Infektionen. Sie wissen gar nicht, dass sie schon ansteckend sein könnten. Auch diese Gefahr kann durch das Tragen von Masken vermindert werden.

Die Ansteckung vor dem Auftreten von Symptomen halten die meisten Menschen für eine ausgefallene Besonderheit des SARS-CoV-2. Das stimmt nicht. Ähnliche Phänomene gibt es auch bei anderen Viren, etwa beim Windpockenvirus, Varizella Zoster, einem Herpesvirus. Die meisten Menschen machen die Windpocken in der Kindheit durch oder sind dagegen geimpft; manchmal kann die Krankheit im Alter als «Gürtelrose», Herpes Zoster, wiederkehren. Auch dieses Virus wird durch Tröpfcheninfektion übertragen und ist sehr ansteckend – so schnell wie der Wind, das sagt ja bereits der Name. Und auch dieses Virus steckt an, bevor der Überträger erkrankt, in diesem Fall vor dem Auftreten des Ausschlags, den Pocken-Bläschen. Das SARS-CoV-2 hat Ähnlichkeit mit dem Windpockenvirus.

Bei dem neuen CoV-2 ist die Virusmenge zwei bis drei Tage vor der Erkrankung und an den folgenden vier Tagen am höchsten. Man rechnet mit einer Inkubationszeit von bis zu 7 Tagen, der Zeitspanne von der Ansteckung bis zur Erkrankung. Aus Sicherheitsgründen geht man von einer 14-tägigen Quarantänezeit aus, der Wartezeit nach der Begegnung mit einem Infizierten bis zum Beginn einer Erkrankung. Die Zeitspanne wird als beinahe «lückenlos erfolgreich» gepriesen. Wie hoch ist der Preis für so eine lückenlose Quarantäne? Ginge es nicht auch etwas kürzer? Das Robert Koch-Institut gibt zwei Quarantänezeiten an: für Ärzte umfasst sie 8 Tage, für die anderen 14. Weil man die Ärzte braucht? Wie viel «systemrelevante Menschen» braucht man sonst noch? Diese Fügung ist so neu wie das Virus!

Erkrankung

Bei Influenza geht die Erkrankung mit schnell ansteigendem Fieber und rasanter Virusreplikation innerhalb eines Tages los. Deshalb muss man Tamiflu, ein Medikament gegen Influenzaviren, sofort einnehmen, gleich am ersten Tag. Am Tag darauf haben sich die Viren bereits so vermehrt, dass die Höchstdosis an Tamiflu nicht mehr ausreicht, um die vielen Viren zu stoppen.

Der Anfang bei CoVID-19 verläuft anders.

Etwa 80 % der Infektionen mit dem neuen CoV-2 gehen mit Fieber einher. Fehlt das Fieber, sind das mögliche falsch-negative Befunde. Darum gibt es auch zur Messung der Körpertemperatur kontroverse Meinungen. Manchmal tritt das Fieber auch abwechselnd auf oder sogar besonders niedrige Temperaturen. Weitere Anzeichen sind trockener Husten, Kurzatmigkeit bis zur Atemnot, Gelenk- oder Muskelschmerzen, Kopfschmerzen und/oder Halsschmerzen. Manche Patienten haben zuerst Übelkeit, Erbrechen oder Durchfall, der bei vielen lange anhalten kann. Neue Beobachtungen zeigen, dass Geschmack und Riechen beeinträchtigt sein können, manchmal sind das sogar die ersten oder einzigen Anzeichen. Neuerdings gibt es auch «blaue Flecken» an den Zehen als Frühzeichen der Infektion, besonders bei Jugendlichen.

Nach etwa einer Woche kann Besserung eintreten oder aber Verschlechterung. Bei zunehmender Atemnot müssen die Patienten ärztliche Hilfe aufsuchen. Sie sprechen von der Angst, zu ersticken oder gar zu ertrinken, und erhalten Sauerstoff über eine Maske oder Nasensonde. In besonders schweren Fällen müssen sie auf einer Intensivstation von einer Maschine beatmet werden. So werden viele Respiratoren gebraucht. Diese Patienten sind stark sediert und können sich oft schwer davon erholen. Für sie wird eine Sterberate von 25 % angegeben. Dieses Stadium unterscheidet CoVID-19 von Influenza und führt zu extremen Belastungen bei der medizinischen Versorgung. Um diese zu vermeiden, werden alle Anstrengungen unternommen, die Infektionskurve flach zu halten – durch den Shutdown.

Das schwere Krankheitsstadium trifft etwa 14 % der CoV-2-Infizierten, meistens die Älteren, die 70- bis 80-Jährigen, die oft Vorerkrankungen wie Herzerkrankungen, Diabetes oder Lungenerkrankungen aufweisen. 6 % von ihnen benötigen eine Intensivbehandlung. Bei den in Italien Verstorbenen wurde das Durchschnittsalter mit 79 Jahren angegeben. 87 % der Todesfälle sind älter als 70 Jahre.

Weitere 10 % der schwer Erkrankten benötigen stationäre Krankenhausaufenthalte ohne Intensivversorgung. Die restlichen etwa 80 % mit einem Durchschnittsalter von 45 Jahren haben vorwiegend weniger gravierende Symptome, manchmal sogar gar keine. Kinder erkranken weniger häufig. Sie sind wohl doch nicht, wie verbreitet wurde, besonders starke Virusüberträger, ohne selbst zu erkranken. Die Verläufe von CoVID-19-Erkrankungen unterscheiden sich stark von der Influenza 1918, der Spanischen Grippe. An ihr verstarben 50 bis 100 Millionen, vorzugsweise junge Menschen, an sogenannten Zytokinstürmen, Überreaktionen des Immunsystems. Diskutiert werden sie auch als Ursache oder Beitrag zur plötzlichen Verschlechterung bei CoVID-19-Patienten.

Die Mortalitätsrate von saisonalen Influenzaviren beträgt etwa 0,1 bis 0,2 %. Die Sterberate bei CoVID-19 wurde von der WHO, der Weltgesundheitsorganisation, Mitte März 2020 mit 0,7 bis 2,9 % angegeben, je nachdem, ob sich die Zahlen auf Stadt oder Land beziehen und wie viele Infizierte man zugrunde legt. Die Todesraten in den verschiedenen Ländern sind nicht ohne weiteres vergleichbar, denn sie beziehen sich auf die als positiv Getesteten. Deren Zahl aber ist mit großer Unsicherheit behaftet und entsprechend unsicher sind auch die Todesraten, die sich darauf beziehen. Sie reichen von ca. 11 % in Italien bis 0,6 % in Deutschland. Gut möglich, dass bis zu zehnmal mehr Menschen infiziert sind, als positiv getestet wurden. Dann ist die Sterberate entsprechend geringer. Auf jeden Fall spielt aber auch die Anfangsinfektionsrate eine Rolle.

Oft wird auf die schwere Influenza-Epidemie im Winter 2018 hingewiesen, an der allein in Deutschland 25 000 Menschen starben, über 300 000 wurden infiziert, und nach Aussagen der Bundesärztekammer gab es trotz der 60 000 zusätzlich benötigten Krankenhausbetten keinen Engpass. An der Öffentlichkeit ging diese schwere Grippesaison so gut wie unbemerkt vorbei. Ein großer Unterschied zur jetzigen Situation ist aber, dass ein nicht unwesentlicher Teil der CoVID-19-Patienten Beatmungshilfen braucht.

Historie des SARS-CoV-2

Die ersten vier Fälle mit atypischer Lungenentzündung wurden in China im November 2019 beobachtet. Einige Zeitungen nennen als Datum den 17. November 2019.

Der Augenarzt Li Wendliang aus Wuhan hatte zuvor gewarnt. Wenige Wochen später erlag er dem Virus und starb, 34 Jahre jung.

Nachdem 41 Patienten in Wuhan mit ebenfalls atypischen Pneumonien in einem Zeitraum vom 8. Dezember 2019 bis 2. Januar 2020 diagnostiziert worden waren, aber noch kein einziger Todesfall vorlag, informierte die chinesische Regierung am 31. Dezember 2019 die Weltgesundheitsorganisation (WHO). Die Patienten hatten Fieber (mehr als 90 %), trockenen Husten (80 %), Kurzatmigkeit (20 %) und Atemschwierigkeiten (15 %). Sieben sind später verstorben.

Am 7. Januar 2020 wurde das Virus in Wuhan isoliert und bereits am 12. Januar die vollständige Sequenz des Virusgenoms veröffentlicht. Sie war in weniger als einer Woche erstellt worden. In Wuhan gibt es das beste virologische Institut Chinas. Es verfügt über die höchsten Sicherheitslabore. Die Sequenz erlaubte den Wissenschaftlern, unmittelbar Testkits für den Virusnachweis mittels der Polymerase-Kettenreaktion (PCR) zu entwerfen und herzustellen. Auch konnte man sofort mit der Entwicklung von Impfstoffen beginnen, die auf der genetischen Information des Virus basieren (s. u.).

Am 18. Januar fand noch ein großes Fest in Wuhan statt.

China hat am 23. Januar in Wuhan den «Lockdown» begonnen, der dann auf Nachbarstädte ausgeweitet wurde, nach Hubei und in die Provinz. Über 50 Millionen Menschen wurden in ihren Wohnungen isoliert. Das Chinesische Neujahrsfest fiel dem Reiseverbot zum Opfer.

Am 8. Januar wurde über das Virus bereits im US-amerikanischen *Wall Street Journal* berichtet. Am 20. Januar wurde bestätigt, dass das Virus von Mensch zu Mensch übertragbar ist. Am 6. März wurde in *Science* publiziert, dass Grenzschließungen und lokale Ausgangssperren effektiv seien, um die Verbreitung des Virus zu 90 % einzudämmen. Das war spät! Am 18. März wurden die deutschen Maßnahmen bekannt gegeben: Kontaktsperren, keine Menschenansammlungen und keine Mobilität, aber keine strenge Ausgangssperre. Wir kamen glimpflich davon.

Die Todesraten sind in Deutschland niedriger als irgendwo anders auf der Welt. In Deutschland registrierte man den ersten Fall, den Indexfall wie die Virologen sagen, in einer Münchner Firma. Da hat man mit sofortiger Kontaktsperre reagiert, die Kontaktpersonen identifiziert und in Quarantäne genommen. Das wirkte.

Das war eben etwas völlig anderes als ein vollbesetztes Fußballstadion mit vermutlich bereits vielen Infizierten in Oberitalien. Die Wachstumskurven mit exponentiellem Anstieg hängen von der Anzahl der zuerst Infizierten ab, sie verlaufen entsprechend viel steiler, wenn es zu Beginn viele Infizierte gibt. Zusätzliche Risikofaktoren wirken mit, etwa Luftverschmutzung, Familienstrukturen oder Krankenversorgung, Bevölkerungsdichte. Die Lombardei kann man in dieser Hinsicht als das China Europas auffassen. Lange galt sie als Mahnung und zukünftiges Szenario für Deutschland. Doch das war ein Missverständnis wegen der genannten, ganz anderen Bedingungen. In den USA ist New York besonders betroffen, mit der extrem hohen Bevölkerungsdichte und vielen, dort besonders hohen Risikofaktoren wie etwa Diabetes, Herz-Kreislauf-Erkrankungen, Asthma oder Armut. Fast 40 % der Menschen in den USA sind übergewichtig, auch das ist ein großer Risikofaktor.

Am 16. April 2020 wurde die Ausgangssperre für elf Millionen Menschen in Wuhan aufgehoben, nach zweieinhalb Monaten. Insgesamt waren in China über 50 Millionen Menschen von der Ausgangssperre betroffen. Zehntausende strömten sofort zu den Flughäfen und 55 000 wollten mit dem Zug abreisen. Doch immer noch mit Mundschutz. Noch immer sind die Straßen leer. Einzelne eingeschleppte Infektionen treten sporadisch auf, sie werden aufgespürt und gestoppt mit einer Nachverfolgungs-Applikation für Mobiltelefone. So wie auch in Korea.

Im Mai 2020 werden in Europa schrittweise Lockerungen der Auflagen durchgeführt. Die Zahlen der Neuinfizierten und der Sterbefälle sind rückläufig. Auch der Flugverkehr soll teilweise wieder aufgenommen werden, so in Österreich. Ende April 2020 werden weltweit etwa 150 000 Todesfälle gezählt, die meisten davon in den USA (65 000), gefolgt von Italien (28 000), Spanien (24 000), Frankreich (24 000), Großbritannien (28 000) und Deutschland (6500). Infiziert waren weltweit bislang ca. 3 Millionen Menschen (Stand Ende April 2020).

In Indien wurde ein totaler Shutdown verhängt. Davon sind 50 Millionen Wanderarbeiter betroffen. Osteuropa, Afrika, Zentral- und Mittelamerika befinden sich im frühen Stadium der Corona-Epidemie. Sie schauen nach Europa. In Südafrika wurden Ausgangssperren von Polizei und Militär durchgesetzt. Die Pandemie hat die Osterinseln im Pazifik erreicht (durch Tourismus?) und auch in Brasilien isoliert lebende indigene Völker.

Ursprung des Virus CoV-2

Der Ursprung des Virus soll der Tiermarkt in Wuhan gewesen sein – ein Schuppen- oder Tannenzapfentier, ein Pangolin, das das Virus von einer Fledermaus bekommen haben soll, war ein Zwischenwirt, bevor es auf Menschen überging. Gao beschreibt dagegen im *New England Journal of Medicine*, dass die ersten vier infizierten Fälle keine Verbindung zum Tiermarkt in Wuhan hatten. Was war wirklich der Anfang? Vielleicht wurde das Virus auf dem Markt lediglich verstärkt. Woher kam es? Direkt von Fledermäusen? Aber die hielten eigentlich gerade Winterschlaf. Und die immer wieder genannte Hufeisennasenfledermaus (Horseshoe-Fledermaus-Typ) existiert nur 1600 km von Wuhan entfernt in Yunnan.

Fledermäuse sind die Quelle vieler Viren. Sie verfügen über ein besonderes Immunsystem, zwei Interferonsysteme, sozusagen eine Verdopplung der Abwehr gegen Viren. Dadurch sind sie Überträger oder Ausscheider, wie man sagt, ohne selbst zu erkranken. Es gibt in China mehr als 1500 Höhlen mit Fledermäusen. Auch der SARS-Ausbruch 2003 warf die Frage auf, wie das Virus entstand und ob sich ein Ausbruch wiederholen könnte.

Im Jahr 2015 erhielt das Wuhan-Institut für Virologie (WIV) ein Höchstsicherheitslabor der Sicherheitsstufe 4 (Biosafety level, BSL4). Dort wird die Luft gefiltert, es herrscht Unterdruck, die Forscher tragen Atemmasken und Beatmungsgeräte. Die Arbeit erfolgt unter Sicherheitswerkbänken mit zusätzlichen Filtern und Fallströmen, die wie Vorhänge wirken.

Untersucht wurden die Viren von Fledermäusen. Die wuchsen nicht so richtig. Also kombinierte man zwei Viren, ein an Mäuse adaptiertes vermehrungsfähiges Coronavirus als Rückgrat und pflanzte dort die Sequenz für die Spikes eines Hufeisennasen-Coronavirus ein, sozusagen die Zacken der Krone eines Coronavirus (Spikes genannt). Darin ist die Sequenz zum Andocken an den ACE-2-Rezeptor enthalten. Das Genfragment stammte aus Wuhan.

Dieses künstliche Virus wurde untersucht, es wuchs in Mäusen und auch in menschlichen Zellen. Man müsse das erforschen, um eine neue Pandemie zu verhindern, hieß es. Man nennt den Vorgang «Gain of Function», GOF, also Viren mit neuerworbenen, gentechnisch hergestellten Eigenschaften. Irgendwann wurde es wohl unheimlich, woraufhin die Herstellung einer solchen Virus-Chimäre untersagt wurde. Die Gefahr einer Epidemie wäre zu groß. Doch nur so könne man lernen, argumentieren die Autoren am Ende ihrer Publikation aus dem Jahr 2015. Sie stammen aus USA, China und der Schweiz. Den Hauptbeitrag lieferten die Amerikaner, der Schweizer leistete nur technische Hilfestellung. Die Einzelbeiträge werden in seriösen Journalen wie *Nature Medicine* am Ende von Publikationen aufgelistet (*Nat. Med.* 21, 1508, 2015). Die Finanzierung kam weitgehend aus den USA, dafür wird gedankt. Ein neuer Hinweis unter der Publikation schließt einen Beitrag des synthetischen Virus für die jetzige Pandemie aus.

Zu meinem größten Erstaunen darf man Versuche mit derart hochgefährlichen Viren in Biosafety-Laboren der Stufe 3 durchführen (BSL3). Die höchste Sicherheitsstufe (BSL4) ist erforderlich für Ebola-, Marburg- und Lassaviren – aber nicht für Corona- oder SARS-Coronaviren. Vielleicht wurde ja ein BSL4-Labor verwendet. 2018 kritisierten zwei US-Diplomaten in der *Washington Post* die Qualität des in Wuhan ansässigen BSL4-Labors und warnten davor, dass dort eine neue Pandemie ausgelöst werden könnte.

Präsident Trump brachte die Debatte um den Ursprung des neuen Coronavirus mit der Frage in Gang, ob es wohl aus Versehen außer Kontrolle geriet oder absichtlich (CNN 20.4.2020) – vermutlich in Unkenntnis des amerikanischen Beitrags zu einem synthetischen Virus. Vor allem aber wissen wir noch nicht, ob genau dieses Virus ausgebüxt ist! Und wenn, dann sicher aus Versehen.

In Singapur erkrankte 2004 ein Student an SARS, nach dem Ende der Epidemie. Er hatte sich im Labor an einer Zelllinie angesteckt, an der er das West-Nil-Virus untersuchen wollte. Inzwischen hatte sich dort unbemerkt das SARS-Virus eingeschlichen, das ihn fast das Leben kostete.

Wissenschaftler haben herausfinden wollen, wie denn ein Virus am Beispiel des Influenzavirus den Weg aus Tieren auf den Menschen findet, Yoshihiro Kawaoka und Ron Fouchier lieferten sich 2012 dazu auch noch ein wissenschaftliches Wettrennen. Beide probierten, Influenza auf menschliche Zellen zu übertragen. Dafür konnten sie vier Mutationen verantwortlich machen. Ihr Versuch, dieses Supervirus aus dem Labor zu publizieren, löste einen Sturm der Entrüstung aus, eine entstehende Arbeit wurde einem Moratorium unterzogen, die Autoren mussten abwarten, Diskussionen folgten. Es bestand die Sorge, auf diese Weise potenziellen Bioterroristen eine Gebrauchsanweisung zur Herstellung biologischer Waffen zu liefern. Beide Arbeiten wurden publiziert, die eine schließlich in reduzierter Form (*Science* 336, 1534, 2012). Drei der vier gefährlichen Mutationen sollen schon in einigen natürlichen Viren nachgewiesen worden sein. Nur noch ein Schritt von einer Pandemie entfernt? War das am Ende sogar ein nützliches Experiment? Wer lernt daraus?

Influenza 1918

Die Epidemie von 1918 konnte genau rekonstruiert werden:

Ein Landwirt hatte sich im US-Bundesstaat Kansas mit einem Grippevirus infiziert. Auf seinem Hof gab es Schweine und Enten. Dort entstand aus dem Erbgut der drei Wirtstiere Mensch, Schwein und Vogel die brisanteste Mischung von Influenzaviren, die es je gab. Der Mann war jung und meldete sich zum Militär, wo er ausgerechnet Rekruten bekochte, die nach Europa verlegt wurden. Das war der Indexfall, der Beginn der Influenza-Epidemie 1918.

Das Virus kam über Spanien nach Europa und erhielt so den falschen Namen «Spanische Grippe». Die Nomenklatur der Virologen bezieht sich normalerweise auf den ersten Ort, an dem ein Ausbruch beobachtet wurde, also müsste dieses Virus eigentlich Amerikanisches Virus heißen. Heute vermeidet man solche Zuordnungen. Im Nachhinein versuchte man zu klären, warum so überraschend viele junge Männer an dieser Influenza verstarben. Aus einem Grab im Permafrost in Alaska gelang es, Virusreste einer an Influenza Verstorbenen zu isolieren, mit denen man das Virus am Center for Disease Control, CDC, in Atlanta sequenzieren konnte. Verantwortlich für die hohe Letalitätsrate, besonders von Jugendlichen, waren vermutlich die bereits erwähnten hohen Zytokinstürme, Überreaktionen des Immunsystems (Taubenberger et al., *Science* 310, 77, 2005).

Seitdem rechnen die Forscher mit der Möglichkeit der Rückkehr einer Influenza-Epidemie. Doch einige dachten auch daran, dass sich SARS wiederholen könnte. 2016 wurde in Deutschland ein Katastrophenplan mit einem Szenario für ein Coronavirus entworfen, das der heutigen Realität durchaus ähnelt. Auch Bill Gates hat immer wieder vor beiden Viren, Influenza und SARS, gewarnt und Forschungen in dieser Richtung unterstützt.

Aus den Daten der Epidemie von 1918 hat kürzlich die Zeitschrift *National Geographics* (März 2020) die Verläufe der Erkrankung in diversen Städten der USA rekonstruiert. Die meisten Todesfälle gab es in Philadelphia ohne Behandlung und ohne infektionsschützende Maßnahmen; so entstand eine Glockenkurve ohne weitere Ausbrüche. In allen anderen Städten hingegen kam es zu zwei Verläufen, die zwei, manchmal sogar drei Kamelbuckeln unterschiedlicher Höhe glichen, je nach dem Zeitpunkt und der Stärke der getroffenen Maßnahmen. Auch die Abstände zwischen dem ersten und dem zweiten Buckel hingen von dem Zeitpunkt der Beendigung der Maßnahmen ab. Die Zahl der Toten war in diesen Fällen nur halb so hoch wie in Philadelphia mit dem einen hohen Peak an Verstorbenen. Die Stärke des zweiten Schubs (und damit die Höhe des zweiten Buckels) war abhängig vom Ausmaß des ersten und vor allem von der «Exitstrategie», der Frage, wie und wann man die Maßnahmen nach dem ersten Ausbruch beendet hatte. Die richtigen «Exitstrategien» zu finden, ist eine schwierige Angelegenheit. Darauf richtet sich die Aufmerksamkeit bei CoVID-19. Wird es hier überhaupt einen zweiten Ausbruch, einen zweiten Kamelbuckel, geben? Bei der Spanischen Grippe war in Europa der zweite Buckel jedenfalls viel höher als der erste. Viele erwarten diesen bei CoV-2 erst im nächsten Winter.

Oder wird es gar mehrere Gipfel geben, viele Wellen? Modelle, die das voraussagen, existieren jedenfalls. Eines stammt vom Imperial College aus London und weist mehrere Berge und Täler auf, in denen das Virus kommt und geht. Solche Berechnungen setzen stets viele Annahmen voraus. Entscheidend ist dabei immer ein Parameter, die Basisreproduktionszahl R0, auch Grundvermehrungsrate genannt. Sie besagt, wie viele Menschen ein Infizierter ansteckt. Sie sollte unter 1 liegen, damit die Epidemie zum Stillstand kommt.

Tests

Nicht jeder, der das wünscht, wird in Deutschland auf das neue CoV-2 getestet. Dazu muss der Betreffende in den letzten 14 Tagen Kontakt mit einem nachgewiesenen Infizierten gehabt haben oder in einem Risikogebiet gewesen sein. Ärzte und Krankenhauspersonal hingegen sind engmaschig zum Testen zugelassen.

Der Test beruht auf der Polymerase-Kettenreaktion, der PCR, einem Standardverfahren in der gesamten Medizin zum Nachweis von genetischen Sequenzen bei Infektionen und Tumoren. Dabei wird ein bestimmtes DNA-Stückchen ausgewählt, das typisch ist für den gesuchten Erreger, umgeben von zwei sogenannten Primern, Startersequenzen, die das zu verstärkende Genstückchen des Virusgenoms von beiden Seiten flankieren. Bei RNA-Viren muss die RNA erst in DNA umgeschrieben werden. Dann erfolgt die Vermehrung des Stückchens. Das ist wie eine Virusvermehrung im Reagenzglas! Dazu werden Thermozykler benutzt, heiß und kalt wechseln sich darin ab. Unter Hitze werden verdoppelte Stückchen getrennt und unter Kälte jeweils verdoppelt. Das ist eine exponentielle Wachstumskurve, wie sie mittlerweile jeder von den Hochrechnungen der Ausbreitung des SARS-CoV-2 kennt. Schließlich muss noch der Nachweis geführt werden, dass es sich tatsächlich um das besagte Virus handelt.

Das Ganze dauert kaum länger als einige Stunden, aber die Proben müssen auch transportiert werden. So vergehen meistens ein bis zwei Tage – viel zu lange! Die Maschinen sind ausgelastet und Reagenzien fehlen. Das Verfahren kann voll automatisiert werden und wird dadurch unabhängig von Bedienungsfehlern. Es gibt «Schnelltests» einer Schweizer Firma, aber die sind nur deshalb schneller, weil große Maschinen viele Messungen gleichzeitig erlauben.

Der Test ist sicher. Allerdings hängen die Ergebnisse davon ab, wann und wo der Abstrich in Rachen oder Nase genommen und zu welchem Zeitpunkt der Erkrankung der Test durchgeführt wird. Das PCR-Verfahren weist ein Stück des Erbguts des Virus nach, sagt aber nichts darüber aus, woher das Virus stammt und ob es sich vermehren kann. Bei Rachenabstrichen kann man aber wohl von der Vermehrbarkeit ausgehen.

Was wir brauchen, sind nach meiner Ansicht Schnelltests, Soforttests. Dann weiß man, ob jemand nicht ansteckend ist – obwohl sich das natürlich schnell und unbemerkt wieder ändern kann. Sie sind jedenfalls besser als kein Test, und man könnte wieder ins Flugzeug steigen oder in den Zug. Auch ließen sich damit Infektionsketten aufzeigen. Es gibt sehr schnelle Testverfahren mit Papierstreifen, die Schwangerschaftstests ähneln. Sie sind weniger genau, doch sie werden gebraucht. Solche Tests zum Nachweis von Viren gibt es bereits für Influenza und HIV. Sie haben große Wirkung auf die Ausbreitung von HIV/AIDS gehabt. Man wusste so, ob man sich schützen musste vor engeren Kontakten.

Antikörper

Genesene müssen Antikörper ausgebildet haben. Auch deren Vorhandensein lässt sich mittlerweile testen. Erst dann lässt sich sagen, ob jemand tatsächlich geheilt ist, nach überstandener Erkrankung. Es dauert etwa zwei Wochen, bis Antikörper nachweisbar sind. Man geht davon aus, dass diese Antikörper immun machen, also gegen erneute Infektion schützen. Das ist zumindest die Hoffnung.

Oft wurde darauf hingewiesen, dass das neue CoV-2 auf eine immunologisch völlig unvorbereitete Menschheit treffe und es deshalb so um sich greifen könne, wie wir es erleben. Die Coronaviren der normalen Wintergrippe sind jedoch dem neuen Virus nicht völlig unverwandt, und eigentlich müsste durch sie eine gewisse Immunität vorhanden sein. Das verkompliziert die Sache allerdings. Antikörper lassen sich neuerdings in einigen Regionen bei etwa 15 bis 20 % der Bevölkerung nachweisen. Erkranken einige schon deshalb nicht, weil sie bereits Antikörper aus früheren Zeiten haben? Und besteht auch die Möglichkeit, dass die gebildeten Antikörper zu schwach oder zu kurzlebig sind? Bei einigen Viren kommt es auch zu umgekehrten Reaktionen, bei denen die Antikörper nicht schützen, sondern eine erneute Infektion verstärken, die Antikörper-abhängige Cytotoxische Reaktion (ADCC). Tritt diese auf und wie oft? Alles offene Fragen.

Mit schützenden Antikörpern können die Genesenen sich wieder in die Gesellschaft integrieren, Flugzeuge oder Züge benutzen, Kinder unterrichten etc. Die vorhandenen Antikörper-Tests für Influenza zeigen durch Striche auf Papierstreifen an, ob man Antikörper hat. Auch diese Tests sind in der Regel nicht so genau. In so kritischen Situationen wie der heutigen muss man abwägen: Wie viele «Falsch-Positive» könnte es geben? Wie groß sind die Risiken gegenüber den möglichen Vorteilen?

Hochrechnungen kommen zu dem Schluss, dass etwa 66 % der Menschen schützende Antikörper entwickeln müssten, damit die Epidemie zum Stillstand kommt. Mit den Isolationsverfahren lässt sich diese Zahl noch in vielen Jahren nicht erreichen. Dazu brauchen wir Impfungen.

Herdenimmunisierung

Könnte man auf Isolation verzichten?

Dieser Ansatz ist in der Virologie als Herdenimmunisierung bekannt. Dies wird oft falsch verstanden: Herdenimmunisierung wird nicht angeordnet, sondern geschieht von allein. Junge Menschen könnten sich vielleicht infizieren, ohne schwer zu erkranken, und Antikörper bilden. In England wurde dieser Ansatz diskutiert, aber wegen des viel zu hohen Risikos verworfen. In Schweden wurde er zugelassen, doch da ist die Bevölkerungsdichte gering. Präsident Trump hat anfangs keine soziale Abriegelung und Isolation der Menschen durchführen wollen. Ihm ging es um die Rettung der Wirtschaft. In Europa hingegen ging es um die Rettung der Menschen. Diesem Vorbild ist auch Trump schließlich gefolgt.

In Ländern der «Dritten Welt» oder in Flüchtlingslagern ist Vereinzelung der Menschen und sozialer Abstand fast nicht durchführbar. Dort könnte es zu einer Herdenimmunisierung mangels besserer Maßnahmen kommen. Die Bevölkerungen sind jung und damit weniger risikobehaftet. Dann gibt es vielleicht einen hohen Gipfel an Infizierten und schnell eine durchimmunisierte Bevölkerung. Doch es können Lungenerkrankungen wie Tuberkulose, Malaria oder AIDS eine Rolle spielen und zu schwereren Krankheitsverläufen führen, ganz abgesehen vom Faktor der Luftverschmutzung.

Impfung und Medikamente

Die Ausrottung von Viren ist bisher nur in einigen Fällen und mit hohem Aufwand gelungen. Dazu waren Impfungen nötig. Ein Beispiel dafür ist die Polio-Impfung, also eine Impfung gegen Kinderlähmung, die ein gewaltiger Erfolg war. Ein Weltimpftag wurde eingeführt, an dem sogar zur Unterbrechung von Kriegen aufgerufen wurde. Doch auch Polio-Erkrankungen flackern manchmal wieder auf. Auch die Pocken wurden mit gewaltigem Aufwand ausgerottet. Nur die Älteren unter uns haben von der Impfung noch die zwei großen Pockennarben auf dem Oberarm. Mittlerweile gibt es auch Impfstoff gegen die Masernviren; seit diesem März besteht in Deutschland eine Impfflicht gegen Masern.

Impfungen stoßen oft auf Widerstand in der Bevölkerung. Auch die sogenannte Grippe-Impfung gegen Influenza wird jährlich insbesondere für Ältere und Gefährdete angeboten, aber nicht immer angenommen. Sie richtet sich gegen mehrere Influenzaviren, wobei ein weltweites Überwachungssystem, die Sentinella-Studie, helfen soll, den Impfstoff für die nächste Saison vorauszusagen. Die Wirksamkeit der Impfung wird oft angezweifelt, denn nicht immer trifft sie die richtigen Viren der kommenden Saison. Doch sie mildert die Verläufe. Gegen HIV gibt es bis heute keine Impfung, trotz gewaltiger Anstrengungen, das Virus verändert sich zu rasch.

Erwähnenswert ist der Aufwand, der nötig ist, um ausreichende Mengen an Impfstoff zu produzieren. Das dauert bei Influenza etwa ein halbes Jahr. Davor warnt einmal mehr Bill Gates. Man sollte sich schon längst auf eine solche Großproduktion einstellen, sagt er.

Dutzende von Start-up-Firmen engagieren sich für eine Impfstoffherstellung gegen CoV-2. Das Spektrum des Möglichen ist breit: Da gibt es die Impfung, die aus viralen Fragmenten besteht. Man muss die richtigen Teile des Virus injizieren als «Fertigprodukte», Subunit-Vakzine genannt.

Eine andere Art der Impfung sind Gene, also DNA oder RNA; dann stellt der Mensch erst den Impfstoff (Proteine) und danach die Antikörper selbst her. An der Entwicklung einer DNA-Vakzine gegen HIV bin ich als Mitarbeiterin einer US-Biotechfirma vor 30 Jahren beteiligt gewesen und habe die dann zugelassene Impfung in Zürich an HIV-Infizierten getestet. Diese genetische Vakzine hat alle nötigen Vortests für die Anwendung beim Menschen überstanden. Eine weitere genetische Impfung entwickelten wir selber in Zürich an der Universität gegen Krebs. Dieser Ansatz ist sicher, lang anhaltend, aber nicht sehr effizient gewesen und musste öfter wiederholt werden. Dazu analog gibt es jetzt die RNA-Vakzine von der Firma Moderna, in deren Namen schon RNA steckt. Auch die Firma BioNtech propagiert diesen Ansatz. Der Weg von der RNA zum Protein ist ein Schritt kürzer als der von der DNA und somit hoffentlich effektiver. Bisher fehlen Patientendaten. Die notwendigen Kontrolluntersuchungen laufen parallel statt wie im Regelfall vorher.

Die Hoffnung auf einen Impfstoff ist groß, da sich Coronaviren nicht so stark verändern. Sie verfügen über große Genome mit 30 000 Basen. Damit sind sie etwa dreimal so groß wie das Erbgut von HIV. Viren wie HIV sind berüchtigt für ihre hohe Mutationsrate. Sie beruht auf der Fehlerrate des Vermehrungsenzyms, bei HIV ist das die Reverse Transkriptase. Fehler sind nützlich für ein Virus, denn sie erlauben Veränderungen und somit ein Ausweichen oder Davonlaufen vor dem Immunsystem des Wirts. Coronaviren haben einen Korrekturmechanismus, der eigentlich einmalig ist in der Welt der Viren. Das ist eine Art Tipp-ex, dabei wird ein falscher Baustein wieder entfernt. Sie verändern sich darum nicht so stark. Sonst wären sie längst zugrunde gegangen; zu viele Fehler bringen sie um. Diesen Umstand wollte Manfred Eigen sogar zum Abtöten von Viren einsetzen und eine «Fehler-Katastrophe» als Therapie gegen HIV erzwingen. Zu viele Fehler – dann ist die Information verschwunden und das Virus stirbt.

Die Stabilität des neuen Coronavirus bietet Impfstoffentwicklern auch deshalb gute Chancen, weil sich so eine der besten Eigenschaften der Viren ausnutzen lässt: ihre Baukastenstruktur. Man setzt mehrere Gene aus ganz verschiedenen Viren zu neuen Viren zusammen: Auf diese Weise entstehen neue Impfviren. Selbst Viren wie uralte Pockenviren, MVA genannt, lassen sich in Impfstoffe gegen das SARS-Coronavirus umwandeln, indem man sie mit Coronavirus-spezifischen Bausteinen ergänzt, die sich auf deren Oberfläche setzen. Das sind die Spikes oder die Zacken in der Krone! Antikörper gegen diese Spikes verhindern die Virusinfektion, auch Neutralisation genannt. Man versucht händeringend solche neutralisierenden Antikörper herzustellen. Solche Impfstoffe sind oft chimäre Viren; sie sind harmlos und groß genug für eine gute Immunantwort.

Einen anderen Weg bietet das «Vesicular Stomatitis Virus» (VSV). Im Elektronenmikroskop sieht es aus wie ein Geschoss. Auf seiner Außenseite bringt man die Oberflächenmoleküle der Coronaviren an. Dagegen sollen dann im Menschen die Antikörper entstehen, die das Virus neutralisieren, es von außen zudecken und ihm damit den Zugang zur Zelle blockieren, so dass es sich darin nicht mehr vermehren kann.

Ein weiterer Ansatz wurde bei früheren Untersuchungen mit Ebolaviren durchgeführt. Sie haben gezeigt, dass man genesenen Überlebenden Blut abnehmen und daraus die Antikörper isolieren kann. Werden diese einem Kranken gespritzt, ist er geschützt. Das ist die sogenannte passive

Immunisierung. Diese wird schon mit einigem Erfolg bei den jetzigen Schwerkranken durchgeführt. Aber das reicht nicht für die ganze Welt!

Hier tun sich Tummelwelten für Virologen, Molekularbiologen, Biochemiker, Gentechniker, Drug Designer und Bioinformatiker auf – das wird spannend. Die Start-up-Firmen sind meist extrem innovativ. Dreißig sollen sich schon an die Arbeit gemacht haben. Schließlich kommen die großen pharmazeutischen Unternehmen und kaufen die kleinen Kaderschmieden auf. Sie selbst forschen nicht mehr viel! Doch die Testverfahren und die Großproduktionen bis zur Anwendung übersteigen die Möglichkeiten der kleinen, hoch innovativen Start-ups. Wir werden wohl eine Arbeitsteilung erleben – hoffentlich bald.

Nur, schnell geht das nicht. Wir brauchen eine Zwischenlösung.

Medikamente

Medikamente sind in der Vergangenheit nicht immer erfolgreich gegen Viren eingesetzt worden. Bei Influenza etwa klappt das nicht sehr gut. HIV ist da eine phantastische Ausnahme, es gibt mehr als dreißig Medikamente, und von ihnen sind Dreierkombinationen, die sogenannte Triple-Therapie, außerordentlich erfolgreich, noch immer. Bei den SARS-Coronaviren brauchen wir wohl auch mehrere Medikamente, um die Resistenzbildung zu reduzieren, aber auch hier ist die geringe Mutationsfreudigkeit für die Therapieentwicklung vermutlich von Vorteil. Gegen SARS-CoV-1 wurde ein Protease-Hemmstoff entwickelt, der sogar als Kunstwerk in Singapur ausgestellt wird. «SARS besiegt» steht an der Skulptur. Der Patriarch solcher Protease-Hemmer ist Rolf Hilgenfeld. Er will es jetzt auch wieder versuchen und braucht Unterstützung. Er weiß, wie es geht! Alle Viren haben ihre eigenen Proteasen: Schneideenzyme für ihre Proteine, die getrimmt werden müssen, denn in der Regel werden sie anfangs als zu große Proteine hergestellt. Die Proteasen müssen spezifisch sein für jedes Virus. Sonst entsteht in der Zelle ein Durcheinander. Die hohe Virus-Spezifität ist dabei ein Vorteil, man hemmt das Virus, ohne die Zelle zu schädigen. Das ist auch bei HIV gelungen. Schließlich gibt es noch den Versuch, die Bausteine für das Erbgut der Nachkommen der Viren durch Analoge zu den RNA-Bausteinen zu beeinflussen. Sie sollen zum Kettenabbruch und zum Stillstand der Vermehrung führen. So sah schon der erste Durchbruch gegen HIV aus.

161 Medikamente sollen bereits in der Erprobung sein. Sind sie früher bereits getestet worden, geht es viel schneller, sie in die Klinik zu bringen. Man darf gespannt sein.

Bedeutung der Pandemie

Wieso gehören diese Ausführungen über das SARS-CoV-2 in ein Buch, in dem es eigentlich nicht um Viruserkrankungen, sondern um die Bedeutung der Viren für unsere Welt, unsere Umgebung, unsere Evolution, um ihren Beitrag zu Innovation bis hinein in unser Erbgut geht? Normalerweise besteht ein Gleichgewicht, eine Balance zwischen Mikroorganismen und Mensch, Tier und Pflanzen. Wir bilden eine Einheit, ein Ökosystem. Die Mikroorganismen sind um vieles länger auf unserer Erde als wir. Sie sind für unsere Existenz notwendig, so helfen sie in unserem Darm bei der Verdauung, in der Umwelt und in den Meeren führen sie zum Rezyklieren von Nährstoffen. Wir kamen spät auf unsere Erde und müssen immer noch lernen, mit der Welt zu kooperieren. Das Gleichgewicht dieses komplexen Ökosystems kann entgleisen – und die Ursachen sind oft von uns Menschen verursacht, meistens durch Kriege, oft durch Armut, Hunger, fehlende Hygiene, Rücksichtslosigkeit gegenüber der Natur. Letztlich lassen sich alle diese Ereignisse auf zwei Probleme zurückführen: auf Bevölkerungsdichten und Mobilität. Das werden wir erst einmal nicht ändern können oder wollen. Doch es hat seinen Preis. Und den zahlen wir gerade.

In den folgenden Kapiteln sind die Leser eingeladen zu Reisen in die erstaunliche Welt der Viren, die nicht zu Krankheiten führen.

Berlin/Zürich, den 26. April 2020

VORWORT DER 1. AUFLAGE

Auf den Schultern von Riesen stehen wir alle. Doch auch neben Riesen, den größten Forschern meiner Generation, habe ich mich aufgehalten, als Zuhörerin, als Beobachterin, als Zeitzeugin. Meistens voller Bewunderung, manchmal auch mitmischend. Jahrzehntelang. Darauf aufbauend, aber auch in Opposition dazu entstand dieses Buch – ein «Anti-Virus-Buch»; denn es geht hier nicht um die Viren, wie sie landläufig eingeschätzt werden, als Gefahr, als Schreckgespenst, zerstörerisch und furchterregend, sondern um ihren Beitrag zu unserer Existenz, unserer Umwelt, unserem Alltag, zur Entstehung des Lebens, zur Evolution. So werden die Viren und Mikroorganismen sonst nie betrachtet. Und doch gebührt ihnen dieser Stellenwert. Es geht lustig zu in dem Buch, nicht finster, nicht allzu wissenschaftlich, immer wieder erholsam, manchmal frech, hochaktuell, auch futuristisch. Jeder Leser wird staunen, was es alles gibt, und das mehr als einmal – so wie ich selbst auch. Er begibt sich auf eine Reise in das Innerste, das die Welt zusammenhält. Heute wäre Goethes Faust sicher Molekularbiologe, wenn auch nicht gerade Virologe, das wäre viel zu eng. Mit dem Homunculus ließ Goethe seinen Dr. Faust ja schon in die Nähe der molekularen Welt rücken. Und lärmende Lemuren, die «in die Gräber stürzen», kommen bei ihm auch schon vor, hier nur ganz anders.

Das Buch muss man nicht von vorne bis hinten durchlesen, man kann auswählen, springen, weiterblättern, aber den Schluss sollte sich niemand entgehen lassen, eine Engführung mit Tutti wie am Ende einer Fuge Johann Sebastian Bachs. Ich riskiere einige Betrachtungen und Bemerkungen darüber, wie Forschung entsteht und welchem Kräftespiel diese Tätigkeit im Alltag ausgesetzt ist. Dabei empfinde ich mich als Zeitzeugin, die Persönliches einfließen lässt in der Vorstellung und Hoffnung, dass es repräsentativ und allgemeingültig genug und nicht zu privat erscheinen möge.

Wem soll ich danken? Allen, die mir begegnet sind, nicht nur Riesen, denn jeder Mensch ist anregend und reicht etwas weiter. Jeder hat etwas in mein Leben hineingetragen, was sich verwoben hat und nicht mehr auflösbar ist. Viele haben mich gefördert, das Elternhaus, die Schule, die Hochschule, Stiftungen, Stipendienorganisationen, Forschungsgemeinschaften sowie die Gesellschaft. Sie haben meinen Weg begleitet und ermöglicht und mir das vielleicht teuerste Hobby der Welt finanziert, Virus- und Krebsforschung. Hinzu kam der ständige Umgang mit jungen Menschen, die zu motivieren und zu fördern mein Ziel und meine Aufgabe, aber vor allem meine Freude war. Sie haben mich jung erhalten. Und nicht zuletzt: Starke Feinde haben mich gestärkt.

Die Studienstiftung hat vor vielen Jahren meinen unvorhergesehenen Gebietswechsel aus der Physik in die Molekularbiologie in Berkeley, USA, wo die Studentenunruhen tobten, ermöglicht und ihn großzügig unterstützt. Am Max-Planck-Institut (MPI) für molekulare Genetik wurde ich gefördert, habe 20 Jahre selbständig geforscht und Ergebnisse erzielt, die mich weitertrugen, und das zu Zeiten, als es in der Max-Planck-Gesellschaft so viele Frauen gab wie bei den «Berliner Philharmonikern und der katholischen Kirche» – um den damaligen Direktor Heinz Schuster zu zitieren. Der Universität Zürich danke ich für jahrelange Forschungsmöglichkeiten und ihren Mut zu meiner Berufung an eine medizinische Fakultät als Nichtmedizinerin in der Prä-Gender-Ära. Manfred Eigen danke ich für die Einladungen in die RNA-Welt von Klosters. Den Wissenschaftskollegs zu Berlin und Princeton danke ich für viele Anregungen und das phantastische Angebot, in weit entfernte Gedankenwelten eindringen zu dürfen. Ich wünsche mir die Erhaltung von Tafel und Kreide, die in Princeton zu den lebhaftesten spontanen Diskussionen einluden. Mit Freeman Dyson an der Wandtafel – unvergessen.

Mein besonderer Dank gilt Felix Bröcker für kritisches Lesen aus der Sicht eines Wissenschaftlers und Ulrike Kahle-Steinweh für ihre Kommentare aus der Sicht einer Laienleserin. Auch Alfred Pingoud danke ich, denn er war nicht immer einverstanden. Karin Reiss und Manfred Pelz danke ich für ihre Beiträge zur Bilderwelt.

Die Grenzen der Krebsforschung habe ich schmerzlich erfahren müssen. Dieses Buch widme ich Heinz Schuster und Paul Gredinger, die ich begleiten durfte, die mich inspirierten und die oft mehr an mich glaubten als ich selbst.

Zürich/Berlin im Juli 2014

«Zu kompliziert? Das gibt es nicht.
Dann hast du es selbst nicht verstanden!»
Paul Gredinger

1. VIREN MAL GANZ ANDERS

Viren – eine Success-Story

Bei dem Wort «Virus» denken die meisten: «Igitt, igitt, bloß weg!» – «Achtung, das steckt an!» Und nun kommt ein Buch und behauptet das Gegenteil! Denn Viren sind besser als ihr Ruf. Viel besser. Selbst ich als Virologin kannte bis vor kurzem die verblüffende Kehrseite der Viren nicht, um die es hier gehen soll.

Alles ist neu. Klammheimlich hat ein Wechsel in der Virologie stattgefunden, bei dem es nicht um Krankheiten geht, sondern um Viren von ihrer positiven Seite, als Antreiber der Evolution, als Anfang des Lebens – oder zumindest von Anfang an dabei. Woher kommen die Viren? Sind sie lebendig oder tot? Wann und warum machen Viren krank? Machen sie überhaupt krank? Ob Sie, der Leser, weiterhin in der Ostsee schwimmen mögen, ob Babys Schnuller aus Fernost meiden sollten oder Sie zum Salatmuffel werden wegen der vielen Viren, können Sie nach der Lektüre dieses Buches selbst entscheiden. Bei der Lektüre erfahren Sie etwas über das Innerste Ihrer Zellen und Ihres Erbguts; Sie verstehen, warum Viren für die Anpassung an Umweltbedingungen verantwortlich sind, ob und wie sie die Willensfreiheit des Menschen beeinflussen, inwiefern wir mit Bakterien und Würmchen verwandt sind und Sex Viren ersetzen kann; Sie lernen, dass die Viren unser Immunsystem erfunden haben und welche Rolle sie bei der Krebsentstehung und Gentherapie spielen; Sie erfahren von den Anstrengungen, die Kastanien zu retten, und wie Sie Ihr Übergewicht kontrollieren können. Mit Viren? Ja, mit Viren, denn sie sind überall dabei. Und damit geht es nun richtig los, eine Success-Story der Viren.

Im Darwin-Jahr 2009 saß ich beim Mittagessen einer wissenschaftlichen Veranstaltung im Wissenschaftskolleg in Berlin und fragte, wie denn das Leben entstanden sei. Big Bang? Nicht Adam und Eva! Es

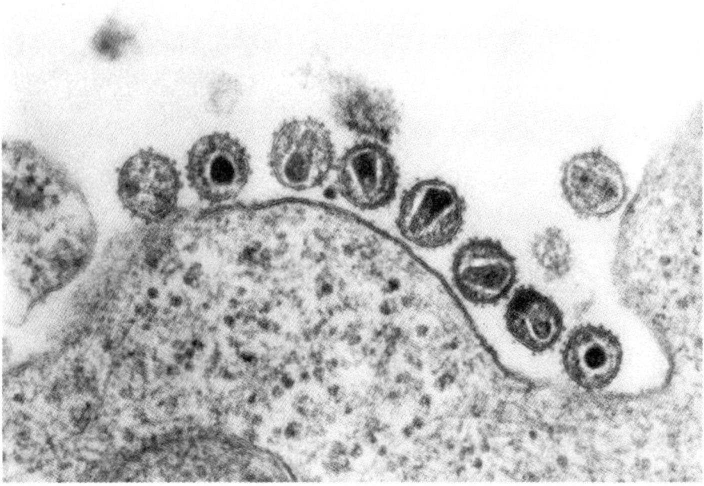

Abb. 1: HIV-Partikel am Zellrand, Elektronenmikroskop-Aufnahme

herrschte Ratlosigkeit. Wenn DUUU das fragst, mit Viren? Ja, am Anfang war das Virus – zumindest mit dabei – so denke ich.

Die Geschichte der Medizin hat ein einseitiges Bild von den Viren gezeichnet. Auffällig wurden und werden sie vor allem durch Krankheiten. Und zwar besonders durch Krankheiten, gegen die es oft keine guten Mittel gibt. Jahrhundertelang waren die Menschen ansteckenden Erkrankungen hilflos ausgesetzt. Polio, Masern, Pest, Pocken, Cholera, Influenza haben Kulturen ausgelöscht, Kriege entschieden, Landstriche entvölkert. Pestsäulen in Wien und vielen anderen Städten oder die Kirche Santa Maria della Salute in Venedig erinnern an die Furcht vor Ansteckung und den Dank der Überlebenden. Gondelparaden in Venedig sind jedes Jahr ein lebensfrohes Gedenken an die tödliche Pest. Und wo verabredet man sich in Wien? An der Pestsäule, ein Dank der Überlebenden. Die spanischen Eroberer besiegten die Mayas, indem sie ihnen die Masern brachten, die dort unbekannt waren und damit tödlich. Der Erste Weltkrieg wurde durch die Influenzaviren zumindest mitentschieden. Es gab dabei wohl eher 100 Millionen Tote als die oft genannten 20 Millionen. An HIV/AIDS starben seit 1981 weltweit 38 Millionen Menschen; jedes Jahr gibt es noch immer 3,4 Millionen Neuinfektionen.

Erst seit 100 Jahren kann man Viren und Bakterien voneinander unterscheiden. Viren sind meistens kleiner und unselbständiger als die

Bakterien, sie brauchen Bakterien oder andere Zellen zu ihrer Vermehrung. Bakterien vermehren sich autonom. Beide können Krankheiten verursachen. Antibiotika richten nichts aus gegen Viren. Wenn die Ärzte sie bei Virusinfektionen trotzdem verschreiben, dann um vor Überinfektionen durch Bakterien, einer Folge der Viruserkrankung, zu schützen. Es gibt zahlreiche Bücher, die sich auf Viren als Krankheitskeime beschränken. So verfuhr auch ich in meinen jahrzehntelangen Vorlesungen über Viren an den Universitäten in Zürich und Berlin – denn sie waren meistens für Medizinstudenten.

Es bedarf jedoch der Umkehrung unseres Denkens. Denn die Virologie hat durch neue Technologien seit etwa zehn Jahren völlig neue Aspekte hinzugewonnen. Galten Viren bislang nur als die Feinde von Mensch und Tier, ja allen Lebens, so zeigt sich nun, dass sie zur Entstehung und Entwicklung des Lebens entscheidend beigetragen haben. Seit etwa einem Jahrzehnt ändert sich unser Bild von den Mikroben. Es gibt neue methodische Ansätze und Nachweisverfahren, experimentelle Techniken, die zeigen, dass Viren und Mikroorganismen keineswegs nur Krankheitskeime sind. Man muss sich doch wundern, dass sich bei 3 Milliarden Flügen mit vielleicht 300 Milliarden Fluggästen pro Jahr auf der Welt nicht mehr Krankheiten ausbreiten. Dabei wird in Flugzeugen die vorhandene Luft nur umgewälzt, nicht etwa mit den teuren Sterilfiltern (HAPA-Filtern) gereinigt. Die meisten Viren sind eben für normale Passagiere harmlos.

Viren sind überall, sie sind die ältesten biologischen Elemente auf unserem Planeten. Und sie sind auch mit Abstand die häufigsten. Die meisten Viren und Bakterien machen uns gar nicht krank, sondern haben sich in Millionen Jahren zusammen mit uns entwickelt. Viren und Menschen sind eine vorwiegend friedliche Koexistenz eingegangen. Krankheiten entstehen, wenn eine Balance gestört wird, bei veränderten Umweltbedingungen, durch Staudämme, Rodungen, durch mangelnde Hygiene, Reisetätigkeiten, übervölkerte Städte etc. Krankheiten verursacht meistens der Mensch selbst; sie sind sozusagen Unfälle: Eine «Erkältung» entsteht wegen Durchzug, wie der Volksmund richtig sagt. Und das ist noch einer der harmlosesten äußeren Einflüsse, nicht einmal eine Umweltveränderung, und schon dabei werden Viren zur Vermehrung aktiviert. Wir befinden uns mit unserer Umwelt in einem fein austarierten Gleichgewicht, dessen Störung zu Krankheiten führen kann.

Das neue Millennium begann mit einem Fanfarenstoß, einer wissenschaftlichen Veröffentlichung, die unser Weltbild veränderte: der Entschlüsselung des humanen Erbguts, der etwa drei Milliarden Bausteine unseres Genoms. Kein Mensch hat sich vorstellen können, woraus unser Erbgut besteht. Die Antwort lautet: aus Viren! Immerhin zur Hälfte besteht das menschliche Erbgut aus Viren oder, genauer, aus Virusresten. Und diese rudimentären Viren können sogar noch unser Erbgut aufwirbeln, sie können springen! Unser Erbgut ist in Bewegung, es ist keine fixierte Welt. Eine weitere Überraschung bestand darin, dass die Genome aller Organismen in allen Spezies auf unserem Planeten ähnlich aufgebaut sind; alle sind voller rudimentärer Viren. Wir alle sind verwandt: Schnabeltier und Fliege, Alge, Regenwurm und Mensch. Und mit den Bakterien sowieso.

Kürzlich hat man mit einer neuen Methode die Anzahl der Viren bestimmt. Es gibt mehr Viren als Sterne am Himmel, 10^{33} Viren, 10^{31} Bakterien, «nur» 10^{25} Sterne und nur etwa 10^{10} Menschen. Wir sind die Eindringlinge in die Welt der Mikroorganismen, nicht umgekehrt! Eine gigantische Zahl an Mikroorganismen, Bakterien, Viren und Pilzen gibt es in uns und um uns herum. Bakterien und Viren bevölkern unseren Darm in gewaltigen Mengen, ohne Krankheiten zu verursachen. Im Gegenteil, Mikroorganismen ermöglichen erst die Verdauung diverser Nahrungsmittel. Sie besiedeln nicht nur unseren Darm, sondern auch die Außenfläche unseres Körpers sowie unsere Umwelt. Dies ist das Ergebnis der Analyse unseres Mikrobioms, der Gesamtheit aller Mikroorganismen unseres Körpers. Viren entstehen in unseren Ozeanen in astronomischen Mengen; mit jedem Salatblatt verzehren wir eine große Anzahl harmloser Viren. Alles ist voller Viren und Bakterien – und das keineswegs nur im Zusammenhang mit Krankheiten. All das ist neu! Mit dieser Erkenntnis begann dieses Millennium.

Der Mensch ist ein Superorganismus, ein komplexes Ökosystem. Gesunde Menschen bestehen aus etwa 10^{12} Zellen insgesamt und sind besiedelt von 10^{14} Bakterien und noch 100-mal mehr Viren. Unser Erbgut wird ergänzt durch das 150-Fache an zusätzlichem Erbgut von Mikroorganismen, die uns besiedeln. Virale und bakterielle Sequenzen sind selbst bis in unser Erbgut hinein vorgedrungen. Da bleibt nicht viel «Menschliches» übrig. Bakterien sind unser zweites Genom. Diese Definition ist schon generell akzeptiert. Dann kommen noch die Viren hinzu, sie sind unser drittes Genom. Schließlich gibt es noch Millionen von Pilzen. Sind sie unser viertes Genom?

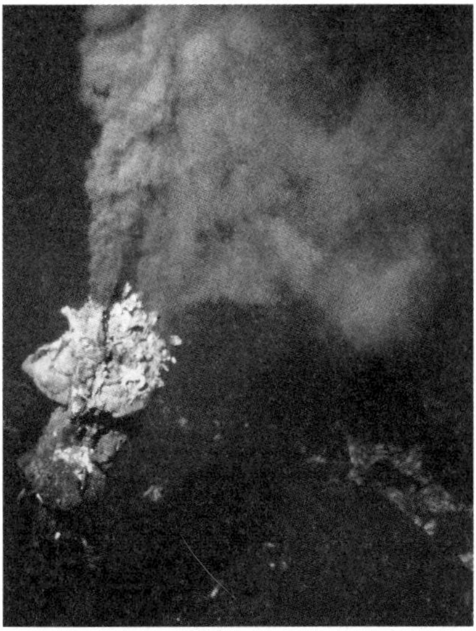

Abb. 2: Schwarze Raucher sind Vulkane im Ozean, wo das Leben entstand.

In diesem Ökosystem herrscht kein permanenter Krieg, kein Wettrüsten, sondern eine Balance, eine Koevolution, die zu Anpassungen geführt hat. Doch wehe, wenn äußere Einflüsse die Balance zerstören. Meistens ist der Mensch selbst der Verursacher – dann entstehen Krankheiten. Viren und Bakterien sind «Opportunisten», sie sind Nutznießer von ungewöhnlichen Situationen, von Schwächen des Wirts. Nur diese Formulierung lasse ich gelten – Kriegsvokabular nicht.

Neu ist auch die Entdeckung von Gigaviren, riesigen Viren, die größer sind als viele Bakterien. Diese Viren sind sogar selbst noch Wirte und beherbergen andere Viren. Damit verschwimmt die Grenze zwischen Virus und Zelle. Der Übergang ist ein Kontinuum. Alle bisherigen Definitionen von Viren sind dadurch hinfällig!

Nach dem Urknall

Vor annähernd 14 Milliarden Jahren gab es den Urknall, den Big Bang. Seitdem fliegt das Universum auseinander. Vor 9 Milliarden Jahren entstand die Sonne und vor 4,5 Milliarden Jahren unser Sonnensystem. Dann streifte vor 4 Milliarden Jahren ein Mars-großer Körper die Erde und spaltete den Mond ab. Seitdem läuft er 3,8 cm pro Jahr davon. Er bestimmt unseren Tag-und-Nacht-Rhythmus, der sich dadurch inzwi-

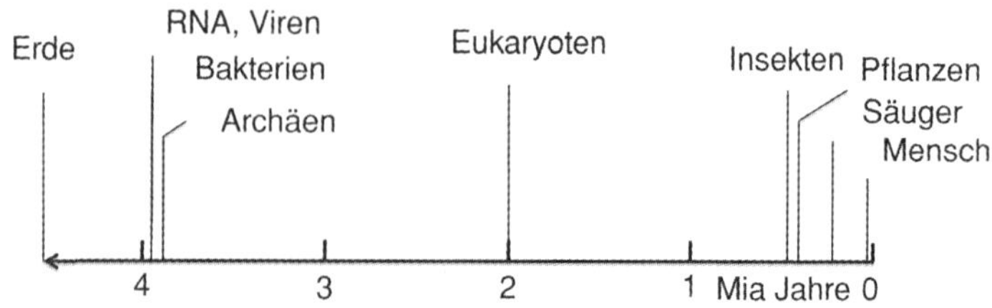

Abb. 3: Zeitachse der Erde

schen von 6 auf 24 Stunden verlängert hat. Auch der Mond half mit bei der Entstehung des Lebens. Mars ist für Leben zu weit weg von der Sonne und besteht aus zu viel Eis, Venus hingegen ist der Sonne zu nah. Jupiter ist unser Bodyguard, er zieht mit seiner 300-mal größeren Masse die Gesteine aus dem Weltall an und lenkt sie so von der Erde ab. Wir haben Glück gehabt.

Das Leben auf der Erde begann vor etwa 3,9 Milliarden Jahren. Das waren 10 Milliarden Jahre nach dem erwähnten Urknall. Die Erdkruste hatte damals andere Formen als heute und driftete auf der Schmelze des Erdinnern. Bis heute ist die Plattentektonik nicht zum Stillstand gekommen, der Abstand zwischen Amerika und Europa wächst jedes Jahr um 2,5 cm. An den Nahtstellen zwischen den Kontinenten platzte der Meeresboden, Magma trat aus, das im Meer schnell erhärtete. Aus diesen Schichten bauten sich geheimnisvolle Schlote auf, meterhohe Schornsteine, die «black smokers». Schwarzer Rauch stieg aus diesen Vulkanen am Meeresboden auf. Das Wasser ist dort bei höherem Druck bis zu 400 Grad Celsius heiß. Dort entstand das Leben – diese Ansicht ist heute weitgehend akzeptiert. Im Meer, wo ab 200 Metern Tiefe kein Sonnenstrahl mehr hinreicht, lieferten chemische Reaktionen die Energie. Beim Beginn des Lebens ohne Licht hat ein chemisches Gefälle zur Energieerzeugung geführt. Das trieb das Leben voran. Auf diese Weise sind nach Meinung vieler Wissenschaftler die ersten Biomoleküle wie die RNA entstanden. Die RNA-Bausteine, die Nukleotide, sind komplexer Natur, aber man kann deren Entstehung mit Blitzen im Labor nachahmen.

Statt Adam und Eva

Das beginnende Leben musste sich seine Lebensbedingungen selbst erschaffen. Es passte sich nicht den Gegebenheiten an, sondern schuf sich die notwendigen Voraussetzungen, vor allem den Sauerstoff. Durch Lichtumsetzung (Photosynthese) führten Bakterien zur Entstehung des Sauerstoffs, der das vorherrschende Methan verdrängte. Die Sauerstoffkonzentration nahm laufend zu und wurde die Grundlage der Atmung der Säugetiere. Vor ca. 2,2 Milliarden Jahren erstarrte die Erde zu Eis. Da gab es schon Leben. Wo hat es sich versteckt? Am «Ofen», im heißen Erdinneren an den rauchenden Schornsteinen; sie retteten das Leben vor der Kältestarre. Aber vielleicht hat frühes Leben auch in der Kälte durchgehalten, sozusagen tiefgefroren. Auch diese Theorie gibt es, denn man kann Biomoleküle wie RNA im Eis finden. Sie werden sogar im Labor in Tiefkühltruhen untersucht. In der Nähe der Schwarzen Raucher ging es rasant voran mit dem Leben: Vor 2 Milliarden Jahren gab es die Ozeane voller Bakterien und Einzeller, es entstanden Algenkolonien, Seegras, vor 600 Millionen Jahren Schwämme, Quallen, Würmer; vor 500 Millionen Jahren entwickelten sich harte Strukturen wie Muscheln, Korallen, Panzer, Zangen und Zähne. Von dieser Zeit spricht man als der Kambrischen Explosion und meint die dramatische Zunahme aller Lebensformen. Es entstanden erste Wirbeltiere. Vor 300 Millionen Jahren gab es die gescheckten Quastenflosser (Coelacanth), von denen man gerade ein seltenes Exemplar bei Südafrika gefischt hat. Man hat sein Erbgut sequenziert und kann daran die Entwicklung von Flossen zu Beinen ablesen. Vor 250 Millionen Jahren bestand unsere Erde aus einem Superkontinent, Pangea, und es gab ein erstes Massensterben.

Vor 65 Millionen Jahren kam es auf der Erde zu einem weiteren Massensterben, bei dem 90 Prozent der Lebewesen verschwanden. Schuld daran war ein Asteroid, ein größerer Meteorit, bei Yucatán in Mexiko. Vom Zentrum MARUM in Bremen entnommene Bohrkerne aus dem Meeresboden lieferten einen Beweis für den Einschlag. Ein 15 cm breites Sediment in den Bohrkernen deutet auf das Ereignis mit Feuer und Asche hin. Diese nach dem Übergang der Kreide-Tertiär-Zeit als KT-Grenze bezeichnete Schicht findet man weltweit auch sonst in Gesteinsproben. Die plötzliche Zunahme an Iridium, Iridiumanomalie genannt, wird ebenfalls mit dem Einschlag eines Himmelskörpers in Zusammenhang gebracht. Der Asteroid bei Yucatán führte zu einem

100 m hohen Tsunami, die Sonne verdunkelte sich. Dabei starben die Dinosaurier. Ihr Aussterben gab anderen Lebewesen eine Chance, vor allem Allesfressern. Zuerst kleinen Lebewesen, die Mäusen ähnelten und sich gut verstecken konnten. Dann uns! Vor 5 Millionen Jahren entwickelten sich die Menschenaffen. Schimpansen sind unsere engsten Verwandten, mit 98,4 Prozent identischem Erbgut. Was uns von ihnen unterscheidet, werde ich später zu erklären versuchen. Vor 3,2 Millionen Jahren lebte Lucy, die älteste Vorfahrin des Menschen, in Ostafrika, vor 1,8 Millionen Jahren dann der *Homo erectus*, der aus Afrika auswanderte; dieser war vielleicht schon im Besitz von Feuer und konnte mehr als nur Laute von sich geben. Aber auch er starb aus. Vor 200 000 Jahren dann kam der *Homo sapiens* wiederum aus Afrika und kolonisierte Eurasien bis vor 60 000 Jahren. Die Neandertaler lebten in der Zeitspanne von vor etwa 250 000 Jahren, bis sie vor 30 000 Jahren verschwanden: Sind sie verhungert? Erfroren? War das Klima schuld? Übrig blieben Höhlenmalereien und ein paar Spuren in unserem Erbgut. Vor 12 000 Jahren wurden aus Jägern und Sammlern Siedler mit Landwirtschaft und Haustieren. Da wurden unsere Vorfahren zu Milchtrinkern, jedenfalls die meisten, einige von uns vertragen ja bis heute keine Milch. Die Milch verhinderte Vitamin-D-Mangel. Wegen fehlender Vitamine wurden wir Nordländer hellhäutig, denn nur so konnte die geringere Sonneneinstrahlung genug Vitamin D in der Haut produzieren. Vor etwa 12 000 Jahren gab es die letzte Eiszeit, und man konnte zu Fuß von Sibirien nach Amerika laufen. Das war so etwa der Beginn unserer Zivilisation.

Die Nähe zu den Tieren führte zu Zoonosen – zu Krankheiten, die vom Tier auf den Menschen übertragen wurden. Sie sind bis heute eine der häufigsten Ursachen für Infektionskrankheiten. In 2,5 Millionen Jahren gab es etwa 20 Eiszeiten, warme Zeiten sind eigentlich Zwischeneiszeiten. Die Hauptursache dafür sind wohl Änderungen der Umlaufbahn der Erde um die Sonne, die etwa alle 100 000 Jahre auftreten. So kann man sich merken, dass es in Abständen von etwa 100 000 Jahren Eiszeiten gab: vor 450 000, 350 000, 150 000 und 50 000 Jahren. Die letzte ging vor etwa 12 000 Jahren zu Ende. Unsere Erdachse verschiebt sich mit Zyklen von 24 000 Jahren und beeinflusst dadurch unser Klima. Aber sie steht derzeit günstig, demnach haben wir noch 39 000 Jahre Zeit bis zur nächsten Eiszeit. Doch wer redet von Eiszeiten – das Umgekehrte scheint unser wachsendes Problem zu sein. Leider gibt es keine erforschbaren Muster in der Erdgeschichte für rasante Klimaerwärmung.

Am Anfang waren die Viren

Der Anfang muss klein und einfach gewesen sein. Schon Bakterien oder Archäen sind mit einer halben bis einer Million Erbgut-Bausteinen riesengroß, viel zu groß für einen Anfang. Der war sicher viel kleiner, viel einfacher, viel primitiver – vielleicht ein Gemisch aus verschiedenen Molekülen, Biomolekülen in Darwins viel zitiertem Tümpel. Dort entstand die RNA als Anfang. Der deutsche Nobelpreisträger Manfred Eigen setzte die RNA an den Anfang des Lebens. Das ist inzwischen weit, aber nicht generell akzeptiert. Schon die ersten RNAs sind eigentlich eine Art von Viren, genauer Viroide, und spuken unverändert sogar bis heute in unseren Körperzellen herum.

Viren waren von Anfang an dabei; mit keiner Pipette der Welt hätte man sie so weltweit ausbreiten können, kommen sie doch bei jeder – wirklich jeder – heutigen Lebensform vor!

Und was dachte Darwin? Sein «warm little pond» wird in einem Brief an den Botaniker Joseph Hooker aus dem Jahr 1871 erwähnt: «Man sagt oft, die Bedingungen für die Entstehung eines Lebewesens seien heute ebenso vorhanden, wie sie es vielleicht immer waren. Aber falls (und was für ein großes ‹falls›!) wir erreichen könnten, dass in einem kleinen warmen Teich, in dem alle möglichen Ammonium- und Phosphorsalze, Licht, Wärme, Elektrizität usw. vorhanden sind, auf chemischem Wege eine Proteinverbindung entsteht, die noch kompliziertere Verbindungen bilden kann, dann würde diese Substanz sofort gefressen oder absorbiert werden. Das wäre aber vor der Entstehung der Lebewesen nicht geschehen.» Also, man kann heute den Anfang nicht wiederholen, die Bedingungen sind nicht wiederherstellbar. Aber Darwin hat auch gesagt, wir könnten nicht ausschließen, dass alle Lebewesen auf der Erde einen einzigen Ursprung haben. So einfach denke ich als ehemalige Physikerin auch.

Kürzlich habe ich einen Artikel publiziert mit dem Titel: «Are Viruses our oldest Ancestors?» (Sind Viren unsere ältesten Vorfahren?) Ja, das glaube ich; das Fragezeichen war eingefügt, weil man es nicht wirklich genau wissen kann. Ein Leser sandte mir daraufhin eine E-Mail und teilte mir mit, dass Félix d'Hérelle, von dem noch die Rede sein wird, und J. B. S. Haldane schon 1922 bzw. 1928 Essays über den Ursprung des Lebens geschrieben und die Viren an den Anfang gesetzt haben. D'Hérelle hatte seinerzeit gerade die Phagen – die Viren von Bakterien – entdeckt. Schon entwarfen die beiden Autoren Visionen, indem sie spekulierten, Viren könnten sich selbst reproduzieren und seien der «primordial origin», wie Darwin ihn nannte. Ihre Zeitgenossen haben das entschieden abgelehnt.

Jedes Jahr stellt der New Yorker Agent und Publizist John Brockman führenden Wissenschaftlern eine Frage über das Wissen von morgen. «Was wir für wahr halten, aber nicht beweisen können: Die führenden Wissenschaftler unserer Zeit beschreiben ihre großen Ideen», so lautete seine Frage im Jahr 2005. Die Antworten publiziert er in seiner Internetzeitschrift *The Edge*. Meine Antwort darauf würde lauten: Zuerst waren die Viren! Vorher muss es allerdings eine Definition der Viren geben. Davon hängt einiges ab!

Blick zurück

Vorneweg: Es heißt *das* Virus und kommt von lat. *virus*, was so viel bedeutet wie Saft, Schleim, Gift, und es heißt nicht *der* Virus, denn es kommt nicht von *vir*, der Mann.

Gerade einmal 100 Jahre ist es her, dass man Viren nachweisen und experimentell Krankheiten durch Viren übertragen konnte. Wie der niederländische Biologe Martinus Beijerinck herausfand, löste das Filtrat von kranken Tabakblättern in gesunden Blättern erneut Krankheiten aus. Beijerinck prägte für das infektiöse Agens das Wort «Virus», um es von Bakterien zu unterscheiden. Die größeren Bakterien werden nämlich vom Filter zurückgehalten. Etwa gleichzeitig, 1898, fanden auch Friedrich Löffler und Paul Frosch bei Tieren mit Maul- und Klauenseuche heraus, dass etwas Kleineres als Bakterien zur Erkrankung führte. Diese Viruserkrankung ist bis heute eine der gefährlichsten übertragbaren Erkrankungen bei Rindern. Deshalb zogen sich die Forscher auf die isolierte Ostseehalbinsel Riems gegenüber Greifswald zurück. Doch sogar von dort konnte der Wind diese Viren auf die Rinder auf dem Festland übertragen! Auf Riems befindet sich heute das größte Tiervirologische Institut Europas, dessen Eröffnung zahllose Neugierige herbeilockte, ich blieb allerdings im Stau stecken. Dort kann man sogar ganze Rinderkadaver zur Entsorgung in einen Autoklaven schieben, um Ansteckungen zu stoppen.

Bisher galt: Viren sind klein, sie sind Nanopartikel, nur im Elektronenmikroskop sichtbar. Viren lassen sich nicht mit gängigen Filtern zurückhalten, bei 0,2 bis 0,5 Mikrometer Porengröße laufen sie im Gegensatz zu den größeren Bakterien durch. Viren weisen entweder DNA oder RNA auf und oft zusätzlich Proteine als Schutz. Sie sind Parasiten, brauchen Wirtszellen zur Vermehrung, denn sie selbst haben keine Proteinsynthese und keine Energiequellen. Sie sind meistens spezialisiert und können nur ausgewählte Zellen und bestimmte Spezies infizieren. Manchmal tragen sie noch eine Hülle aus dem Material der Wirtszelle, mitgenommen beim Ausstülpen; sie sind Pathogene, machen krank; sie sind Übeltäter, gefährlich; sie «stehlen» ihr Erbgut aus Zellen; sie sind egoistisch, funktionieren die Zelle für ihre Zwecke um, «missbrauchen» die Zelle für ihre Nachkommen.

Inzwischen wissen wir: Fast alles davon ist falsch. Viren sind nicht nur klein, einige, die Gigaviren, sind größer als viele Bakterien. Viren sind nicht nur Nanopartikel, sondern sowohl viel größer als auch viel kleiner, sie sind noch nicht einmal stets Partikel, ihre Größen umspannen vier Zehnerpotenzen; sie haben sehr unterschiedliche Morphologien, verschiedene Genome, mannigfaltige Vermehrungsstrategien, die Zahl ihrer Gene reicht von null (!) bis 2500 – zum Vergleich: der Mensch hat 22 000 Gene. Manche Viren bestehen nur aus Nukleinsäuren ohne Proteine oder, umgekehrt, nur aus Proteinen ohne Nukleinsäuren. Es gibt auch Viren ohne eigenes Erbgut. Einige Pflanzenviren verlassen ihre Zelle nie, und endogene Viren verlassen nie das Erbgut der Zelle. Solche Exoten sind die interessantesten, denn sie verraten viel über die Evolution. Viren benötigen zwar Energie, aber nicht notwendigerweise aus einer Zelle, es kann auch chemische Energie sein, die in chemischen Reaktionen freigesetzt wird. Jedenfalls gab es bei den Schwarzen Rauchern, wo das Leben wohl begonnen hat, kein Sonnenlicht als Energiespender, keine Zellen. Viren brauchen Energie, aber nicht unbedingt Zellen. Viren brauchen ein Kompartment, eine Nische, einen darwinschen Tümpel, damit die Bestandteile beieinanderbleiben. Die ersten Behälter können Vorläufer von Viren oder ebenso gut von Zellen gewesen sein. Die Übergänge sind fließend, wie vor allem die Gigaviren zeigen, die mit allen Tabus brechen: sie sind Beinahe-Bakterien. Gigaviren sind riesig und wurden bis vor kurzem mit Bakterien verwechselt oder sogar dabei lange übersehen. Diese Beinahe-Bakterien bilden den Übergang von Viren zu Bakterien, von tot zu lebendig. Die Entdeckung der

Gigaviren hat die Vorstellung von Viren umgekrempelt und sie dem Leben näher gerückt als bisher angenommen. Manche Forscher definieren Viren als Elemente, die selbst keine Proteine herstellen können. Gigaviren können das nur «fast». Immerhin.

Viren sind überall dabei, wo es Leben gibt. Viren können Gene aufnehmen, abgeben, mutieren, transferieren, rekombinieren und sich durch ungenaue Replikation verändern. Das führt zur Innovation im Genom des Virus wie auch des Wirts. Tumorviren mit Onkogenen, die von Zellgenen abstammen, sind Beispiele für die Aufnahme von Genen. Aber auch die Umkehrung gilt, denn Viren sind auch Lieferanten von Genen an die Zellen, im Fall von Onkogenen führen sie zu Tumorzellen. Viren führen keinen Krieg, sie spielen Pingpong mit dem Wirt! Der virale «Horizontale Gentransfer» zwischen Mikroorganismen und allen sonstigen Lebewesen hat zu komplizierten Genomen geführt. So wurde unser menschliches Genom eine kunterbunte Mischung von Genen aus allen möglichen anderen Organismen und deren Genomen.

Wie weit reichen unsere Kenntnisse über Viren zurück? Vor 30 Jahren brach HIV aus, mit inzwischen mehr als 30 Millionen Toten, vor etwa 100 Jahren gab es die Influenza-Pandemie mit vielleicht bis zu 100 Millionen Todesopfern. Vor 3500 Jahren lebte ein Pharao, der an Polioviren, an Kinderlähmung, erkrankt war, wie man auf seiner Grabstele erkennt. Retrovirusähnliche Elemente gab es im Genom des Neandertalers, der wohl vor etwa 130 000 bis vor 30 000 Jahren lebte. Dann klafft eine zeitliche Lücke. Höchst überraschend war der Nachweis eines HIV-ähnlichen Retrovirus im Erbgut eines Kaninchens, RELIK genannt, das 12 Millionen Jahre alt ist. 13 Millionen Jahre alte HIV-ähnliche Lentiviren wurden im Erbgut von Halbaffen, Lemuren auf Madagaskar, identifiziert. Damit hatte niemand gerechnet, man dachte, HIV-ähnliche Viren lassen sich nicht vererben! Forscher aus Princeton, USA, in der neuen Disziplin der Paläovirologie fanden 50 Millionen Jahre alte Sequenzen von Ebola- und Bornaviren in unserem Erbgut; insgesamt haben sich zehn solcher Virus-Irrläufer eingenistet. Irrläufer kann man sie deshalb nennen, weil sie RNA als Erbgut enthalten und damit eigentlich nicht in die DNA unseres Erbguts integriert werden können – außer durch molekulare Tricks. Selbst unsere Plazenta verdanken wir einem Vorfahren von HIV vor etwa 40 Millionen Jahren. Humane Endogene Retroviren, HERVs, die sich in unserem Erbgut befinden, werden vielfach auf 35 Millionen bis 100 Millionen Jahre zurückdatiert. Sie sind teilweise noch vollständige Viren und bilden manchmal noch Partikel aus, sind aber immer inaktiv, nicht mehr infektiös. Endogene Retroviren sind vermutlich viel älter, nur lassen sie sich nicht mehr als solche erkennen. Die Saurier hatten selbstverständlich auch schon Viren. Ein Dinosaurier im Berliner Naturkundemuseum litt vor 150 Millionen Jahren an einer masernähnlichen Virusinfektion mit Knochendeformation (Paget-Syndrom).

Bei etwa 200 Millionen Jahren endet unser Rückblick, davor verschwindet die Information über Viren im Hintergrundrauschen. Es gibt jedoch einen Trick, noch weiter zurück zu schauen: So findet man die Gigaviren sowohl in ihren heutigen Wirten, den Amöben, als auch in den Makrophagen von Säugern. Beide sind so etwas wie Fresszellen und haben sich vermutlich vor etwa 800 Millionen Jahren von einem gemeinsamen Vorfahren unabhängig voneinander weiterentwickelt. Man vermutet, dass vielleicht schon dieser Vorfahre von Gigaviren infiziert war. Weitere Rückblicke jenseits von 800 Millionen Jahren sind kaum mehr möglich, so dass von dort eine gewaltige Lücke bis zum Beginn allen Lebens klafft. Es stellt sich die Frage, ob es heute noch Hinweise gibt, die etwas über diese riesige zeitliche Lücke und vor allem über die allerersten Anfänge verraten. Vermutlich gehören einige der heutigen Viren zu den ältesten biologischen Fossilien, die bis in die Gegenwart reichen. Viroide sind virusähnliche nackte Gebilde, die vielleicht der Anfang waren, aber noch heute unsere Zellen bevölkern. In einer wissenschaftlichen Publikation habe ich deshalb einmal versucht, die Evolution des Lebens an den heute vorhandenen Viren zu rekonstruieren: «Was die heutigen Viren uns über die Evolution verraten». Im Titel steht als Zusatz «a personal view»! Viele Beispiele dafür werden unten folgen.

Als unser Erbgut vor etwa 15 Jahren zum ersten Mal durchsequenziert worden war, publizierte die *Frankfurter Allgemeine Zeitung* mehrere Seiten voller vier Buchstaben A,T, G und C, dem Alphabet des Lebens, ohne Lücken, ohne Punkt, Komma oder Absätze. Die Seite wurde preisgekrönt, und sie besagt: Viel mehr wissen wir nicht über den Text unserer Gene außer diesen Buchstaben. Die Textanalyse läuft noch immer! Was bedeuten die Buchstaben? Sie enthalten die Gene, 22 000 an der Zahl, welche den insgesamt 3,2 Milliarden Buchstaben im Erbgut des Menschen zugeordnet werden müssen. Die Gene bestehen aus DNA-Abschnitten, die für bestimmte Eigenschaften und Funktionen codieren. Diese zu analysieren, bedeutet Arbeit für die Wissenschaftler für die nächsten 50 Jahre.

Hier noch ein paar Zahlen: Viren wie HIV haben etwa 10 Gene, Phagen 70, Bakterien 3000, der Mensch hat 22 000, die Banane 32 000! Mehr als wir, das ist überraschend und wird später erklärt. Ein Gen von Viren umfasst etwa 1000 Buchstaben (Basen oder Basenpaare oder Nukleotide). Der Mensch verfügt nicht über die höchste Anzahl an Genen, aber seine sind am längsten und lassen sich am besten kombinieren.

James D. Watson und Sir Francis Crick sind die Entdecker der DNA als Doppelhelix, die das Erbgut der meisten Zellen ausmacht – mit Ausnahme von Viren, die RNA statt DNA enthalten können. DNA bildet die weitbekannte Doppelhelix aus, oft dargestellt als Wendeltreppe, deren Strukturaufklärung auf den gestohlenen Daten von Rosalind Franklin beruhten – ohne dass sie es je erfuhr. Sie starb infolge der dazu verwendeten Röntgenstrahlen. Watson selber beschreibt das in seinem Buch «Die Doppelhelix», ebenso ein neues Theaterstück «Photograph 51». So hieß die Röntgenaufnahme. RNA ist dagegen einzelsträngig, oft auch haarnadelförmig, verformbar, beweglich und veränderlich. Crick hat den Zusammenhang so formuliert: Die DNA muss durch einen Boten weitergetragen und dann in Proteine umgesetzt werden. Der Bote heißt mRNA, von «messenger» im Englischen, und der wird in Proteine übersetzt. Das ist Cricks «Zentrales Dogma» der Molekularbiologie: DNA in RNA in Protein. Die Proteine machen uns aus – Haut und Knochen –, und die braten wir in der Pfanne als Spiegelei oder Schnitzel! Crick ist einer der Entdecker der DNA und deshalb startet sein Zentrales Dogma mit DNA. Dabei war die RNA viel eher auf der Welt, aus RNA kann auch DNA entstehen, also es geht auch umgekehrt. Das haben wir von den Viren gelernt. So, lieber Leser, mehr Molekularbiologie brauchen Sie erst einmal nicht!

Matrose und das Spleißen

Auf der Dreimastbark «Lily Marleen» schenkte mir bei einem Ostseeturn ein Matrose einen Tampen, ein Stück Seil. Er hatte ihn aus den Enden von zwei dicken Seilen «gespleißt» zur Demonstration des Spleißens für meine Virologievorlesung. Das ist eine kleine Kunst und gut gegen Langeweile beim nächtlichen Wacheschieben. Ein Buch für Seefahrer heißt «Splissen und Knoten». Wie der Titel besagt, ist das zwei-

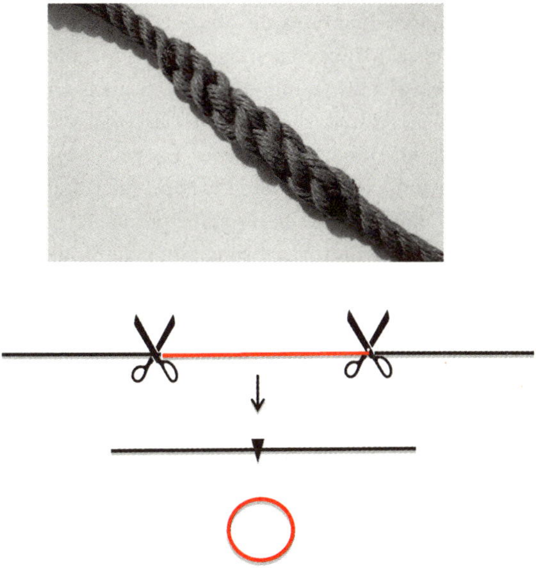

Abb. 4: Knotenfreies Spleißen (Entfernen) von RNA erlaubt Kombinatorik und Komplexität.

erlei; Splisse oder Spleiße dürfen gerade keinen Knoten aufweisen. Nur dann erlauben sie beim Reffen der Segel ein schnelles Gleiten der Tampen. Genau dasselbe Prinzip gibt es in der molekularen Welt. Dort wird die Doppelstrang-DNA in eine einzelsträngige mRNA übersetzt, also aus der steifen Wendeltreppe wird ein beweglicher Tampen hergestellt. Dieser lässt sich verkürzen, indem Zwischenbereiche knotenfrei entfernt werden. Die Bereiche heißen Lassos (englisch «lariats») und der Seemann ist der Akteur, das Spleißosom. Die Länge des Lassos ist variabel, und ich verrate hier schon mal, dass der Mensch die höchste Anzahl von verschieden großen Lassos pro Gen aufweist, ausgespleißte Regionen. Das macht ihn komplizierter als alle anderen Lebewesen – und vielleicht zur «Krone der Schöpfung», wie viele das nennen.

Unsere Gene sind nämlich gespalten und bestehen aus Exons (Bereichen der DNA, die in Proteine übersetzt werden) und Introns (alles zwischen den Exons), und zwischen denen wird herumgespleißt. Man kann sich ein gespaltenes Gen vorstellen wie einen «Lattenzaun mit Zwischenraum, hindurchzuschaun» – so dichtete Christian Morgenstern.

Die «Exons» sind der Lattenzaun, die «Introns» der Zwischenraum, nur sind sie nicht so gleichmäßig angeordnet wie beim Zaun und bestehen auch nicht gerade aus Luft. Dann gibt es auch noch größere Bereiche zwischen den Genen, da stelle man sich ein Gartentor vor (s. Abb. 19).

Der Mensch hat im Durchschnitt sieben Exons mit Introns pro Gen. Die Exons sorgen für die erwähnten Proteine, aber die Introns geben Rätsel auf. Sie können eben keine Proteine produzieren. Sie enthalten stattdessen Vorschriften und Anweisungen für die Proteinproduktion, wann und wo diese stattfinden soll. Also, die Introns diktieren den Exons, was sie machen sollen. Wissenschaftlich nennt man die Exons mit Information für Proteine «codierend», sie enthalten den genetischen Code. Nichtcodierend sind die regulatorischen RNAs, ncRNAs abgekürzt, die aus Introns entstehen. Die Abkürzung ncRNA müssen Sie sich unbedingt merken. Unser Erbgut besteht weitgehend aus ncDNA, die zu der ncRNA führt.

Hier ein Beispiel, ein Satz aus Exons und Introns (den Leerzeichen): «Deutsche haben Sommerschlussverkaufsverhalten» (so beschreiben uns die Schweizer!). Durch Spleißen von Exons ergibt sich: Tasche, Hass, Schabe, Euter, Sommerverhalten, Sommerkauf, aufhalten, erhalten, Schlusskauf, Schlusshalt u. a. Die Menschen und die Viren sind die Weltmeister im Spleißen. Die Viren spleißen nur innerhalb eines Wortes, denn sie verfügen, minimal ausgestattet, wie sie sind, nur über Exons, nicht über Introns (also Sommerkauf geht, Tasche nicht). Damit nutzen sowohl wir als auch die Viren unser Erbgut erheblich besser aus. Diese Vielfalt macht die Komplexität des Menschen aus, aber auch die Vielfalt der Viren, und deshalb bekam ich das Geschenk des Matrosen.

Viren, tot oder lebendig?

Viren sind nicht tot. Sie sind jedenfalls nicht so tot wie ein Stein oder Kristall. Vereinfachend kann man sagen, alles, was in der Welt der Biomoleküle kleiner ist als Viren, ist eher tot; alles, was größer ist, eher lebendig. Damit befinden sich die Viren gewissermaßen an der Schnittstelle, sind entweder tot oder lebendig oder beides. Allerdings sehe ich da keine Singularität, keinen Punkt, sondern ein Kontinuum, einen allmählichen, fließenden Übergang von einzelnen Biomolekülen bis zur Zelle. Am Ursprung des Lebens hockten die RNA-Viren als die ersten größeren Biomoleküle und von nun an sind sie immer und überall dabei.

Was ist Leben? Diese Frage stellte der Physiker Erwin Schrödinger mit seinem berühmt gewordenen Buch und mobilisierte eine ganze Generation von Physikern in die molekularbiologische Forschung. Das Leben folgt den Gesetzen der Thermodynamik und der Energieerhaltung. Lebende Zellen sind durch negative Entropie charakterisiert, sie basieren auf geordneten Strukturen, wobei die Entropie ein Maß für Unordnung ist. Ein Beispiel: Von allein wird mein Schreibtisch immer unordentlicher, wenn ich jedoch die Energie aufbringe, ihn aufzuräumen, wird er ordentlich. So ist das auch mit dem Leben und dem 2. Hauptsatz der Thermodynamik: Nahrung und damit Energie erlaubt geordnetes Leben. Schrödinger fragte nach Gesetzen des Lebens, nicht nach dem Ursprung des Lebens.

Glaubt man der NASA, die sich damit zwangsläufig befassen muss, weil sie ja Leben außerhalb unseres Planeten sucht, lautet die Definition etwa so: Leben ist ein sich selbst unterhaltendes System, das genetische Information enthält und fähig ist, darwinsche Evolution zu durchlaufen (1994). Jerry Joyce vom Salk Institute in Kalifornien hat diese Definition mitgeprägt, als er im Reagenzglas sich selbst replizierende RNA herstellte, die auch noch imstande war, sich zu mutieren und zu evolvieren, womit er den Anfang des Lebens nachahmen konnte. Diese Definition wurde dann in etwa von der NASA übernommen.

Viren lassen sich gut mit Äpfeln vergleichen. Ein Apfel auf dem Küchentisch wird nicht von selbst zu zwei Äpfeln; ein Virus auch nicht. Tot wie ein Stein in der Erde ist der Apfel aber auch nicht, denn er wird in der Erde zum Baum, ein Stein nicht. Es ist verblüffend, wie ähnlich Viren und Äpfel aufgebaut sind: Beide enthalten das Erbgut in den Kernen, umgeben und geschützt von einem meist symmetrischen Gehäuse. Drumherum kann es noch eine Hülle geben, mit und ohne Stacheln (eher wie bei der Kastanie als beim Apfel), zum Festhalten an einer Wirtszelle. Ein Virus vermehrt sich nicht von allein, die Umgebung ist so essentiell wie beim Apfel. Das Wichtigste an der Umgebung ist die Zufuhr von Energie. Es gibt kein Perpetuum mobile. Ein Virus kann sich nicht teilen ohne Energiequelle – jedoch muss diese nicht notwendigerweise von einer Zelle geliefert werden, das Milieu kann ausreichen, eine Nische, eine Pfütze. Andererseits gibt es sogar Viren, die Kristalle bilden können, und die kristalline Welt zählt an und für sich zur toten Welt. Doch das Verhalten von Viren lässt sich stets auf Vermehrung und Evolution zurückführen – als wichtigste Kennzeichen aller lebendigen Natur. Immer geht es Viren um Vermehrung und Nachkommen – nicht um das Töten.

Bekannt ist die Diskussion zwischen Kirche und Politikern in Bezug auf die Abtreibung: Ab wann ist eine Eizelle ein Embryo und lebt? Eine Eizelle in der Petrischale kann nie zum Embryo oder Menschen werden, dazu ist der Uterus nötig. Auch hier ist die Umgebung zum Leben notwendig wie beim Apfel – und wie beim Virus! Nach der Entdeckung der größten Viren als «Beinahe-Bakterien» im Jahr 2013 druckte die Zeitschrift *Nature* den Kommentar, man solle die Viren endlich Platz nehmen lassen an der Tafelrunde, an der über das Leben diskutiert wird; denn sie sitzen zuunterst am «Baum des Lebens». Alle heutigen Viren brauchen eine Wirtszelle zur Vermehrung. Dabei liegt die Betonung auf heute, aber ob das immer so war, ist die Frage. Die erste vermehrungsfähige RNA jedenfalls, ein Viroid, brauchte zu Beginn nicht notwendigerweise eine Zelle. Zellen sind riesig im Vergleich zum Virus und wurden nach neuen Vorstellungen aus Viren aufgebaut, nicht umgekehrt. Die Viren sind die Erfinder von genetischer Mannigfaltigkeit, sie liefern Innovation, sie sind die Erbauer allen Erbguts. Diese Aussage ist mein «ceterum censeo …», sie kehrt immer wieder in diesem Buch.

Zuerst haben die Viren mitgewirkt, die Zellen aufzubauen. Heute scheint es andersherum, sie sind als Parasiten abhängig von Zellen. Ein Parasit kann vieles an den Wirt delegieren und mit weniger Genen auskommen, als wäre er allein und außerhalb der Zelle. Wir sehen heute nur noch solche abhängigen Viren. Die Evolution verlief sicher vom Einfachen zum Komplizierten, vom Virus zur Zelle, doch auch die Umkehrung findet statt, Kompliziertes kann einfacher werden, z. B. durch Symbiose. Ein bekanntes Beispiel einer Symbiose zwischen einem Bakterium mit einer Zelle sind die Mitochondrien, die Kraftmaschinen in unseren Zellen. Zur Spezialisierung auf diese Aufgabe haben sie 90 Prozent ihrer Gene an die Zelle abgegeben.

Wie verfahren die Viren mit ihren Wirtszellen? Es gibt zwei sehr unterschiedliche Wirtszellen mit dazugehörigen Viren: die eukaryotischen Zellen, wie Pflanzen- oder Säugerzellen, die so heißen, weil sie Kerne enthalten, und Prokaryoten wie die Bakterien, also Zellen ohne Kerne. Dann gibt es noch eine dritte Gruppe, die Archäen, die den Bakterien ähneln. Viren von Bakterien tragen einen eigenen Namen, Bakteriophagen oder Phagen. Beide, die Viren und die Phagen, verhalten sich mit ihren jeweiligen Wirtszellen sehr ähnlich. Im Wesentlichen gibt es vier

Möglichkeiten für ihr Verhalten in ihrer Wirtszelle: Nach der Infektion können sie persistieren, integrieren, replizieren oder lysieren. Sie persistieren – oftmals unbemerkt vom Wirt – in einer Art Dauerzustand. Die Herpesviren verstecken sich in den Neuronen, wo sie unauffällig jahrelang persistieren können. Viele Pflanzenviren persistieren für immer, verfügen nie über eine Hülle und werden nie aktiv, sondern werden mit der Teilung der Pflanzenzelle vermehrt. Oder Viren integrieren sich in das Erbgut des Wirts. Retroviren und einige DNA-Viren sowie die meisten Phagen können ihr Erbgut in das der Wirtszelle einbauen und mit ihr vererbt werden. Dieser Wirt verfügt dann über ein paar Gene mehr. Es gibt Mechanismen, die integrierten Viren zu aktivieren und die aktive Replikation einzuleiten; auf diese Weise können Tausende von Nachkommen pro Zelle gebildet werden. Diese können sich ausschleusen und dabei die Wirtszelle intakt lassen, was manchmal als Knospung bezeichnet wird. Dabei können die Viren Teile der Zellmembran als Hülle mitnehmen. Nach diesem Prinzip verfahren besonders die Retroviren. Viren können aber auch die Zelle lysieren, wobei diese zugrunde geht. Speziell bei Bakterien führt das Lysieren durch die Phagen zu Tausenden von Nachkommen, doch auch DNA-haltige Viren beim Menschen wirken lysierend. Integration von DNA in zelluläres Erbgut kann man allgemein als ein genotoxisches Ereignis bezeichnen. Integrierte Viren wie auch viele genotoxische Substanzen können zu Mutationen im Erbgut und auf diese Weise zu Tumoren der Wirtszelle führen.

Rotten Viren ihre Wirte aus? Das ist ein Ammenmärchen! Es wäre aus Sicht der Evolution auch unsinnig, denn dann würden sich die Viren ihrer Existenzgrundlage berauben und sich selbst umbringen. Eher suchen sie sich einen neuen Wirt. So kommt es zu den gefährlichen «Zoonosen». Ebolaviren etwa wirken beim Menschen tödlich, nicht jedoch beim ursprünglichen Wirt, den Fledermäusen. Dasselbe gilt für SARS. Wenn die Wirte fehlen, dann suchen sich die Viren neue Wirte, um zu «überleben». Gibt es auch die nicht mehr, arrangieren sich die Viren mit ihren Wirten. Anpassung der Viren an Wirte ist also möglich, der Übergang zu einer friedlichen Koexistenz. Lange Koevolution kann zu weniger aggressivem Verhalten der Viren und zu solcher Koexistenz führen. Entweder der Wirt wird widerstandsfähiger oder das Virus weniger aggressiv oder beides. Viele Viren werden aus diesem Grund während der Evolution «harmlos», besonders in ihren vertrauten Wirten.

2. VIREN MACHEN KRANK

Viren schreiben Geschichte

Zu den größten Erfolgsgeschichten der Medizin gehört die Ausrottung der Pockenviren. Pocken sollte es gar nicht mehr geben, nachdem die Menschheit an ihnen das Impfen gelernt hat: Kuhpocken schützen vor Menschenpocken, ein abgeschwächtes Virus schützt vor dem gefährlicheren. Nur in ein paar Laboratorien in den USA und Russland lagern noch Viren in Sicherheitsbehältern, sonst gelten sie als ausgerottet – wenn nicht ein Bioterrorist sie verbreitet. Diese Angst bestand vor wenigen Jahren tatsächlich und führte zur hektischen Suche nach alten Impfstoffresten, die im Notfall verdünnt zum Einsatz kommen sollten. In meinem Diagnostiklabor in Zürich bastelten wir einen Pockenvirus-Nachweistest. Die dazu nötige Information wie die Sequenz des Virus ist im Internet für jedermann verfügbar! Wir übten Pockenalarm, die Aufarbeitung von Proben im Falle einer Bioterrorismusattacke. Es ging um die Sicherheit der Teilnehmer des Weltwirtschaftsgipfels in Davos. Zum Virusnachweis kleideten wir uns in Spezialanzüge, wie man sie aus dem Dustin-Hoffman-Film *Outbreak* kennt, und benutzten eine Hochsicherheitskammer mit Unterdruck, damit kein Virus entweichen könnte – doch diese kollabierte schon beim ersten Probelauf wegen eines Bedienungsfehlers zu einem Scherbenhaufen.

Wir mussten ziemlich viel üben, aber es kam zum Glück nie zum Ernstfall, lediglich zu einer Quarantäne. Den letzten richtigen Pockenalarm in Berlin habe ich noch miterlebt. Der Patient wurde polizeilich bewacht von einem hölzernen Hochsitz aus, den man schnell errichtet hatte, während wir das Virus nebenan im Robert-Koch-Institut auf der Eihaut zu züchten versuchten. Es gab nur eine erfahrene Mitarbeiterin, die das noch beherrschte. Einen Pockenalarm zeigt auch der Film *Das Imperium der Viren. Lautlose Killer.* Diesen sehr lehrreichen Film habe ich immer als Belohnung am Ende meiner Virus-Blockvorlesung in Berlin gezeigt und damit selbst am Sonntagmorgen die Studenten in den

Hörsaal gelockt. Im zweiten Teil des Films verbreitet sich aufgrund eines fiktiven Anschlags in Berlin das Pockenvirus.

Im Gegensatz zu den Pocken hat die Influenza ihre Schrecken nicht eingebüßt. Vor hundert Jahren forderten im Ersten Weltkrieg die Influenzaviren 20 Millionen, vielleicht sogar 100 Millionen Todesopfer. Das Virus wurde erst vor wenigen Jahren aus Gräbern mit Permafrost isoliert und im Labor wiederhergestellt. Es konnte sich danach sogar in Tieren wieder vermehren. Das gab nicht zu Unrecht einen kleinen Aufschrei in der Presse – es war nicht ungefährlich. Man wollte wissen, warum das Virus damals vor allem junge Leute dahinraffte, und untersuchte die Sequenz. Da gab es einige Auffälligkeiten, doch die Hauptursachen, wie Krieg, Hunger, Nässe, Kälte, Wunden, mangelnde Hygiene, Gedränge in Schützengräben und Lazaretten, kann man nicht in Sequenzen lesen. Es waren und sind die Bedingungen, die zu solch katastrophalen Virusausbrüchen führen. Wir sind schuld.

2009 tauchte die Schweinegrippe in Mexiko auf. Sie wurde von der WHO, der Weltgesundheitsorganisation, als weltweite Bedrohung, als Pandemie, eingestuft. Doch man hatte sich verrechnet. Die Zahl der Sterbenden war viel zu hoch angesetzt worden, weil man nicht wusste, wie viele Kranke es wirklich gab – in Mexiko gingen die Kranken nicht zum Arzt. Es starben etwa 5 und nicht 50 Prozent der Kranken, also blinder Alarm. Zwar wurde ein Impfstoff hergestellt, doch er kam für die westliche Welt zu spät, die Krankheitswelle war bereits verebbt – und in anderen Ländern wollte man ihn nicht einmal geschenkt bekommen. Dort nahm man die Schweinegrippe nicht so ernst. Ich holte mir die Schweinegrippe in China – vielleicht in einem Internetcafé in Schanghai? Jedenfalls war ich krank und ließ vorsichtshalber einen Flug von Berlin nach Zürich verfallen, bevor ich in die Schlagzeilen geraten würde als Virologin, die die Schweinegrippe verbreitet. Ich hatte sie wirklich – wie meine eigene Diagnostikabteilung bestätigte.

Die Influenzaviren der Vogelgrippe wurden erst im Labor für Menschen gefährlich. Forscher erzeugten aus einem Vogelvirus ein für Menschen ansteckendes «Menschenvirus». Die Mutationen dazu wurden im Labor gleich zweimal durchgeführt, in den USA und Holland. Warum macht man solche Experimente? Das fragten sich plötzlich sogar die Forschungsorganisationen und Regierungen, die das finanziert hatten. Es kam zu einer Zwangspause, einem Moratorium. Die Publikationen wurden verboten, was eine große Seltenheit ist.

Moratorien mit Selbstzensur gab es viele Jahre zuvor schon einmal bei der Herstellung von «Rekombinanter DNA», also dem Zusammenbau von Genfragmenten zu neuen Genen (Asilomar-Konferenz 1975), sowie bei der Gentherapie zur Behandlung von Menschen mit Viren gegen Krebs. Die Vermehrungsfähigkeit solcher Therapieviren wurde verboten, um zu verhindern, dass sie an Kinder weitervererbt werden können. Das wird bis heute strengstens befolgt. Damit ist die virale Gentherapie zwar sicher – aber leider erklärt sich so auch der geringe Erfolg der Therapieviren, denn mit Vermehrung wären sie viel wirkungsvoller als ohne.

Das neue Verbot im Rahmen der Influenzaviren lautet «No Dual Use» und besagt, dass Publikationen nicht zugleich der Wissenschaft und dem Bioterrorismus oder sonstigem Missbrauch dienen dürfen. Das Ergebnis dieser inzwischen unter Auslassen von technischen Details publizierten Influenzaviren war nicht unbedeutend, zeigte es doch, dass vier Mutationen in 14 000 Nukleotiden ausreichen, um aus dem Vogelvirus ein Menschenvirus zu erzeugen, und dass drei davon schon in einigen Influenzavirusstämmen, u. a. in Ägypten, vorkommen – da fehlt also nicht viel zur Gefahr. Deshalb gibt es ein weltweites Überwachungssystem für Influenzaausbrüche, die Sentinella-Studie. Daraus werden auch jedes Jahr die Viren für die Impfstoffproduktion vorausgesagt; sie werden alle Jahre neu bestimmt, weil sich Influenzaviren stark verändern. Meistens produziert man die Impfstoffe noch in Eiern, ein Ei pro Impfung. Man braucht also Zigmillionen Eier, die besonders frei von Pathogenen sein müssen. Auch gibt es von den Regierungen erstellte Pandemiepläne mit strengen Regeln, die hoffentlich bei Panikausbruch auch tragfähig sind. Es gibt nur zwei Medikamente gegen Influenzaviren, Tamiflu und Relenza. Besonders das besser wirksame Tamiflu wurde zum Verkaufsschlager hochgejubelt und vom Pharmariesen aus Basel säckeweise an Hunderte von Regierungen verkauft. Man fürchtet immer, die Viren könnten sich verändern und Menschen befallen. Da stehen sie nun die Säcke, seit vielen, vielen Jahren. «Macht nichts», besagt das Arzneimittelgesetz, denn das Verfallsdatum wird – absurderweise – erst ab dem Datum des Umfüllens in Einzelpackungen berechnet. In Skandinavien gibt es anscheinend schon resistente Viren und in Japan erhöhte Suizidgefahr bei Jugendlichen durch Tamiflu. Man soll die Influenza aber nicht unterschätzen. Ich hatte vor vielen Jahren die «richtige» Influenza, nicht einen Schnupfen durch Rhinoviren, und war so krank und fast bewusstlos, dass ich nicht einmal an das

Tamiflu in meinem Eisschrank gedacht habe, das die Erkrankung abmildert, wenn man es früh genug einnimmt. Übrigens: Tempo-Taschentücher gehören nicht in den Papierkorb und Kranke nicht an den Arbeitsplatz, sondern ins Bett, bevor sich andere anstecken. In meinem Institut gab es die Erkrankungen immer stockwerkweise. Ein überregionales Virus-Monitor-System heißt GVFI, Global Viral Forecasting Initiative (GVFI.com). Auch Google beteiligt sich neuerdings an Vorhersagen – auf überraschende Weise: Man nimmt an, dass Internetnutzer das Wort «Grippe» googeln, wo sie im Anmarsch ist! «Google Flue Trends» hat daraus die Grippewelle von über 100 Städten in den USA mehrere Wochen korrekt vorhergesagt. Sehr witzig!

Ebolaviren verbreiten immer wieder so viel Angst und Schrecken, dass bei einem Ausbruch sogar einmal das Krankenhauspersonal davongelaufen ist. Meistens sind die Ausbrüche bisher lokal in Westafrika aufgetreten, denn Erkrankte sind wenig mobil, etwa jeder zweite erliegt der Krankheit, so dass sie sich kaum ausbreitet. Hilfe leistet die WHO mit Sicherheitsvorkehrungen durch Schutzanzüge, Abriegelungen und Aufklärung der Bevölkerung. Doch es ist schwer, die Einheimischen zu überzeugen, dass die Verstorbenen nicht mit den gewohnten Riten beerdigt werden dürfen, bei denen die Übertragungsgefahr besonders hoch ist. Auch die dreißigtägige Quarantäne verursacht Ängste, und deshalb werden Ansteckungen verheimlicht. Doch alle bisherigen neunzehn Ebola-Ausbrüche haben das jetzige bedrohliche Ausmaß nie erreicht. Wir sind unvorbereitet.

Deutschland hat eine Beziehung zu Ebola durch das nahe verwandte Marburg-Virus. Bei den Marburger Behringwerken wurden um 1960 einige Tierpfleger durch importierte Affen infiziert. Von etwa dreißig Infizierten verstarb fast ein Drittel. Etwa 40 Jahre später lud Günther Jauch zur Fernsehrunde mit einigen Überlebenden und Fachleuten ein. Wir mussten zuerst das Klatschen üben: lange genug und stark genug applaudieren vor dem Auftritt des Herrn Moderators. Bei Ebolaviren gibt es immer die Sorge um Ausbreitung oder gar Bioterrorismus. Doch da kein Schutz gegen diese Viren existiert, sind sie auch für Bioterroristen wenig geeignet. Aus dieser Marburger Tradition besteht bis heute ein Forschungsschwerpunkt am Universitätsklinikum Gießen und Marburg, vor allem das dafür nötige Hochsicherheitslabor mit der höchsten Sicherheitsstufe, BSL4 (Biosafety Labor 4). Auch das Robert-Koch-Institut soll ein solches Labor erhalten und macht wegen der explodierenden Kosten von sich reden. Es gibt europaweit nur etwa ein halbes Dutzend dieser Speziallabore. Vermutlich wird das Virus durch Fledermäuse übertragen. Es gibt bisher nur Schutzkleidung, schnelle Hilfsaktionen, Wachsamkeit und Aufklärung als Maßnahmen. Doch der Druck auf die Entwicklung von Impfstoffen ist erneut gestiegen. Mit «Pharming» wurden humanisierte Antikörper als Impfstoff in Tabakblättern gezüchtet und haben einem US-Patienten wohl geholfen. Doch das reicht nicht. Es gibt Kandidaten für Impfungen und Therapien, aber die müssen erst entwickelt werden, das dauert normalerweise Jahre.

Auch SARS (Schweres Akutes Respiratorisches Syndrom) braucht solche Hochsicherheitslabore. In Hongkong ist das Virus mehrfach ausgebrochen, und besonders überraschend kam 2014 die Meldung, dass dreißig Behälter mit SARS-Proben aus einem Tank mit flüssigem Stickstoff im Hochsicherheitslabor in Paris verschwunden seien. Sie waren mit Absicht kodiert beschriftet worden, so dass der brisante Inhalt nicht erkennbar war. Ich rate mal, was passiert ist – jemand hat Platz gebraucht und den Tankinhalt aufgeräumt. Bei mir waren immer uralte Reste in solchen Tanks, die oft nach Jahren erst wieder auftauchten. Das galt sogar einmal für einen Margarinetopf, der in einem ganz normalen Eisschrank im Institut sieben Jahre unbeachtet durchhielt. Die Proben in Paris landeten vermutlich regulär im Dampfsterilisator zur sicheren Entsorgung, eine Vorschrift bei solchen Tankinhalten. Sogar in meinem Sicherheitslabor in Zürich fand sich bei einer Überprüfung ein Loch in der Wand. Wegen des Unterdrucks im Raum und sterilen Kabinen bestand keine Gefahr – aber immerhin!

Eines Abends spät stand eine Krankenschwester mit Röhrchen unterm Arm bei mir in Zürich im Büro. Ein philippinischer Pilot sei mit Verdacht auf SARS eingeliefert worden. Das war höchste Alarmstufe. Erst einmal rief ich in Hamburg einen Kollegen am Tropeninstitut an. Ich musste warten, bis er von einer Fernsehsendung über SARS gegen Mitternacht nach Hause kam. Er diktierte mir eine Liste von Reagenzien, die es teilweise gerade erst seit einer Woche in Berlin zu kaufen gab, für einen hochempfindlichen Labortest (PCR, der später erklärt wird). Das schien mir für einen Hochrisikopatienten viel zu langwierig. Ob ich die Probe im Flugzeug nach Hamburg bringen könne? Ja, das war sogar ohne mich möglich. Ein Weltkurier transportiert so etwas. Dazu packt man 10 Behälter ineinander wie russische Puppen. Der Fahrradkurier zum Flughafen stand schon bereit, als ein Behälter übrig blieb. Ich ließ ihn heimlich in meiner Kitteltasche verschwinden, um keine Zeit zu verlieren. Abends gab es Entwarnung vom Tropeninstitut aus Hamburg. SARS konnte schließlich unter Kontrolle gebracht werden, dank der WHO, die unermüdlich wachte, registrierte und beriet und diese schwierige Bewährungsprobe bestand! Ein SARS-infizierter Patient hatte sich vom Flugzeug aus in Frankfurt gemeldet, wo er sofort isoliert und gerettet wurde, ohne einen Ausbruch auszulösen wie in Kanada oder Singapur. Dort halfen strenge paramilitärische Maßnahmen gegen die Ausbreitung. Wie bei Ebola vermutet man Fledermäuse als Reservoire. Sie leben in ungewöhnlich dichten Kolonien und übertragen Krankheiten, die sie selbst überlebt haben. Inzwischen gibt es Hemmstoffe gegen die virale Protease als Medikament gegen SARS. In den Arabischen Emiraten trat es kürzlich erneut auf und tötete einen Scheich sowie Familienmitglieder. Es wurde vermutlich von den Kamelen verbreitet. Das Virus wurde an das Erasmus Medical Centre in Rotterdam weitergereicht, damit es nicht nach dem Ort des ersten Auftretens benannt wurde; das ist zwar üblich, wird aber oft als Makel empfunden. So hieß es EMC-Virus, doch nun Middle East Respiratory Syndrome, MERS-Coronavirus. Es nimmt zu.

Eines Tages stand mein Mitarbeiter Alex im Büro: «I am so sick, I think I am dying.» Ich erinnerte Abbildungen in Virologiebüchern und erkannte die Masern. Alex kam gerade vom Geburtstag seiner Großmutter aus der Ukraine zurück, wo im Internet ein Masernausbruch verzeichnet war. Dort war wegen der politischen Unruhen eine ganze Generation nicht geimpft worden. Alle im Institut wurden sofort auf eine frühere Masernimpfung überprüft und diese gegebenenfalls nachgeholt. Alex steckte in der Straßenbahn ein Kind an, doch beide wurden wieder gesund. Masern gibt es nicht nur in der Ukraine, sondern wurden sogar von einem Kinderarzt auf seine Patienten übertragen. Er war nicht geimpft, was eine heftige Diskussion auslöste. 1,7 Millionen Menschen sterben weltweit an Masern pro Jahr. Viele Eltern lehnen dennoch die Impfung ab aus Angst vor Nebenwirkungen – doch Masern bei Erwachsenen sind besonders gefährlich wegen möglicher Hirnerkrankungen. Die Masern haben wirklich Geschichte geschrieben, Inseln entvölkert, vielleicht beim Niedergang der Mayas mitgewirkt, Feldzüge Karls des Großen beeinflusst und zum Ende des Römischen Reiches beigetragen. Masern gibt es auch bei Tieren, mancher erinnert sich vielleicht an das Seehundsterben in der Nordsee.

Noroviren ereilten zuerst das Fernsehtraumschiff «Deutschland» mit Heimathafen in Neustadt an der Ostsee, der Stadt meiner Kindheit. Die Zeitungen rätselten, was auf dem Schiff, das niemand verlassen durfte, für eine Krankheit ausgebrochen war – die Quarantäneflagge war gehisst. Der Chef meiner Diagnostikabteilung in Zürich, den ich anrief, tippte sofort richtig: Noroviren. Heute ist jedes Kreuzschiff auf Norovirusausbrüche vorbereitet, dem durchaus Alte und Schwache erliegen können. Noro ist extrem ansteckend. Sogar ein Spital bei Zürich wurde mehrere Tage gesperrt. Ein Citynightline-Schlafwagen wurde nachts in Frankfurt deswegen abgehängt. Langwierige Desinfektionen folgen. Vielleicht sollte ich doch lieber nicht mehr im Sechserabteil nächtigen, was ich immer noch tue.

Und die Zecken? Wenn der Arzt nicht weiterweiß, sollte man sich unbedingt erinnern, ob sie einen gebissen haben, und sie zum Testen aufbewahren! Nicht immer entsteht eine wandernde Rötung. John Hopfield in Princeton, bekannt für die Hopfield'sche Zahl der Neuronen im Gehirn, verzog sein Gesicht zur Grimasse, so würde er aussehen, wenn die Antibiotika gegen die Borrelien-Bakterien versagen, die Bakterien von Zecken der Rehe in seinem Garten! Doch die Antibiotika helfen nicht gegen die Viren, Frühsommer-Meningo-Enzephalitis-Viren, FSME, die auch von Zecken stammen. Daran denken! Übrigens, für Urlaub in Österreich muss man eine Impfung vorweisen. Die muss rechtzeitig erfolgen.

Neue Viren sind oft nicht neu, sondern nur besser diagnostizierbar oder tauchen an unerwarteten Orten auf. So fielen eines Tages in New York die Krähen vom Himmel. In wenigen Jahren hatte ein «neues» Virus die gesamten USA bis nach Kalifornien erobert, das West-Nil-Fieber-Virus. Wie der Name sagt, kam es nicht aus New York, sondern wohl per Flugzeug aus Israel. Moskitos infizieren sich an den Vögeln und können Hirnhautentzündungen beim Menschen auslösen. Das Reisen ist die größte Gefahr für Virusausbreitungen – in 24 Stunden fliegen die Viren um die Welt, besonders in Klimaanlagen.

Und der Bioterrorismus? Die Angst ist abgeflaut. Zur höchsten Gefahrenstufe A gehören die Milzbrandbakterien, die als Pulver in Briefumschlägen zu Panik führten, sowie Pestbakterien, Pocken- und Ebolaviren. Ein Bioterrorist würde sich bei Ebolaviren wohl selber gefährden. Die Gruppe B umfasst *Staphylococcus-aureus*-Bakterien. Viren der Gruppe C sind Hanta-, Nipah-, die genannten Zeckenviren und Mykobakterien

(Tuberkulose). Gegen Milzbrand half nur das Zumauern eines ganzen Institutsgebäudes in Fort Detrick, Türen, Fenster und sogar die Schornsteine – schaurig anzusehen. Interessanterweise fehlen Influenzaviren auf der Liste!

HIV als Beispiel

Vor etwa 30 Jahren rief ich frühmorgens im Urlaub aus der Provence eine Mitarbeiterin in Berlin an, ich hätte in einer lokalen Zeitung gelesen, es seien Todesfälle mit HIV im Labor aufgetreten. Ich war höchst beunruhigt und erschrocken: Bitte sofort alles wegwerfen – direkt in den Autoklaven, das ist zu gefährlich. Sie wollte nicht: «Kann ich das Experiment nicht erst fertig machen? Ich passe auch gut auf.» So sind die Wissenschaftler/innen. Ich erinnere genau, wie wir die erste Viruspräparation von HIV im Labor im Zentrifugenröhrchen gegen das Licht hielten – trübe durch riesige von uns gezüchtete HIV-Mengen. Wir spielten mit unserem Leben, ohne es zu ahnen!

Da stand eines Tages zu Beginn der HIV-Ära meine Mitarbeiterin mit dem Ergebnis eines HIV-Testes im Labor und bestätigte einem Laboranten, dass er keine HIV-Infektion habe. Sie wollte ihm mit dem Test einen Gefallen tun. Er hatte bei diesem Ergebnis keinen Grund, in Panik zu geraten oder sich gar aus dem Fenster zu stürzen. Eine HIV-Infektion wäre damals ein Todesurteil gewesen.

Infektionskrankheiten sind weltweit die häufigste Todesursache. In Deutschland sterben pro Jahr 60 000 und weltweit 80 Millionen Menschen an Infektionskrankheiten. HIV trägt mit etwa 2 Millionen Todesfällen pro Jahr dazu bei. Etwa ebenso viele stecken sich neu an. (Zum Vergleich: 8,2 Millionen Menschen sterben weltweit pro Jahr an Krebs.) Ende der 1970er Jahre hielt man Infektionskrankheiten für besiegt. Das Auftreten von HIV/AIDS wendete diesen Optimismus mit einem Schlag in Angst und Pessimismus um. Es kam zu fast mittelalterlicher Seuchenpanik und Angst wie zu Zeiten der Justinianischen Pest. Ausbreitung, Ansteckungswege, Diagnostik, Verlauf von HIV, alles war unbekannt. Ein Zufall wollte es, dass gerade rechtzeitig ein völlig neues Methodenspektrum zur Aufklärung und Erforschung der Krankheit zur Verfügung stand: Molekularbiologie und Gentechnik. Das Zeitalter des molekularen Klonierens, der Neurekombination von Genen, der höchst empfindlichen Nachweismethoden mittels Polymerase-Kettenreaktion, PCR,

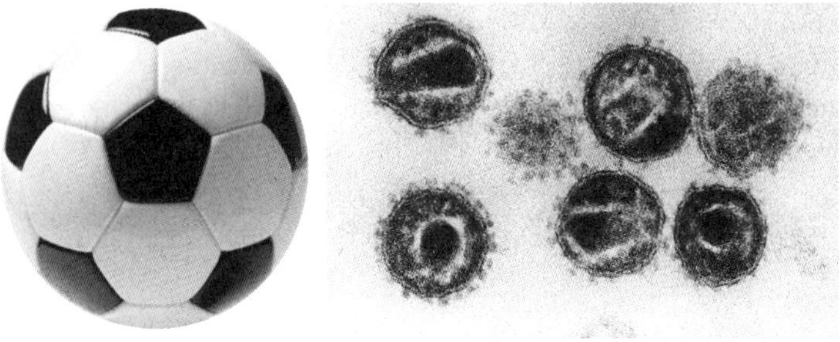

*Abb. 5: Fußball und Retroviren sind Ikosaeder.
Retroviren führten einst zur Plazenta, heute zu AIDS.*

war gerade angebrochen; alles stand bereit für eine Erfolgsstory der modernen Medizin, wie es sie nie zuvor gegeben hatte. Nur eine Impfung gibt es bis heute nicht. Das ist die Bilanz nach 30 Jahren. Nie ist ein neues Virus so schnell unter Kontrolle gebracht worden: vollständig sequenziert, im Labor anzüchtbar, Diagnostiktests verfügbar, Blutkonserven so gut wie sicher und mehr als 30 Medikamente – eine phantastische Liste von Erfolgen der Molekularbiologen und der Pharmaindustrie. Die Diagnostik steht für den Hausgebrauch zur Verfügung, fast wie ein Schwangerschaftstest. Sogar vor Begegnungen in männlichen Saunas kann man in etwa einer Stunde seinen HIV-Status feststellen – mit Fehlerrate natürlich, aber immerhin. Man stirbt heute nicht mehr an AIDS – jedenfalls in der westlichen Welt. Die Zahl der Therapieansätze ist riesig. Heute kann ein HIV-Positiver ein beinahe normales Leben führen, hat eine hohe Lebenserwartung von ca. 75 Jahren in der westlichen Welt. In der Dritten Welt hat ein Infizierter eine Lebenserwartung von zusätzlichen 11 Jahren nach Therapiebeginn; er kann eine Familie gründen und Kinder zeugen, die nicht infiziert sind. Therapie als Prävention lautet eine neue Erfolgsmeldung und bedeutet, dass ein Infizierter den Partner nicht ansteckt, wenn er gut therapiert wird. Das ist ein großer Erfolg – die Fast-Heilung HIV-Infizierter. Es ist auch die einzige Rettung, solange es keine Impfung gibt.

Auf dem Niveau der Fast-Heilung bleibt die Therapie allerdings zurzeit stehen. Das liegt in der Natur des Virus. Von den 30 Medikamenten werden zwei bis drei, inzwischen auch vier gleichzeitig verabreicht, in einer einzigen Pille. Die Mehrfachtherapie reduziert die Entstehung von resistenten Viren, weil die Viren gleichzeitig über verschiedene Mechanismen angegriffen werden. Dieser Mehrfachtherapieansatz wird jetzt in der gesamten Medizin, auch in der Krebstherapie, nachgeahmt – wenn man denn genügend Medikamente zur Verfügung hat, was meistens nicht der Fall ist.

Vor allem die Dreifachtherapie, die Tripeltherapie, die in der westlichen Welt verwendet wird, reduziert die Viruslast, d. h. die Zahl der Viruspartikel im Blut, von einer Milliarde auf etwa 20 Viruspartikel pro Milliliter. Das entspricht in etwa der Nachweisgrenze der Viren in der Diagnostik. Auch diese hohe Empfindlichkeit beim Virus-Nachweis ist auf die Polymerase-Kettenreaktion (PCR) mit exponentieller Verstärkung zurückzuführen.

Die drastische Virusreduktion warf die Frage auf, ob denn ein so erfolgreich Behandelter überhaupt noch andere Menschen anstecken könne. Damit wären doch gar keine Sicherheitsvorkehrungen beim Geschlechtsverkehr mehr nötig, lautete das Argument. Erstaunlicherweise waren es die sicherheitsbewussten Schweizer, die diesen Vorschlag machten. Er hat zuerst eine weltweite Diskussion ausgelöst, doch dann wurde er akzeptiert. Die Empfehlung von Schutzmaßnahmen beim Geschlechtsverkehr ist dadurch reduziert, man muss dem Geschlechtspartner nicht einmal mehr mitteilen, wenn man HIV-positiv ist.

30 Jahre HIV-Forschung wurden 2013 mit einem Symposium am Institut Pasteur in Paris gefeiert. Dort hatte auch der erste HIV-Kongress stattgefunden. Die Nobelpreisträgerin, eine der Entdeckerinnen des HIV, Françoise Barré-Sinoussi, lud ein; ihre historische Elektronenmikroskop-Aufnahme der ersten Viruspartikel wurde nochmals gezeigt. Schon in dieser ersten Aufnahme war als Besonderheit von HIV zu erkennen, dass es außerhalb der Zelle noch nachreift. Dabei bildet sich sozusagen eine dreieckige Innenstruktur. Diesen Schritt verhindern die erfolgreichen Protease-Hemmstoffe. Man kann den Effekt sehen! Das Virus reift nicht aus und steckt nicht mehr an. Diese Aufnahme erlangte historische Bedeutung dadurch, dass Robert C. Gallo, zu der Zeit bei der amerikanischen Gesundheitsbehörde (NIH) in Bethesda tätig, sie als seine eigene Aufnahme noch einmal publizierte. Er hatte sie nur gedreht. Françoise zeigte mir damals die beiden Bilder an ihrem Pinboard, bevor der Betrug aufflog. Genügend Proteste führten dazu, dass Gallo zugab, seine Laborantin (!) habe da etwas verwechselt. Gallo hatte das Virus von Luc Montagnier, Professor am Institut Pasteur und ebenfalls Nobelpreisträger für die HIV-Entdeckung, erhalten, aber es mit seinen

Viren gemischt und gehofft, das würde keiner merken. Bei jedem bis dahin bekannten Virustyp wäre der Betrug nicht herausgekommen. HIV jedoch verändert sich rasend schnell, und Gallos Viren, wären sie denn unabhängig gewesen, hätten niemals identisch mit denen aus Paris sein können. Doch sie waren es. Gallos Juristen versuchten dann einige wenige Punktmutationen als Gegenbeweis hochzuspielen, was ihnen nicht gelang. Das fast zehn Jahre währende hartnäckige Leugnen kostete Gallo den Nobelpreis, den auch seine drei *Science*-Papers ein Jahr nach der Entdeckung von HIV nicht retteten. Er war immer einer der Ersten. Als ich die RNase H, ein Enzym von HIV, entdeckt hatte, lud er mich sofort zum Vortrag ein, er wollte nie etwas verpassen. Ein langjähriger Freund von Gallo, der Virologe Gerald Gardner aus San Francisco, vergleicht Gallos Verhalten mit dem eines Fußballspielers, bei dem siegen und verlieren und weiterspielen dazugehöre. Wie käme Gallo sonst zu so einer Tagung nach Paris, in die Höhle des Löwen! Das Spiel geht weiter. Er selbst veranstaltete eine Party zum nicht erhaltenen Nobelpreis, die auch mit Nobelpreis nicht größer hätte ausfallen können, mit einer Kennedy als Eventmanagerin.

Ist genug geleistet worden bei der Therapieentwicklung? Was kommt nun nach 30 Jahren? Überraschend ist die Meinung von Ärzten und sogar Industrievertretern, dass wir noch mehr Medikamente brauchen. Die Pillen sind in Afrika dank der Aktivitäten von Bill Clinton sehr viel preiswerter geworden – mit dem Ergebnis, dass die Pharmaindustrie aufgrund des Preisdrucks kein großes Interesse an Weiterentwicklungen hat. Da die billige Pille in Afrika stark subventioniert ist, wurden die Pillen verschieden gefärbt, hellblau und dunkelblau. Damit soll das Schmuggeln verhindert werden! Sind sie wirklich gleich gut? Das erfährt man nicht.

Probleme bereiten immer noch die Resistenzbildungen. Alle Therapien werden bisher durch Resistenzbildungen des Virus unwirksam. Das Virus besteht aus 10 000 Nukleotiden, von denen sich bei jeder Vermehrungsrunde pro Tag etwa 10 verändern. Das Vermehrungsenzym, die Reverse Transkriptase, ist fehlerbehaftet und ungenau und führt zur Entstehung von Mutationen. Es sammeln sich so viele Virus-Mutanten im Infizierten an, dass man von einem Schwarm oder einer Quasispezies von Viren pro Patient spricht, dessen Mitglieder einander ähnlich, aber nicht identisch sind. Einige Viren entkommen der Therapie, vermehren sich und überwachsen die anderen. Dann wird die Therapie unwirksam, und es muss eine neue Kombination probiert werden. Setzt man die Therapie ab, bildet sich der erste, erfolgreichste Virustyp in wenigen Wochen wieder heraus. Wie schnell solche Rückmutation bei HIV eintritt, hat die Wissenschaftler sehr verwundert. Statt Pillen ist nun eine Dreimonatsspritze in Vorbereitung. Noch ist das Spritzvolumen ziemlich groß (4 ml), aber immerhin, auch diese Vereinfachung kommt.

Die meisten Medikamente richten sich gegen die drei Vermehrungsenzyme von HIV, Reverse Transkriptase, Protease und Integrase. Es gibt noch ein viertes Enzym, die Ribonuklease H oder RNase H, die spezifisch die RNA in RNA-DNA-Hybriden abbaut. Sie ist noch ungenutzt für Therapieansätze. Dieses Enzym habe ich während meiner Promotionsarbeit bei Vogelretroviren entdeckt, später auch bei HIV nachgewiesen. Wir entwickelten einen neuartigen Ansatz, um es für eine Anti-HIV-Therapie zu nutzen mit dem Ziel, das Virus in den Selbstmord zu treiben, bevor es seine Wirtszelle befallen hat.

Wie ist die Situation in Europa? Ein paar Zahlen geben Auskunft. Sie werden jährlich vom Robert-Koch-Institut, Berlin, für Deutschland erhoben. Es gibt in Deutschland 50 000 HIV-Infizierte mit antiretroviraler Therapie, ungefähr 30 000 davon sind seit Beginn der Pandemie Anfang der 1980er Jahre verstorben, und 3500 Neuinfektionen pro Jahr sind zu verzeichnen – die Zahl nimmt nicht etwa ab, sondern eher zu. Weltweit beträgt sie 2,1 Millionen für das Jahr 2013. UNAIDs, eine AIDS-Organisation der UNO, publiziert regelmäßig die Zahlen der globalen AIDS-Pandemie; etwa 38 Millionen Menschen leben weltweit mit einer HIV-Infektion, zwei Drittel davon in Afrika südlich der Sahara. Etwa 1,5 Millionen starben weltweit 2013 an AIDS, zehn Jahre vorher waren es noch fast doppelt so viele. Etwa 13 Millionen Menschen mit HIV erhielten eine Therapie, jedoch 22 Millionen Erkrankte warten noch immer darauf. Fast ein Viertel der Neuinfektionen betrifft junge Frauen zwischen 15 und 24 Jahren. Vor allem in Afrika haben sie wenig sonstige Chancen und verdingen sich bei «Sugar-Daddys».

Und viel schlimmer noch, es gibt in Deutschland ca. 15 000 HIV-Infizierte, die nicht diagnostiziert sind, sie wissen also gar nichts von ihrer Infektion. Dabei sind besonders frisch Infizierte sehr ansteckend. Auch in den USA gilt, dass von 1,3 Millionen Infizierten über 200 000 nichts von ihrer Infektion wissen. Die Hälfte aller Ansteckungen geht heute auf diesen Personenkreis zurück. Und die Hälfte der Infizierten, die Zugang zu Medikamenten haben und therapiert werden, nimmt diese nicht regelmäßig ein und bleibt ansteckend. Im Jahr 2030 soll AIDS überwunden sein? Im Prinzip ginge das. Es ist nur eine Geldfrage.

Berliner Patient, Mississippi-Baby und ein Hamburger

Einen weltweit einmaligen Therapieerfolg hat es im Jahr 2008 an der Charité in Berlin gegeben. Der Arzt Gero Hütter und Kollegen nutzten dabei eine angeborene genetische Resistenz gegen HIV aus. Es gibt ein Resistenzgen gegen HIV auf der Oberfläche von Zellen, Chemokin-Rezeptor CCR5delta32 genannt, der eine HIV-Infektion der Zellen verhindert. Es ist ein verkürzter Rezeptor, dem 32 Aminosäuren fehlen. Er tritt bei 15 Prozent der Europäer auf, Afrikaner verfügen über diesen angeborenen Schutz nicht. Er soll ein Merkmal bei Menschen sein, die der Schwarzen Pest entkommen sind. Um das zu prüfen, werden Forscher als Totenausgräber aktiv, öffnen mittelalterliche Gräber und testen die DNA aus Knochen auf diese Mutation – doch vermutlich ist alles ein Irrtum.

Der «Berliner Patient», wie er mittlerweile genannt wird, hatte ein Lymphom und eine HIV-Infektion. Man suchte nach einem Spender für die Knochenmarktransplantation gegen das Lymphom, der zugleich resistent war gegen HIV, um zwei Fliegen mit einer Klappe zu schlagen, das Lymphom und die Vermehrung von HIV. Vorher wurde das Immunsystem des Patienten «fast zu Tode» bestrahlt und dann das eines resistenten Spenders eingepflanzt. Die Idee war genial, und der Empfänger, Tom Brown, ist nun schon viele Jahre ohne nachweisbares Virus «gesund». Man nennt das «functional cure», also eine Beinahe-Heilung, denn das Virus ist nicht verschwunden, sondern nur nicht mehr nachweisbar. Leider erfordert der Eingriff eine viel zu gefährliche Vorbehandlung und taugt nicht zur Routine. Man imitiert diesen Ansatz allerdings in vereinfachter Variante, indem man den Rezeptor therapeutisch beseitigt (mittels silencer RNA (s. dort)).

Mittlerweile gilt auch ein Kind als «fast geheilt», das «Mississippi-Baby». Die Medikamente gegen HIV sind neuerdings nicht mehr so toxisch und unverträglich wie früher. So hat man den Säugling einer infizierten Mutter gleich nach der Geburt (weniger als 30 Stunden), bevor man überhaupt wusste, ob er infiziert war, für insgesamt 19 Monate mit antiretroviraler Therapie behandelt. Auch fünf andere Neugeborene wurden auf diese Weise inzwischen «virusfrei». Worauf beruht der Erfolg? Anscheinend kommt es darauf an, einen Infizierten sofort nach der Ansteckung zu therapieren. Man hat einen neuen Begriff eingeführt für das Verschwinden des Virus nach sehr frühem Therapiebeginn, «Post Treatment Control» (PTC), und meint damit die Kontrolle des Virus. Beim Mississippi-Baby kam nun nach vier Jahren das Virus zurück. Es gibt eben keine richtige Heilung. Neuerdings steht eine Stammzelltherapie zur Diskussion, bei der man Patienten nicht mehr «fast zu Tode» bestrahlt. Auch eine durch Evolution im Reagenzglas evolvierte molekulare Kunstschere kann mittels einer Gentherapie HIV aus dem Erbgut von Mäusen wieder ausschneiden, wie in Hamburg am Heinrich-Pette-Institut von Joachim Hauber und Mitarbeitern gezeigt wurde. Weiterhin gibt es Ansätze, latente Viren, die sich in Zellen verstecken, zu therapieren. Dazu versucht man, sie hervorzulocken (mit dem Medikament Virinostat), um sie so einer Therapie zugänglich zu machen; DARE wird die Studie genannt. Das ist ein treffendes Akronym, denn es gehört Mut dazu, Viren erst einmal zu aktivieren, um sie dann umzubringen! Weiterhin schaut man genauer nach, was denn das Besondere an den «Elite Controllers» ist. Das sind 1 Prozent der Infizierten, die das Virus von allein unterdrücken durch bestimmte Eigenschaften ihres Immunsystems (HLA-B57). Das untersucht die VISCONTI-Studie (Virology and Immunology Study on CONtrollers after Treatment Interruption). Lauter neue Entwicklungen!

Therapie als Prävention

Eine Studie an diskordanten Ehepartnern, bei denen einer infiziert ist und der andere nicht, hat gezeigt, dass durch Therapie von beiden, des Gesunden wie des Infizierten, bis zu 99 Prozent der Ansteckungen vermieden werden. Die Therapie ist bei Gesunden als Präexpositionsprophylaxe (PrEP) seit 2012 zugelassen. Es können aber Resistenzen auftreten, auch die Kosten sind hoch. Die Therapie von Infizierten ist demnach zugleich eine Prophylaxe für die Gesunden. Auch die sofortige «Pille danach» ist als Postexpositionsprophylaxe (PEP) verfügbar. «Rettet die Kinder!», also die nächste Generation, so lautet nicht nur meine, sondern eine weitverbreitete Devise. In Afrika und anderen Ländern ist fast eine ganze Generation verloren. Damit die Kinder eine Überlebenschance haben, müssen die werdenden Mütter eine Therapie erhalten und gegebenenfalls die Neugeborenen auch. Erfreulich ist die Abnahme von HIV-Übertragungen auf Neugeborene in Ghana. Es geht also. In der westlichen Welt gilt eine Infektion während der Geburt als Kunstfehler. Ausgedient haben Modelle nach dem ABC von George W. Bush: Abstinence, Be faithful, use Condoms.

Keine Impfung gegen HIV?

Was ist das Ergebnis von 30 Jahren Impfstoffentwicklung gegen HIV? Es gibt keinen Impfstoff, und nach vielen Fehleinschätzungen der letzten Jahre wagt heute niemand mehr eine Prognose. Als HIV entdeckt wurde, glaubten die Molekularbiologen, sofort einen Impfstoff herstellen zu können. Das Hepatitis-B-Virus diente als Vorbild. In Windeseile war das Virusgenom kloniert und sequenziert, d. h. jeder Baustein bekannt. Man nehme ein Stück heraus, lasse von Bakterien oder Hefe riesige Mengen verstümmelter Viren produzieren – und fertig ist der Impfstoff. HBV weist zwar große Ähnlichkeit mit HIV auf, ein Unterschied jedoch vereitelte dieses Unterfangen. HBV ist genetisch stabil, es trägt eine – fast vollständige – DNA-Doppelhelix im Partikel, die sich nicht so schnell ändern kann wie die einzelsträngige RNA von HIV. HIV erwies sich als zu variabel für alle bisherigen Impfstoffversuche. Die Hochrechnung der Virologen für einen Impfstoff lag derart daneben, dass sich heute noch alle Beteiligten schämen. Denn dieser Unterschied von HBV und HIV war eigentlich allen Wissenschaftlern bekannt.

Eine unfreiwillige «Impfung» hat es in Australien gegeben, als Patienten mit der Bluterkrankheit mit einem Blutproduktersatz, Faktor VIII, behandelt wurden. Sie erhielten aus Versehen ein mit HIV verunreinigtes Präparat, das mit einem abgeschwächten Virus, dem ein Gen fehlte, kontaminiert war. Dem Virus fehlte ein Pathogenitätsfaktor Nef. Das hätte ein perfekter Impfstoff sein können. Doch nach einem Dutzend Jahren erkrankten die Empfänger; das Virus hatte sich inzwischen unerwartet zurückverwandelt, worüber selbst Wissenschaftler staunten.

Bei klassischen Impfstoffen richten sich Antikörper gegen die Virusoberfläche, um das Virus zu neutralisieren und damit die Infektion des Wirts zu verhindern. Antikörper gegen HIV kann man zwar im Wirt oder in Menschen erzeugen, nur schützen sie bisher bestenfalls ein wenig gegen das spezielle Impfvirus, nicht aber gegen andere der zahlreichen HIV-Varianten, die besonders im Hüllprotein zu verschieden sind.

Ein neuartiger Ansatz wird unter Verwendung von Antikörpern eines Langzeitüberlebenden erprobt; er wird auch «long-term non-progressor» oder Elite Contoller, EC, genannt. Aus dem gesamten Antikörperreservoir eines solchen Infizierten suchte man diejenigen aus, die an die HIV-Oberfläche binden und das Virus neutralisieren, d.h. es daran hindern, eine Zelle zu infizieren. 200 000 Antikörper wurden dazu in einer Tour de Force durchsucht und einige Kandidaten gefunden. Diese neutralisierenden Antikörper sollen nun die Basis von neuen Impfstoffen werden.

«Nackte DNA»

Eines Tages erhielt ich eine Einladung nach Malvern, Pennsylvania, USA. Dort war ich jahrelang Beraterin der Firma Centocor gewesen über die Nutzung von Krebsgenen für Diagnostik oder Therapien. Nun sollte eine Impfung gegen HIV entwickelt werden in einem Spin-off von Centocor, Apollon genannt. Ich war überrascht und erfreut über eine solche Aufgabe und erhielt die Erlaubnis vom Max-Planck-Institut, drei Wochen in Berlin und eine in den USA sein zu dürfen. Als Forschungsleiterin entwickelte ich mit dem Team in den USA eine DNA als Impfstoff, die in den Muskel injiziert wird. Diese «nackte» DNA soll im Muskel zu Proteinen führen und eine HIV-Infektion vortäuschen, die dann im Geimpften Antikörper als Impfstoff produziert. Die DNA setzte sich aus einer komplexen Kombination von diversen Virusgenen und Verstärkergenen zusammen, die von ganz anderen Viren als von HIV stammen können. In deren Auswahl besteht die Kunst. Viren bestehen aus Modulen für diverse Funktionen; diese kann man ausschneiden und neu kombinieren und sich dabei ein Kunstvirus mit den gewünschten Eigenschaften zusammenbauen. Sogar Bakterienbestandteile finden dabei häufig Verwendung. Allerdings darf kein intaktes HIV wieder aus der DNA entstehen können. Bei einer Kontrolle in Kliniken oder bei der Einreise in die USA sollte erkennbar sein, dass nur eine Impfung und keine echte HIV-Infektion vorliegt.

Bei der Produktion der DNA, die unter keimfreien Bedingungen erfolgte, gab es einen Zwischenfall. Alle Proben und Gefäße waren plötzlich mit dieser DNA verseucht. Irgendwo war ein Leck im Raum oder in der Sterilkammer. Die undichte Stelle wurde behoben, aber wir waren inzwischen alle durch die Luft und unsere Nasenschleimhäute geimpft.

Die DNA wurde dann noch so verändert, dass niemand sonst den Impfstoff nachahmen oder vermarkten konnte, «Dummy» genannt. Das ist eine übliche Maßnahme in der Pharmaindustrie, die mir neu war.

Die DNA wurde in den USA und in Zürich an einigen Patienten ausprobiert. Dieses war die erste DNA-Impfung in Europa. Nach der Injektion bemerkten wir mit Schrecken, dass ein Patient in Zürich mit einem «falschen» Virusstamm infiziert war, gegen den der Impfstoff wirkungslos war. Eigentlich war das eine Panne! In der Phase I geht es jedoch um Verträglichkeit und nicht um die Schutzwirkung einer Substanz. Also machte es nichts. Wir injizierten mehrfach und schauten zwei Jahre lang auf die Nebenwirkungen. Es gab absolut keine – aber Antikörper gab es auch keine. Die DNA erzeugte nicht genügend Proteine im Muskel.

Die von uns konstruierte DNA ist jetzt beim US-Militär in Kombination mit einem zweiten Impfstoff in der Erprobung. Man erweitert die DNA-Impfmethode durch Kombination mit einem künstlichen weiteren Virus, «DNA prime – Virus boost» genannt. Dazu nimmt man ein gentechnisch verändertes zusätzliches Virus wie das Adenovirus, denn Viruspartikel liefern bessere Impfreaktionen als die nackte DNA. Dann ändert man noch die Tripletts, die Codons, zu selteneren Codons, um die Produktion zu verlangsamen (Deoptimierung genannt). Das ist eine neue Variante des uralten Prinzips, abgeschwächte Viren als Impfviren herzustellen. Auch benutzt man Impfpistolen, bei denen man keine Nadeln auszuwechseln braucht. Ich habe eine solche Pistole in einem roten Samtbehälter im Schrank liegen – leider ist sie nicht so wirkungsvoll wie erhofft.

Diese Impfart mit DNA wird weltweit in vielen Varianten durchgeführt. Auch für andere Viren gibt es solche Entwicklungen: für Influenza-, Respiratorisches Synzytialvirus und Ebolavirus. Jedoch braucht man Kombinationsimpfungen, die DNA allein ist zu wenig wirksam. Sogar eine DNA-Impfung gegen Krebs ließe sich so entwickeln. Dazu werden Gene oder die DNA von immunstimulierenden Faktoren wie Zytokine injiziert, deren Proteine die Immunabwehr des Patienten steigern sollen. Hilfe zur Selbsthilfe heißt das Motto.

Mikrobizide als «Condom» für Frauen

Medikamente, die zur Einnahme zu toxisch sind, finden neuerdings lokale Anwendung in der Vagina als Schutz vor einer HIV-Übertragung beim Geschlechtsverkehr. Weltweit wollen Frauen selbst ihren Schutz verantworten und diesen nicht nur den männlichen Partnern überlassen. Die Vagina als Ziel von Mikrobiziden zur Verhinderung der sexuellen Übertragung von HIV ist überraschend unerforscht, insbesondere in Hinblick auf die Wirkung von HIV. Zwei Ansätze der Bill & Melinda Gates Foundation mit Mikrobiziden für Frauen sind in der Phase III der Klinischen Erprobung abgebrochen worden, weil sie die HIV-Infektion verstärkten, statt sie zu verhindern. Das ist ein unvorstellbarer Fehlschlag, denn man erwartet ja allerhöchste Kompetenz bei solchen Unternehmungen. Man muss daraus schließen, dass wir zu wenig wissen.

Gemeinsam mit einem Dutzend europäischer Wissenschaftler habe ich 2011 einen Global-Exchange-EMBO-Kurs zu HIV/AIDS in Stellenbosch, Südafrika, mit Hilfe der Europäischen Molekularbiologischen Organisation EMBO und meinem Grant organisiert. EMBO wollte außerhalb von Europa aktiv werden und schrieb dafür neue Programme aus. Südafrika ist das Land mit der höchsten HIV-Infektionsrate der Welt. 60 junge Einheimische aus Afrika wurden von 15 Spitzenforschern aus Europa über HIV/AIDS unterrichtet. Die Teilnehmer hatten riesige Freude an den Kongresstaschen mit dem Logo von EMBO – doch die Hälfte der Taschen verschwand schon beim Zoll und blieb unauffindbar! In Südafrika war Präsident Thabo Mbeki seit 2008 nicht mehr an der Macht; er vertrat die Meinung, HIV-Infektionen ließen sich mit einer Dusche erledigen. Der Sinneswandel lag aber erst in den Anfängen, so dass sich die Studenten nur zögernd für den Kurs bewarben. Sie trauten sich nicht, zu stark war noch die Vorstellung von HIV / AIDS als Stigma. Der Kurs fand in einem von der Wallenberg-Stiftung aus Schweden finanzierten Versammlungsgebäude in Stellenbosch in der Nähe von Kapstadt statt.

In einer Township nahe Kapstadt wohnen eine Million Menschen in primitiven Hütten, die aus Blech, Pappe und Autoreifen zusammengezimmert sind – und auf diese riesige Zahl von Bewohnern kommen gerade einmal 50 Trocken-WCs, die als blaue Kabinen am Rand des Dorfes aufgereiht nebeneinanderstehen. Wir besuchten statt der holländischen Weingüter einen Gottesdienst. Das Thema der Predigt war AIDS, ebenso das der Dekorationen in der Kirche und der Diskussionen. Ob wir nicht helfen könnten: Die Männer denken, dass sie sich bei uns HIV holen und nicht umgekehrt. Die Männer denken auch, dass sie eine HIV-Infektion loswerden, wenn sie mit Jungfrauen Kontakt haben. Was sind das für fatale Irrtümer! Wir müssen uns schützen, sagen die Frauen, aber so, dass die Partner das nicht merken. Ein Meeting der International Partnership for Microbicides, IPM, in Pittsburgh, USA, im Jahr 2010 widmete sich ausschließlich der Entwicklung von Mikrobiziden zur Verhinderung der Ansteckung von HIV über die Vagina von Frauen. Ich hielt einen Plenarvortrag über unseren Ansatz für Vaginalschutz von Frauen gegen HIV. Es half gar nichts. Viele waren zwar interessiert, doch es fehlt das Geld, da die Stiftungen keine Zinsen mehr erhalten. Von Nichtregierungsorganisationen sind mehrere Mikrobizide entwickelt und getestet worden. Am vielversprechendsten erschien die Studie von Abdool Karim aus Durban in Südafrika, der auf meinem EMBO-Meeting seine sog. CAPRISA-Studie vorstellte. Die Studie wurde wiederholt, und da zeigte sich, dass die Ergebnisse nicht auf diese Weise reproduzierbar waren.

An einer anderen Studie, der PrEP-VOICE-Studie, nahmen 5000 HIV-negative Frauen in Afrika mit einer Kombination aus Truvada und Trenofovir teil. Das vaginale Mikrobizid hat keinen Effekt gezeigt. Es wird vermutet, dass nur maximal 30 Prozent der Betroffenen die Medikamente überhaupt angewendet hatten. Fast ein Dutzend Mikrobizide sind ohne Erfolg getestet worden – alle greifen die Virusreplikation in den Zellen in der Vagina an. Wo man hinschaut, Ernüchterung: Ashley Haase aus Kalifornien hat gezeigt, dass HIV gar nicht in die Zellen der vaginalen Schleimhaut eindringt, sondern zwischen den Zellen hindurchschlüpfen kann und erst im Körperinnern Zellen infiziert. Dafür sind die Vaginalzäpfchen überhaupt nicht ausgelegt gewesen. HIV entgeht damit all den intrazellulär wirksamen Hemmstoffen. Das ist ein Ergebnis der Grundlagenforschung, das wenigstens nachträglich einige der negativen Ergebnisse zu erklären hilft.

HIV in den «Selbstmord» treiben

Mit meinen Mitarbeitern haben wir uns in Zürich einen Ansatz ausgedacht, HIV-Partikel abzutöten, bevor sie in die Zelle eindringen. Es schien uns die dringendste Anwendungsmöglichkeit zu sein, um Viren in der Vagina zu zerstören und die eben genannten Probleme zu umgehen. Unser Ansatz könnte zu einem Mikrobizid führen. «HIV in den Selbstmord treiben» – so lautete die Überschrift des Kommentars zu unserer Publikation, die in der Zeitschrift *Nature Biotechnology* (2007) erschien. Die Universität Zürich ließ sogar Postkarten mit diesem Satz drucken, die man zum Universitätsjubiläum in der Straßenbahn finden konnte. Um das Virus zu zerstören, aktivieren wir eine molekulare Schere, die Ribonuklease H, RNase H, die RNA in RNA-DNA-Hybriden durchschneidet. Dieser Prozess ist normalerweise erst in der Zelle an der Reihe, wenn die RNA erfolgreich in DNA kopiert worden ist. Dennoch wird diese Schere im Virus verpackt und wartet auf ihren sofortigen Einsatz in der Zelle. Das Ergebnis der vorzeitigen Aktivierung der molekularen Schere ist eine zerstörte Virus-RNA, also ein Virus mit inaktivem Erbgut, das nicht mehr infektiös ist.

Die RNase H ist eines von vier retroviralen Enzymen, das einzige, das noch nicht für eine Therapie genutzt wurde. Das verwundert nicht, da sie zellulären Enzymen ähnelt, die für normale zelluläre Prozesse gebraucht werden. Also könnten Hemmstoffe unerwünschte Nebenwirkungen haben. Aber der Trick beruht in unserem Fall nicht auf der Hemmung der RNase H in den Zellen, sondern der Aktivierung zum vorzeitigen Schneiden in den HIV-Partikeln. Dazu wird die virale RNA in ein künstliches Hybrid verwandelt. Eine DNA-Haarnadel, ein «DNA-Oligo», lassen wir synthetisieren und bieten sie dem Virus zur Aufnahme an. Dann zerschneidet die RNase H, die ein Bestandteil des Viruspartikels ist, die RNA im Hybrid. Das Virus vermehrt sich dann nicht mehr. Die Zielscheibe für die DNA-Haarnadel ist nach langjähriger Erfahrung mit HIV trickreich ausgewählt worden und erkennt nur die HIV-RNA. Die Zielsequenz ist eine der stabilsten der HIV-RNA; diese durchzuschneiden, erlaubt keine Resistenzbildung. Wir reichten die Daten zur Publikation ein mit dem etwas ketzerischen Titel, dass wir eine «siDNA», eine silencer DNA, entwickelt hätten analog zur siRNA, von der noch die Rede sein wird. Das kam sehr schlecht an, wurde als zu angeberisch empfunden. Wir kuschten und änderten den Titel, obwohl ich die Bezeichnung «siDNA» bis heute richtig finde – und heute darf man sie auch überall verwenden.

Meine Mitarbeiterin behandelte mit dem DNA-Oligo Viren in der Vagina von Mäusen und verwendete dazu ein Gel als Trägersubstanz. Erst fünf Jahre später fanden wir heraus, dass dieselbe Substanz unter dem Namen KY in den USA als Wellness-Substanz beim Geschlechtsverkehr zugelassen ist. Auch wird sie in jeder Arztpraxis als Gleitmittel für Instrumente eingesetzt. Damit hatten wir die wichtigsten Tierdaten zum KY zufällig schon publiziert. Mit einem Grant der Hector-Stiftung untersuchen wir gegenwärtig gemeinsam mit Joachim Hauber vom Heinrich-Pette-Institut in Hamburg die Stabilisierung der Hemmsubstanz für eine dauerhafte Therapie in der Vagina. Die Bill & Melinda Gates Foundation hatte unsere Substanz vor einigen Jahren zum Testen angenommen. Sie wurde mit anderen Substanzen im Standardtest in England von Robin Shattock untersucht; Bill Gates vertritt das an sich einleuchtende Prinzip, alle Substanzen standardisiert zu testen und zu vergleichen, um so die beste zu finden. Das war unser Pech, denn unsere Substanz folgt einem anderen Wirkprinzip, sie tötet das Virus außerhalb, nicht innerhalb der Zelle, wie alle bisher bekannten Substanzen. So wurde sie falsch getestet, ohne dass ich dies verhindern konnte.

Weiterhin testeten wir humanisierte Mäuse, die künstlich mit einem humanen Immunsystem ausgestattet werden und deshalb mit «richtigem» HIV infiziert werden können. HIV infiziert nur humane Immunzellen, nicht die der Mäuse. Solche humanisierten SCID-Mäuse sind sehr kostbar, äußerst rar und ohne Immunsystem kaum lebensfähig. Wir untersuchten ein Dutzend von ihnen in Belgien und zeigten damit, dass die DNA-Haarnadel die HIV-Infektionen vollständig verhinderte. Ein dramatischer Effekt. Da unsere Substanz Retroviren zerstört, egal ob sie Krebs oder AIDS verursachen, wichen wir auf ein Krebsmodell aus. Ich erinnerte mich an ein Tumorvirus, das ich 20 Jahre früher in Tübingen eingesetzt hatte, das Spleen-Focus-Forming-Virus, SFFV. Es verursacht riesige Tumore in der Milz von Mäusen. Die Retrovirusforschung ist Krebsforschung – noch immer! Wir konnten die Tumorentstehung durch dieselbe antivirale Substanz wie HIV verhindern. Statt AIDS therapierten wir also Krebs, doch diesen speziellen Tumor gibt es nicht beim Menschen.

Das Manuskript war bereits von *Nature Biotechnology* angenommen, einem erstklassigen Journal. Der Gutachter forderte jedoch mehr Mäuse für eine bessere Statistik. Zur Nachbesserung gab man uns dann vier Wochen Zeit. Die erste Autorin war schwanger und wollte nicht in den Tierstall, eine zweite war inzwischen fortgegangen, und die anderen lehnten Tierexperimente generell ab! Eine Laborantin wollte helfen, durfte aber nicht, sie hatte dafür kein Zertifikat. Von fast 50 Mitarbeitern wollte oder durfte keiner die geforderten Experimente machen außer der Chefin. Ich sagte alle Termine ab und ging mit wehendem Kittel in den Stall. So entstand Abbildung 4 des Artikels. Später stand dann in *Nature Biotech:* «Driving HIV into suicide».

Wie jedoch aus der Substanz, dem DNA-Stückchen, dem DNA-Oligonukleotid, unserer «silencer» siDNA, ein Medikament machen? Ich muss nun die Behörden in der Dritten Welt von meinem billigeren und wirksamen Ansatz überzeugen. Zweimal reiste ich deshalb nach Russland, zweimal nach China, einmal nach Afrika – doch es gelang mir nicht, dort Wege zu finden. HIV ist immer noch weitgehend ein Tabu. Ich ging zu Bineta Diop nach Genf, der Leiterin der Organisation FAS, Femmes Africa Solidarité. Diop war laut *Science*-Magazin eine der Top-100-Frauen in den USA; sie erhielt im Januar 2013 den Swiss Award – wie ich im Jahr 2008. Können wir zusammenarbeiten? Wir versuchen es.

Zukunft von HIV?

HIV/AIDS ist kein vorrangiges wissenschaftliches Problem mehr in der westlichen Welt. HIV ist das am besten untersuchte Virus überhaupt. «Ending HIV/AIDS» nannte Toni Fauci, Chef der Infektiologie am NIH, seinen Vortrag 2012, das Ende sei in Sicht. Eine andere griffige Formulierung eines Kollegen der Johns-Hopkins-Universität lautete auf dem «Gallo Meeting» 2011: «I'd rather get HIV than diabetes» (ich nicht!). Jetzt sind weniger die Wissenschaftler als die Gesundheitssysteme gefordert mit Aufklärung, der Suche nach Frischinfizierten, der Behandlung von Schwangeren zur Prävention bei Neugeborenen und nie endenden Kostenabwägungen.

Die HIV-Therapie dient zugleich als Vorsorge gegen die Ausbreitung. Das ist ein großer Gewinn. Nicht so erfolgreich therapierbar sind chronisch Infizierte. Es sollte früh mit der Therapie begonnen werden – je früher, desto besser. Ein unerwartetes Ergebnis der Therapieerfolge sind Spätfolgen: Man stirbt nicht mehr an HIV, sondern an Krebs. Drei Krebsarten stehen dabei im Vordergrund: Lymphome, Zervixkarzinom (Gebärmutterhalskrebs) und das Kaposi-Sarkom (KS). Sie entstehen unter Mitwirkung von Kofaktoren wie Herpesviren und Papillomaviren. Die Retroviren, zu denen das HIV gehört, waren die Basis der Krebsforschung. Krebsforschung und Virusforschung gehören immer noch eng zusammen. Nun wird ein Krebsforschungsinstitut unter Leitung von Harold Varmus gegründet, der den Nobelpreis erhielt für die Aufklärung des Onkogens src, mit dem Ziel herauszufinden, was bei HIV-Patienten trotz Therapie und Wiederherstellung ihrer Immunsysteme zu Spätfolgen mit Krebs führt. Welche Defekte hat das Immunsystem, aus denen man generell etwas über die Krebsentstehung lernen könnte? Für die erhöhte Krebsrate mit zunehmendem Alter ist wohl die Abnahme des Immunsystems mitverantwortlich.

In Russland auf einem Internationalen HIV-, HCV-, HBV-Kongress (2013), unterstützt von der amerikanischen Gesundheitsbehörde (NIH), gab es eine Sitzung über Diagnose, Therapie, Behörden, Zulassungen und zur Lage von HIV/AIDS und Tuberkulose in russischen Gefängnissen. Tuberkulose ist oft eine heimliche Umschreibung für AIDS, die gesellschaftlich akzeptabel erscheint. Trotz Simultananlage gab es für die Sitzung keinen Übersetzer. Als sich endlich einer fand, lehnte er das Übersetzen dieser Sitzung ab, diese sei nur auf Russisch geplant. Damit war der Sinn meiner Reise hinfällig geworden, denn ich hatte herausfinden wollen, welche Ansprechpartner oder Organisationen in Russland für mein potentielles Mikrobizid zuständig sind.

Kurzerhand fragte ich die Studentinnen an der Rezeption und an den fünf extrem mager bestückten Firmenständen aus (ohne Kugelschreiber-Geschenke anscheinend keine Besucher), denn sie sprachen Englisch. Einer der Aussteller hatte sogar in Kiel studiert und sprach Deutsch, eine Frau war Dolmetscherin. Nein, über HIV erfahren wir nichts, über Homosexualität darf man niemals sprechen, über Drogen auch nicht. Aufklärung gab es vor drei Jahren mit Kondomabbildungen in der U-Bahn, dann nie wieder. Kondome kann man kaufen, aber jeder geniert sich. «Nein, meiner Tochter sage ich kein Wort, sie ist 14!» Eine andere wusste nur durch ihre Großmutter Bescheid, eine Ärztin. HIV-Infizierte aus Kliniken werden direkt in ihre Heimatorte entlassen. Man sprach heimlich zu mir, ängstlich, «I love my country!» kam zwischendurch. Wir waren vorsichtshalber nach draußen gegangen. Sollte uns niemand sehen oder gar abhören? Bis vor 20 Jahren war das Gesundheitssystem in Russland frei – das ist vorbei. Wohin führt das? Immerhin gab es diesen Kongress. Nicht nur die Russen, auch Chinesen und Inder brauchen Hilfe. In China ist eine ganze Provinz beim Blutspenden mit kontaminierten Nadeln mit HIV infiziert worden – man spricht von einer Million, aber das ist nur ein Gerücht. Die Chinesen baten öffentlich auf einem deutschen Kongress vor etwa zwei Jahren: «We need help from the West!» Das ist neu.

3. RETROVIREN UND UNSTERBLICHKEIT

Reverse Transkriptase – eine persönliche Retrospektive!

Ein Journalist fragte Howard Temin anlässlich der Nobelpreisverleihung 1975 in Stockholm, wofür er denn den Nobelpreis erhalte: «Das kann ich nicht erklären, da schalten Sie nach 30 Sekunden ab», war seine Antwort! «Aber schreiben Sie doch, Stop smoking. Das ist viel wichtiger!» Er sagte das auch in seiner Nobelpreisrede vor dem König. Ausgerechnet H. Temin starb später an Lungenkrebs, dabei hatte er in seinem ganzen Leben keine einzige Zigarette geraucht. Über seine Entdeckung zu schreiben, ist also eine Mutprobe. Howard Temin von der Universität Wisconsin, USA, war einer der Entdecker der Reversen Transkriptase, des Enzyms für die Vermehrung von Retroviren wie dem HIV. Doch das Enzym spielt noch eine weitere wichtige Rolle, wie Temin schon ahnte, nämlich beim Aufbau unseres Erbguts.

Wie habe ich die Entdeckung der Reversen Transkriptase (RT) erlebt? Wie sich Retroviren vermehren – das war das Thema meiner Doktorarbeit. Ich erinnere mich ganz genau! Ende der 1960er Jahre kam ich aus Berkeley, USA, wo ich an der Universität von Kalifornien inmitten der Studentenunruhen als Stipendiatin den Sprung aus der Physik in die Molekularbiologie gewagt hatte, zurück nach Deutschland und suchte eine Doktorarbeit in Tübingen. Gunther Stent, ein berühmter, aus Berlin emigrierter Genetiker, hatte mir in seinem Büro in Berkeley das Modell des Max-Planck-Instituts (MPI) für Virusforschung in Tübingen gezeigt und es mir als Forschungsstätte empfohlen. Dort wollte ich hin. Am Abend hatte ich drei Angebote und wählte das Thema, welches mir am interessantesten erschien und zufällig auch am schnellsten zu gehen versprach. Der Blick aus der Bibliothek auf die Schwäbische Alb war ein weiteres, wenn auch unwissenschaftliches Argument, das zur Entscheidung beitrug! Ich führte dann die Molekularbiologie, die ich in Berkeley gelernt hatte, in einem Virusinstitut ein. Erst einmal musste ich durch eine harte Schule gehen und Viren aus infizierten lebenden Hühnchen durch Herzpunktion und Ausbluten isolieren. Heute wäre das zu

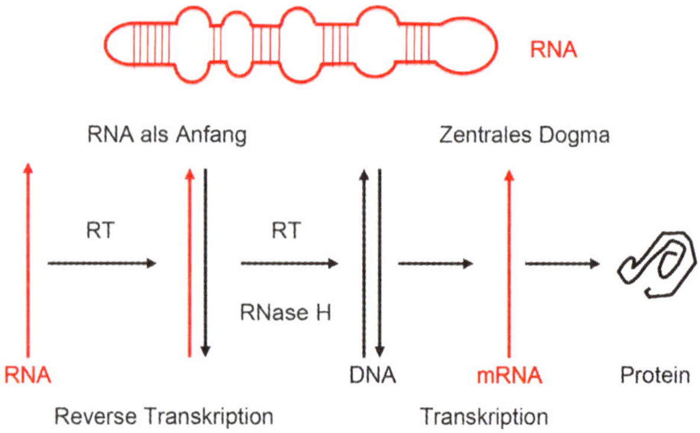

Abb. 6: Viroid, Ribozym und circRNA sind «Ur-RNAs» (oben); Informationsfluss in der Biologie mit der Reversen Transkriptase, RT (unten).

Recht verboten. Wie sich dieses Virus, Avian Myeloblastosis Virus, AMV, vermehrte, fand ich erst einmal nicht heraus, bis Friedrich Bonhoeffer eines Abends nach einem der wöchentlichen legendären Tübinger Montagskolloquien von einer Gordon-Konferenz aus den USA berichtete; es gebe da einen Howard Temin, der eine Reverse Transkriptase beschreibe. Einige lachten spöttisch, das sage der doch schon lange. Da mein Projekt auf der Suche nach der Replikation der Viren stagnierte, wollte ich sofort die RT ausprobieren. Ich musste also DNA, nicht RNA synthetisieren. Gleich am nächsten Morgen um 8 Uhr eilte ich aufgeregt ins Nachbargebäude zu Heinz Schaller. Er ist DNA-Forscher, also bat ich um die Bausteine für eine DNA-Synthese, die eine RT braucht. Der einzige Unterschied zu vorher bestand in der Verwendung von Desoxyribonukleotiden statt Ribonukleotiden in meinem Reagenzglas, dieser Unterschied war allerdings entscheidend. Virusvorräte hatte ich in riesigen Mengen aus den herzpunktierten Hühnchen. Abends kam Heinz Schaller neugierig vorbei, die DNA war radioaktiv markiert und führte zum Vollausschlag des Zählgeräts, so viel DNA war synthetisiert worden. Es gab einen kleinen Auflauf der staunenden Kollegen. Wenn man die richtige Idee hat, konnte man einen Nobelpreis also an einem Tag erarbeiten! Ich hatte diese Idee nicht gehabt, eine RNA-Polymerase hatte ich gesucht statt der DNA-Polymerase. In wenigen Wochen waren die Bausteine für die DNA-Synthese weltweit ausverkauft. Das Lösungsmittel für die Viren konnte man nicht kaufen, doch bei Tankstellen besorgen. Das sprach sich sofort herum.

Temin hatte sich seinerzeit sogar gegen die Skepsis seiner eigenen Mitarbeiter durchsetzen müssen, so unwahrscheinlich fanden diese seine Idee einer DNA-Zwischenstufe für ein RNA-Virus. Aufgrund derselben Experimente hatte er auch die endogenen Viren vorausgesagt. Die endogenen Viren bevölkern unser Erbgut, und zwar in riesigen, nicht vorstellbaren Mengen – zu fast 50 Prozent. Dafür ist also die RT gut – zumindest auch, wie wir sehen werden.

Aber: Wie wird aus RNA die DNA? Gibt es erst einmal ein Hybrid, und muss daraus eine Doppelstrang-DNA entstehen? Watson und Crick hatten 1954 ja gezeigt, dass die DNA eine Doppelhelix ist. Die RNA musste also, wenn sie ausgedient hatte, weggeschafft werden und einem zweiten DNA-Strang Platz machen. Beim Lunch in der Mensa des MPI in Tübingen hatte mir Wolfgang Büsen, ein Student, von einer RNase H erzählt, die er in Kalbsthymus untersuchte; dafür besorgte er sich eimerweise Schlachthofabfälle als Ausgangsmaterial zur Isolierung einer RNase H.

Der Name RNase H oder Ribonuklease H besagt, dass diese Nuklease, ein Schneideenzym, nur die RNA in einem RNA-DNA-Hybrid zerstört. Wozu so ein Vorgang nötig war – das wusste niemand, er auch nicht. Eine derartige RNase H gab es vielleicht auch bei den Viren, dachte ich. Und tatsächlich, so war es, dort fand ich sie wirklich. Büsen gab mir etwas von dem schwer herstellbaren Hybrid, dessen RNA radioaktiv sein musste, wenn man zeigen wollte, dass die RNase H sie verdaut, also löslich macht. Der Nachweis der RNase H in Retroviren brachte mir ein *Nature*-Paper, einen Doktortitel und Einladungen zu Vorträgen in den USA – sowie jede Menge Koautoren ein! Alle wollten mit ihrem Namen auf der Publikation genannt sein. Gute Ideen haben viele Väter, habe ich später mal gehört. Nach der Entdeckung der RNase H konnte ich dann mit der Entwicklung der Forschung erst einmal nicht mehr Schritt halten. Was ich mir auch einfallen ließ – alle anderen waren immer schneller als ich.

Der damals sehr berühmte Virologe Peter Duesberg aus Berkeley, über dessen Fotos mit Pin-up-Girls an seinen Zellkultur-Brutschränken wir in Berkeley immer lachten, fand die RNase H in einem Mäusevirus nicht. Die gebe es dort nicht, sie sei ein Sonderfall bei Vogelviren, publizierte er. Mir konnte nichts Besseres passieren, als einen Papst der Virologie zu widerlegen. Wir wurden Freunde ein Leben lang und waren niemals einer Meinung! Das Experiment gelang nur, weil die Virologen am MPI in Tübingen dank «Eveline», einer Laborantin, deren «Eveline-Zellen» mir unvergessen sind, riesige Mengen von Mäuseviren züchten konnten. Sie hatte die Mäusevirusanzucht in Zellkulturen optimiert und mir damit noch weitere Publikationen ermöglicht. Die Zellen trugen ihren Namen, aber sie hat das viele Pipettieren mit dem zunehmenden Verschleiß ihrer Gelenke teuer bezahlt.

Später, nach einem Umzug an das Robert-Koch-Institut (RKI) in Berlin, sah ich, dass die gereinigte Reverse Transkriptase aus zwei Untereinheiten besteht. Die zeigten sich, wenn man sie einheitlich negativ auflädt und dann in einem Gel unter Spannung laufen lässt. Dann laufen die größeren Moleküle langsamer und die kleineren schneller. Es waren zwei – mit sich ändernden Mengenverhältnissen. Wieder in Cold Spring Harbor, hörte ich mehrere der berühmten Redner im Vortrag sagen, die kleinere Untereinheit sei ein Zellfaktor. Man kannte so etwas von anderen Polymerasen, dem sog. Sigmafaktor. Ich nahm all meinen Mut zusammen, ging zu Jim Watson und sagte ihm, ich hätte im Labor festgestellt, dass die untere Bande mit der Zeit zu- und die obere entsprechend abnehme. Die untere Bande sei ein Abbauprodukt – kein Zellfaktor! Eine zugefügte Protease würde den Übergang beschleunigen. «Do you have slides? You talk tomorrow.» Das tat ich. Nach drei Monaten rief er mich im RKI in Berlin an. Der Nachweis über einen Abbau würde doch von mir stammen, nun würden plötzlich vier Papers dasselbe beschreiben! Kein Wort mehr über einen zellulären Sigmafaktor. Das alles wurde dann auch im Symposiumsband von 1975 so publiziert! Meine Arbeit neben all den anderen. Seitdem hat Jim Watson nie mehr meinen Namen vergessen. «Hi Karin», sagt er noch immer im Alter von mehr als 85 Jahren und lädt mich zum Hummeressen an seinen Tisch. Watson hat ein Buch geschrieben mit dem Titel «Avoid boring people», in dem er seine Erfolgsgeheimnisse verrät: «Never be the smartest at the table», setz dich neben Leute, die klüger sind als du selbst – also da saß ich richtig!

Als Physikerin und angehende Tübinger Doktorandin wusste ich nicht, wie man ein Enzym isoliert. Ich quartierte mich im Josephsheim in Zürich ein (mit Bibel auf dem Nachttisch). Dann durfte ich bei Charles Weissmann in Zürich tagelang hinter seinem Laboranten herlaufen, zugucken – und im Kühlraum frieren. Er isolierte die Qbeta-Replikase aus Bakterien (von der noch die Rede sein wird am Schluss des Buches) und ich daraufhin die Reverse Transkriptase aus Retroviren.

Die Isolationsprozedur hatte ich nun publiziert; daraufhin kontaktierte mich die Firma Boehringer und wollte das Enzym produzieren. Was war mit den zwei Untereinheiten, aus denen das Enzym besteht – sind sie nötig oder stören sie, und wie erzeugt oder vermeidet man sie? Abwarten würde schon reichen, war mein Vorschlag, sie entstehen von alleine – genauso hatte ich sie ja entdeckt. So isolierte ich dann das Enzym in großen Mengen für Boehringer und kam stolz mit üppigen Forschungsmitteln ins MPI nach Berlin zurück.

Die Reverse Transkriptase von HIV

Als dann 15 Jahre später HIV gefunden wurde, machten wir uns auch an die RT von HIV und isolierten sie. Auch die RNase H von HIV konnten wir nachweisen. Heute versuche ich, mit Hilfe der RNase H HIV zu «töten», wobei wir, wie bereits erwähnt, mit einem besonderen Trick die Viren in den Selbstmord treiben.

Mit dem HIV-Enzym wollten wir in Mäusen Antikörper und dann vor allem monoklonale Antikörper herstellen, um damit die RT und die RNase H zu charakterisieren. Das Wort «HIV-RT» am Schildchen des Mäusekäfigs löste einen kleinen Skandal im MPI für Molekulare Genetik in Berlin aus. In Panik wurde von der Institutsleitung ein Gutachter eingeflogen, der mir die Hand zum Gruß verweigerte, als könnte ich dabei HIV übertragen. Dann landete der Käfig nach dem Putzen zufällig woanders im Stall. Nun hieß es, wir hätten Spuren vertuscht – so der neue Vorwurf! Es herrschte Angst – in diesem Fall zu Unrecht. Dafür durfte das Enzym dann mit ins Weltall fliegen bei einer Aktion des MPI, Berlin, in der Hoffnung, dort zu kristallisieren. Doch das brachte keinen Erfolg.

Angst gab es später immer wieder auch bei unserer Forschung über Influenza-, SARS- und Krebsviren, und nicht nur bei den Kollegen, sondern auch bei den eigenen Mitarbeitern. Nicht immer zu Unrecht, denn es gibt ziemlich viele Viruszwischenfälle in Laboren. Sogar unfreiwillige Freisetzungen sind bekannt: Das SARS-Virus entkam dreimal aus einem Hochsicherheitslabor in China. Nicht nur Viren, auch Kröten können aus einem Labor entkommen und sind so zur Landplage in Kalifornien geworden *(Xenopus laevis)*.

Wir zeigten für die RT und RNase H, dass sie sich gemeinsam über die virale RNA fortbewegen. Die RT synthetisiert dabei eine DNA, die

RNase H läuft im Abstand von 18 Nukleotiden hinterher und baut die ausgebrauchte RNA-Vorlage ab. Die RT produziert in einer zweiten Runde den zweiten DNA-Strang. So entsteht ein «DNA-Provirus», so nannte Temin dieses Produkt, eine Doppelstrang-DNA, die ins Erbgut der Zelle integriert werden kann. Darum war also eine DNA nötig: für ein gutes Versteck in der Empfänger-DNA der Zelle. Die Zelle hat dann einfach ein paar Gene mehr, die wie eigene Gene vererbt werden. Die DNA-Proviren sind wie Kuckuckseier im Nest, fremde Gene im Genom der Zelle. Dann geht es in der Zelle weiter nach dem von Francis Crick aufgestellten «Zentralen Dogma der Molekularbiologie»: Aus der DNA wird RNA, genauer mRNA, und dann daraus die Proteine.

Gemeint war die Übersetzung von DNA in RNA durch eine DNA-abhängige RNA-Polymerase, Transkription genannt. Temin zeigte, dass die Umkehrung auch wahr ist, dass es eine Umsetzung von RNA in DNA gibt, entsprechend heißt das dafür verantwortliche Enzym «Reverse Transkriptase», RT, eine RNA-abhängige DNA-Polymerase. Sie ist gleichzeitig auch eine DNA-abhängige DNA-Polymerase für die Synthese des zweiten DNA-Strangs.

Die RT ist zuerst einmal eine Spezialität der Retroviren, daher stammt überhaupt der Name der Viren, und so wurde sie entdeckt. Wenn wir an eine frühe RNA-Welt glauben, die der DNA-Welt vorausgeht, dann ist der Name eigentlich falsch. Das Enzym, das RNA in DNA übersetzt, ist nicht der Nachahmer oder Umkehrer (der Revertierer), sondern vielmehr der Vorreiter – eine Urtranskriptase oder die «Richtige Transkriptase», denn so verlief die Evolution: Zuerst entstand die RNA, und diese wurde dann in DNA übersetzt – von einem Umkehrprozess kann also keine Rede sein, es ging vorwärts. Anders gesagt, der Begriff «Reverse Transkriptase» ist eigentlich verkehrt, aber eben historisch bedingt. Crick definierte sein Dogma etwa 20 Jahre vor der Entdeckung der RT durch Temin und Baltimore. Das ändert natürlich niemand mehr nach 40 Jahren. Es gibt ja viele historisch bedingte, nicht sehr sinnvolle Namen. Man könnte «RT» als «real transciptase» definieren, dann bliebe die Abkürzung RT erhalten, aber das will ja niemand.

Seit Neuestem wird alles Sequenzierbare durchsequenziert, und da fand sich etwas höchst Überraschendes: lauter Reverse Transkriptasen, überall, in den ausgefallensten biologischen Systemen: in Phagen, Pflanzen, Bakterien, in den Spleißosomen, welche die RNAs durch das Spleißen modifizieren, in den Retrotransposons, unseren menschlichen wie auch den bakteriellen Immunsystemen, in allen Eukaryoten, aber auch in Bakterien und Archäen. Allein in Bakterien fand man über 1000 verschiedene Arten von RTs. Keiner weiß, wozu! Was machen denn all die RTs – von Retroviren ist da keine Spur, Retrophagen fand ich nur einen einzigen in Bakterien trotz intensiver Suche. Ich halte die Reverse Transkriptase für ein Schlüsselenzym unserer gesamten Biologie, vielleicht für die Erfinderin der DNA, bestimmt für die Erbauerin unseres Erbguts. Da bleibt noch viel zu forschen.

RNase H – eine molekulare Schere

Meine am schlechtesten platzierte Publikation erschien in einem sehr unbedeutenden Journal und wird am häufigsten zitiert. Und das kam so:

Kurz nach der Entdeckung des HIV, um 1990, erhielt ich einen Anruf. Ich hätte doch eine RNase H bei Retroviren entdeckt, und die hätte ich nun auch bei HIV nachgewiesen und publiziert. Aber aus den Untersuchungen gehe ja überhaupt nicht hervor, ob das Enzym notwendig sei für die Existenz des Virus, ob es ein «validiertes Target» sei. Am anderen Ende der Leitung war der Vertreter einer Firma, der das wissen wollte; denn Medikamente entwickelt man nur gegen Moleküle, die wirklich absolut nötig sind, das heißt validiert als Zielscheibe. Ist die RNase H also wirklich notwendig für die Vermehrung von HIV? Nur dann würde man mit der Hemmung der RNase H auch die Virusvermehrung beenden.

Meine erste Reaktion war: Natürlich wird die gebraucht, wie sonst wird denn die RNA beseitigt und es entsteht der DNA-Doppelstrang? Das war aber vorschnell: Gibt es einen formalen Nachweis? Nein, den gab es nicht. Das war mir noch nie aufgefallen. Dazu musste man die RNase H irgendwie inaktivieren und nachsehen, ob sich das Virus dann wirklich nicht mehr vermehrt. Das nennt man ein «Loss-of-function»-Experiment. Dazu brauchte man RNase-H-Mutanten, ein rekombinantes künstliches DNA-Provirus, in welchem man die RNase H zu Tode mutieren muss. Das hatte ich nicht. Ich kontaktierte die Firma Wellcome Co. in der Nähe von London und eine mir nur aus der Literatur bekannte Wissenschaftlerin namens Margrit Tisdale und schlug ihr das Experiment vor. Sie war sofort begeistert. Gemeinsam mutierten wir den DNA-Klon im Hochsicherheitstrakt der Firma. Zur Auswahl der Mutanten wählten wir die Aminosäuren aus, die von Viren bis hin zu

Bakterien konserviert sind. Ich wundere mich bis heute: Dieselbe RNase-H-Struktur existiert in Retroviren, in Bakterien und sogar in Zellen des Menschen, und keiner wusste, wofür. Am meisten wundere ich mich heute darüber, dass ich mich damals nicht darüber gewundert hatte, über eine RNase H in Bakterien! Darauf komme ich zurück.

Unter den konservierten Aminosäuren wählten wir einige aus in der Annahme, diese seien besonders wichtig, mutierten sie und zerstörten damit erwartungsgemäß die RNase-H-Funktion. Das Virus konnte sich tatsächlich nicht mehr vermehren. Das bewies auf elegante Weise die Notwendigkeit der RNase H für die Virusreplikation. Ich flog nach London, im Hotel schrieben wir das Paper und schickten es erwartungsvoll an ein Journal – und an ein weiteres Journal – und noch an ein anderes Journal – und erhielten es mit Schmähworten zurück. Ich hätte das Enzym doch schon vor fast 20 Jahren entdeckt – was solle denn jetzt so ein lächerlicher Nachschlag? Das waren natürlich alles keine Firmeninhaber, die Medikamente für viele Millionen entwickeln wollten, sondern Kollegen, die an der längst bestehenden Beweiskette keinen Zweifel hegten. Und heute? Das Paper erschien endlich 1991 in einem der damals unbedeutendsten Journale, dem *Journal of General Virology* – so schlecht hatte ich noch nie Daten publiziert. Heute jedoch gehört diese Publikation zu meinen am häufigsten zitierten Arbeiten! Das gibt zu denken über die Bewertung der Qualität von Publikationen, wenn diese ausschließlich nach dem Renommee des Journals erfolgt. Die Frage nach den Gutachtern stelle ich lieber nicht!

Die RNase H entfernt RNA-Primer, wenn sie als Starthilfen für die DNA-Synthese ausgedient haben. Die RNase H zählt zu einer großen Familie von fast einem Dutzend ähnlicher Schneideenzyme, denn wo Nukleinsäuren vorkommen, muss geschnitten werden. Die RNase-H-Enzyme gehören zu den häufigsten Proteinen auf der Welt, nach neuesten Untersuchungen stehen sie sogar an erster Stelle. Deshalb gibt es keine Medikamente gegen die RNase H.

Die Familienzugehörigkeit ist – fast – nicht an der Sequenz zu erkennen. Ein Kollege, den ich gefragt hatte, fand keine Ähnlichkeit der RNase H mit Integrasen durch Sequenzvergleich. Erst als die Kristallstrukturen der beiden Enzyme ein paar Jahre später bekannt geworden waren, sahen ihre Strukturen fast identisch aus. Auch Integrasen müssen schneiden. Die Strukturen sind konserviert und uralt und müssen sich sehr bewährt haben. Allein an der Sequenz kann man die Ähnlichkeiten jedoch nicht erkennen. Das müssen die Forscher erst lernen, wir beten ja im Augenblick die Sequenzen an – dürfen die Strukturen darüber jedoch nicht vergessen. Im Nachhinein muss man allerdings zugeben, dass auch die Sequenz die Strukturvorhersage ermöglicht hätte, wenn man gewusst hätte, wonach man in der Sequenz suchen muss. Es gibt drei hochkonservierte Aminosäuren, abgekürzt mit DDE, die ein Magnesium binden und wie mit Balken die RNase H in der richtigen Form fixieren. Diese drei hätte man suchen müssen, das hatten wir verpasst. Ich nenne sie seither das Bermuda-Dreieck der RNase H; es ist mir gefährlich geworden, denn ich habe es übersehen.

In Japan, wo viel über die RNase H geforscht wird, erhielt ich als Abschiedsgeschenk zum Ende meiner offiziellen Dienstzeit ein Modell aus Epoxidharz, in das ein Laserstrahl die korrekte Kristallstruktur der RNase H eingebrannt hatte. Robert Crouch vom Nationalen Institut für Gesundheit, dem NIH in Bethesda, hatte das in den USA in Auftrag gegeben. Der Laser war mit den publizierten Angaben zur RNase-H-Struktur programmiert worden. Heute findet man auf Jahrmärkten solche Harzklötzchen mit zwei eingelaserten Herzchen als Gabe für die Freundin. Ich bin von der Schönheit des Geschenks, der RNase-H-Struktur in Harz, und der Idee bis heute gerührt.

HIV hat keine Embryonen

RNase Hs wurden kürzlich auch beim Menschen gefunden. Andrew Jackson und Mitarbeiter aus Edinburgh untersuchten eine humangenetische Erkrankung, die mit geistiger Retardierung einhergeht, das Aicardi-Goutières-Syndrom (AGS). Zu ihrer Überraschung identifizierten sie 2006 eine RNase H als dessen Ursache. Das Enzym war noch unbekannt beim Menschen. Es besteht aus drei Untereinheiten, RNase H2 A, B, C; nur eine davon ist aktiv. Dann gibt es noch eine zweite RNase H1 in den Mitochondrien, macht insgesamt vier Proteine. Die RNase H1 in unseren Mitochondrien weckt den Verdacht, dass sie ein Überbleibsel aus Bakterien ist, von denen unsere Mitochondrien ja abstammen. Die zelluläre RNase H in unseren Zellen beseitigt einzelne RNA-Bausteine, die versehentlich in die DNA eingebaut wurden. Unser Erbgut enthält Hunderte von falschen versehentlich eingebauten RNA-Bausteinen in der DNA-Doppelhelix, die von der zellulären RNase H entfernt werden müssen. Andernfalls wird die Doppelstrang-DNA bei der Verdopplung instabil. Das hat dann verheerende Folgen für die Person. Fehlt die säubernde RNase H, entstehen Krankheiten wie das AGS, eine schwere Demenz. Aus den unterschiedlichsten Ecken der Wissenschaft kommen nun Forscher zu RNase-H-Meetings, nicht mehr nur die Retrovirologen, sondern ebenso die Spezialisten für Genomstabilitäten. Die leicht angestaubten RNase-H-Meetings erfahren sozusagen eine Verjüngungskur.

Warum reicht bei HIV nur ein RNase-H-Molekül, und wozu hat der Mensch mehrere? Dahinter verbirgt sich ein grundsätzliches Phänomen: Je höher ein Wesen, desto komplexer wird es. Die zelluläre RNase H hat bei Säugern zusätzliche Aufgaben, die sich auf mehrere Proteine verteilen. Fehlen nämlich RNase Hs bei Säugern, stirbt bereits der Embryo. Welche Funktionen während der embryonalen Entwicklung ausfallen, ist noch nicht ganz klar. Auffällig ist nur, wie allgemeingültig dieses Phänomen ist; dass es zahlreiche Multiproteinkomplexe bei Säugern gibt, die mit dem komplizierteren Leben eines Säugetiers, oft gerade mit seiner Embryonalentwicklung zu tun haben. HIV hat keine Embryonen! Die RNase H ist ein gutes Beispiel für den Modulcharakter von Proteinen, das Baukastenprinzip. Die RNase H fusioniert zu Polyproteinen; dabei ist im Grunde jede angeschweißte Domäne recht, sofern diese nur zu einer nützlichen neuen Funktion führt. Die RNase H ist nämlich einseitig nur auf das Schneiden spezialisiert. Andere Domänen müssen helfen und festlegen, wo und wann geschnitten werden soll. Etwa ein Dutzend angeklebter Domänen sind bekannt. Die Reverse Transkriptase ist nur eines von vielen Beispielen für eine angeschweißte Domäne. Sie zieht die RNase H hinter sich her; wenn sie stoppt oder stolpert, nutzt die RNase H die Pause für einen Schnitt (sie ist katalytisch langsamer als die RT). Wo es überall RNase Hs gibt, ist für mich beim Schreiben dieses Kapitels – trotz oder wegen! – lebenslanger RNase-H-Forschung verblüffend: Ich habe praktisch nur die retrovirale RNase H erforscht, dabei gibt es so viele andere RNase Hs mit unerwarteten Rollen. Selbst in Embryonen! Erst die Sequenziermethoden haben die vielen RNase Hs ans Licht gebracht. Ich staune selbst. RNase Hs gehören zu den häufigsten Strukturen in der Proteinwelt. Nach neuesten Analysen steht die Struktur mit fünf Helizes und fünf Faltblättern sogar an erster Stelle der Häufigkeit von Proteindomänen. Überall dort, wo Nukleinsäuren beteiligt sind, braucht die Natur RNase Hs. Sie sind ein Grundprinzip bei der Umsetzung von Nukleinsäuren, als

Schneideenzyme sind RNase Hs immer dabei. Sie können nicht nur schneiden, sondern auch wieder zusammensetzen, sie sind also zugleich auch Integrasen. Sie werden weiter unten erwähnt beim «cut-and-paste» ebenso wie beim «copy-and-paste», dem Springen unserer Gene. RNase Hs zählen neben der Reversen Transkriptase zu den wichtigsten Enzymen bei der Entwicklung unserer Genome und aller Zellen und Spezies.

RNase Hs sind die ältesten Scheren, wie neueste Analysen zeigen. Interessanterweise sind beide Enzyme Bestandteile von Retroviren – die selbst zu den evolutionär ältesten und wichtigsten Viren gehören. Das sage ich nicht, weil sie mein Forschungsschwerpunkt sind.

Telomerase und ewiges Leben

Wie entsteht ewiges Leben? Gibt es das überhaupt? Ja, bei Krebszellen. In fast jedem Labor benutzt man seit mehr als 60 Jahren die Zelllinie HeLa, die unersetzlich ist für Krebsforscher. Sie stammt aus dem Zervixkarzinom einer Frau, von der wir immer sagten, sie heiße Helene Lange. Tatsächlich war ihr Name Henrietta Lacks, eine Afroamerikanerin, die nach fünf Schwangerschaften im Alter von nur 31 Jahren an dem Tumor starb. Ihre Zellen konnten 1951 von den Ärzten in Kultur genommen und vermehrt werden. Das war vorher nie gelungen. Dieser Tumor war vermutlich besonders aggressiv. Nun melden sich heute plötzlich die Nachkommen und beschweren sich, dass sie von diesem Überbleibsel ihrer Vorfahrin nichts gewusst hätten. Eine Fernsehsendung und ein neues Buch mit dem Titel «The immortal Life of Henrietta Lacks» (2010) weckten die Aufmerksamkeit der Familie. Das Genom dieser Tumorzelllinie wurde in Heidelberg sequenziert – und nun hagelt es Proteste, denn es könnten an der Sequenz vielleicht genetische Kennzeichen für Alkoholismus oder kardiovaskuläre Probleme auch der Nachkommen zu erkennen sein. Das hat Konsequenzen, denn wer nun vom National Institute of Health, NIH, Forschungsmittel erhält, muss Ergebnisse, die mit dieser Zelllinie gewonnen wurden, melden. Ob die Zellen in den diversen Labors nach geschätzten etwa 6000 Vermehrungsrunden immer noch überall dieselben sind, würde ich allerdings bezweifeln wollen, da die Laborbedingungen keineswegs standardisiert sind. Damit ändern sich die Chromosomenzusammensetzungen der Zellen.

Wie kann eine Zelle ewig leben und wachsen? Das ist ein Hauptkennzeichen von Tumorzellen und erlaubt die Telomerase, eine spezialisierte RT. Ihre wissenschaftliche Bezeichnung heißt TERT, Telomerase Reverse Transkriptase. Sie ist um einiges schlichter als eine richtige RT, denn sie kann nur immer dieselben sieben RNA-Buchstaben in DNA übersetzen, TTAGGG, das klingt wie «Tag», das an die tausendmal wiederholt wird. Die RNA-Vorlage ist mit der Telomerase untrennbar verknüpft als Ribonukleoprotein, RNP. Die Telomerase hält sich an der bereits bestehenden DNA fest und verlängert sie nur, indem sie die RNA-Vorlage immer wieder kopiert. Die angehängte Verlängerung ist eine Art Platzhalter am Ende unserer Chromosomen. Wenn dort ein Enzym ankommt, braucht es Platz, damit es nicht herunterfällt. So wird die DNA mit jeder Vermehrungsrunde kürzer. Gebt mir einen Punkt außerhalb der Erde, dann hebe ich sie aus den Angeln, soll Archimedes gesagt haben. So ähnlich verhält es sich mit den Enden der DNA bei der Vermehrung; der Angelpunkt ist angehängt ans Erbgut, nicht gerade außerhalb der DNA, aber doch außerhalb der Gene, an den Enden der Chromosomen. Die Verlängerung erfolgt ausschließlich im Embryo durch die Telomerase. Beim Erwachsenen ist die Telomerase stumm. Das Ende unserer Chromosomen wird nach unserer Geburt also nie mehr verlängert, sondern dann bei jeder Zellteilung im Laufe des Lebens immer kürzer. Nur wenn dort eine Pufferzone sitzt, geht keine wichtige Geninformation verloren. Es läuft eine molekulare Uhr. Schluss ist, wenn die überhängenden Enden aufgebraucht sind, die Reste zu Ketten verkleben, wie bereits Barbara McClintock, von der noch die Rede sein wird, beobachtete, und die Zelle stirbt.

Könnte man aus der Länge der Telomere die Lebenserwartung eines Menschen vorhersagen? Nein, das geht nicht, weil in verschiedenen Zellen die Uhren unterschiedlich schnell ticken, also die Telomere verschieden lang sind. Ließe sich die Telomerase wiederbeleben und damit der Countdown der Chromosomenenden und somit der Zelltod stoppen? In der Tat, das könnte ein Ziel sein: Nur, eine solche, ewig wachsende Zelle ist eine Tumorzelle. Das ist die HeLa-Zelllinie. Es ist eine generelle Eigenschaft von humanen Tumorzellen, dass sie sich ewig teilen können, weil dort die Telomerase wieder angeschaltet ist wie sonst nur im Embryo. Im Umkehrschluss kann das wiederum heißen, dass man mit einem einzigen Hemmstoff gegen die Telomerase alle Krebszellen und Krebsarten am Wachstum stoppen könnte. Ja, in der Tat, bei 90 Prozent aller

Tumore ist die Telomerase aktiv und ein Target für eine Therapie. Dieser Ansatz wird unter anderem im Institut Pasteur in Paris mit Telomerase-Hemmern klinisch erprobt. Daran beteiligt ist der Forscher Simon Wain-Hobson, ein Retrovirusspezialist. Ein Hemmstoff der Telomerase-Aktivität ist also vielleicht ein universelles Krebsmedikament.

Umgekehrt könnte die Aktivierung der Telomerase ewiges Leben bewirken oder zumindest eine Anti-Aging-Behandlung offerieren: Das wäre ein zellulärer Jungbrunnen. Dafür interessieren sich Biotechfirmen. Hautcremes werden im Fernsehen mit Hinweis auf «aktivierte Telomere» angeboten – versteht das ein Laie? Wohl fast keiner, aber es klingt wissenschaftlich, vielleicht werden die Cremes deshalb häufiger gekauft! Die Bedeutung der Telomerase für menschliche Tumore blieb lange Zeit unerkannt, weil alle Tumorforscher Krebs bevorzugt an Mäusen untersuchen. Dort aber entstehen Tumore ohne aktivierte Telomerasen. Das zeigte Bob Weinberg aus Boston, USA, und der Befund ist beunruhigend. Wenn Tumore in Mäusen ganz anders entstehen als im Menschen, sind Mäuse vielleicht kein besonders zuverlässiges Tumormodell für die humane Krebsforschung. Das hat sich schon mehr als einmal bewahrheitet. Jedenfalls lassen sich Mäuse leichter heilen als Menschen. Nur sind sie nicht so leicht zu ersetzen, und so benutzt man sie weiter.

Elizabeth Blackburn aus San Francisco und ihre ehemalige Doktorandin Carol Greider erhielten für die Entdeckung der Telomerase den Nobelpreis. Mit von der Partie war Jack W. Szostak, der in einem einzigen Experiment zeigte, dass das Ausfransen der Chromosomenenden auch in anderen Organismen durch Telomerasen verhindert wird, also ein allgemeines Prinzip darstellt. Er ist bekannt als jemand, der sehr wenige Experimente macht – so wurde er mir von seinem Labornachbarn beschrieben. Er untersucht jetzt Teilungen von synthetischen Minizellen und etablierte ein «Intellectual Powerhouse» für Forscher, die versuchen, die Natur zu übertreffen mit Evolutionsansätzen, «to out-evolve nature». Evolutionäre Technologien, kombiniert mit Chemie, liefern ihm zyklische Peptide. Das Verfahren erinnert an die Evolutionsbiotechnologie von Manfred Eigen vom MPI in Göttingen, mit den Firmen Evotech und Direvo (Abkürzung für «directed evolution»), zwei sehr erfolgreichen Firmen, die seine Evolutionsideen schon lange verwenden. Das Besondere ist, dass Eigen das Evolutionsprinzip auf die nichtbiologische Welt der Moleküle, zur Verbesserung von chemischen Bausteinen eingesetzt hat, für tote Materie. Eine neue Chemie, Eigen ist Chemiker.

Und der Nobelpreis? Was für eine Konstellation: zwei konkurrierende Frauen, die sich ein Leben lang gegenseitig zu Höchstleistungen anstachelten, von Jim Watson moderiert wurden, und dazu ein laborscheuer Denker und Leser. Als Mitarbeiter wären sie bei mir vielleicht alle drei hinausgeflogen! Das gibt zu denken!

Es ist selten, dass zwei Nobelpreise für so ähnliche Moleküle vergeben werden wie für die Telomerase, TERT, und die RT. Vielleicht wurde die Ähnlichkeit erst später deutlich erkannt. Neuerdings sammeln sich Evidenzen, dass die Telomerasen über unerwartete weitere Eigenschaften verfügen; so sitzen sie nicht nur an den Enden, sondern können darüber hinaus RNA in RNA übersetzen und defekte DNA reparieren. Aus diesem Grund sind Telomerasen ein aktuelles Forschungsthema.

In unseren Forschungsarbeiten nutzten wir die Telomerstrukturen, um sie fester zu «verknoten» durch symmetrische Anordnungen, die aussehen wie Käfige und die die Telomerase nicht mehr auflösen kann. Damit konnten wir das Wachsen von Tumoren wie dem Malignen Melanom im Tiermodell verhindern. Ohne eine Biotech-Firma im Hintergrund bleiben solche Ansätze jedoch auf der Strecke. Elizabeth Blackburn hatte mit uns diskutiert und zu unserer Publikation beigetragen. Auch sie möchte Zellen künstlich verjüngen.

Heute untersucht der Nobelpreisträger Tom Cech die Telomerase. Ihm habe ich einmal die dumme Frage gestellt, ob denn die Telomerase auch eine RNase H habe; für die Frage habe ich mich später geschämt! Das hätte ich doch wissen müssen. Es gibt keinen RNA-Primer, den die RNase H entfernen könnte, denn die DNA-Kette wird einfach nur verlängert. Tom Cech erklärte auch, wer zuerst da war, die RT oder die Telomerase: Die RT sei älter, denn die gebe es überall, die Telomerase hingegen nur bei Säugern. Sie sei also vielleicht eine spezialisierte spätere Form der RT, meinte er. Das sehen nicht alle Wissenschaftler so. Inzwischen ist mir aufgefallen, dass es einen Ersatz oder Vorläufer für Telomerasen gibt, und zwar in Insekten, die keine richtigen Telomerasen aufweisen. Da wandern Transposons als kurze DNA-Stücke an die Chromosomenenden und lagern sich dort an. Das entspricht einer Verlängerung wie der für Haare beim Coiffeur ohne echtes Wachstum! Sie dient demselben Zweck wie die Telomere. Auch die Transposase, das Enzym der Transposons, ist mit der Telomerase und der Reversen Transkriptase verwandt. Transposasen sind also vielleicht eine einfache Vorstufe sogar der Telomerasen. Von Transposons wird noch die Rede sein.

Viren als Zellkern?

Die Eukaryoten enthalten Kerne, nach denen sie benannt sind: *karyon* ist auf Griechisch der Kern. Entsprechend heißen die Bakterien Prokaryoten, denn sie enthalten keinen Kern. Doch Bakterien sind eine Symbiose mit Zellen eingegangen. Am bekanntesten sind die Mitochondrien. Sie gaben 90 Prozent ihrer Gene an den Zellkern der Wirtszelle ab. Einige Gene gingen auch verloren. Die Mitochondrien weisen nur noch 300 eigene Gene von vormals etwa 3000 Genen auf und können die Zellen nicht mehr verlassen. Sie sind hoch spezialisiert zu unseren Energielieferanten geworden, alles andere übernimmt die Zelle. Es scheint ein allgemeines Phänomen zu sein: Symbiose mit Genverlust geht einher mit Spezialisierung. Etwas Ähnliches gibt es in Pflanzenzellen, welche Cyanobakterien verinnerlicht haben, heute bekannt als Chloroplasten, die sich auf die Photosynthese spezialisiert haben. Das gab es jedoch nur zweimal auf der Welt – überraschend selten, wo doch für die Zelle so viel Vorteil daraus entstand.

Vielleicht gab es so etwas Ähnliches doch ein drittes Mal? Wer lieferte denn den Zellkern für die Eukaryoten? Es gibt Viruskandidaten, Pockenviren. Noch heute kann sich ein Retrovirus als DNA-Provirus in die riesige DNA von Pockenviren integrieren. Oder Herpesviren? Ein weiterer Kandidat wäre auch eine Art Retrovirus, das Hepatitis-B-Virus mit seiner DNA, die sich selbst nicht integriert, doch anderen Retroviren als Landeplatz dient. Die DNA kann durch die Integration von weiteren Retroviren wachsen. Die Integration der DNA-Proviren von Retroviren in unser Erbgut lässt sich noch heute feststellen, bis zu 50 Prozent unserer Gene sind mit den Retroviren verwandt. Sie haben unser Erbgut mit aufgebaut.

Bisher wurde hier nicht diskutiert, wie die ersten Zellen entstanden sind. Sie heißen LUCA, Last Universal Common oder Cellular Ancestor. War ein Virus auch der Vorläufer von LUCA? Haben die Viren nicht nur den Kern, sondern die ganze Zelle geliefert? Die Gigaviren, denen ein eigenes Kapitel gewidmet ist, stärken den Verdacht, dass Viren die Vorläufer von Zellen sind. War LUCA ein Virus und müsste eigentlich LUCAV heißen, V für Virus? Eugene Koonin vom Nationalen Gesundheitsinstitut, dem NIH in den USA, ist dieser Meinung und prägte die Abkürzung LUCAV. Doch er meint kein Urvirus, nicht eine einzige Virussequenz, sondern ein Gemisch, viele verschiedene Virussequenzen. So

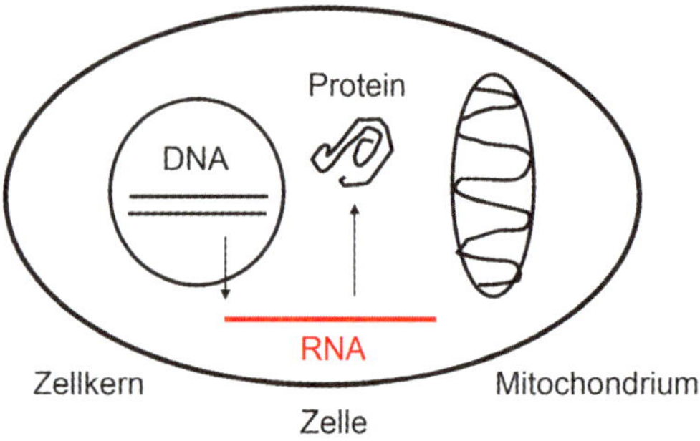

Abb. 7: Eukaryotische Zelle mit Kern und Mitochondrium

denke ich auch, und die Anzeichen, die dafürsprechen, mehren sich. Sind Zellen dann vielleicht aufgeblähte Viren? Neueste Untersuchungen unterstützen diese Vorstellung, denn es gibt die gesamte Spannbreite: winzige Viren ohne Gene bis zu den neuen Riesenviren, die größer sind als viele Bakterienzellen. Außer Koonin denkt auch Luis P. Villarreal aus Kalifornien so und beschreibt dieselbe Reihenfolge, vom Virus zur Zelle. Die allerersten Zellen und Viren sahen einander sehr ähnlich: ein Säckchen aus Lipidmembranen mit Biomolekülen, den Bestandteilen des ersten Lebens. Also braucht man vielleicht keine Diskussion darüber, ob so ein Gebilde eine Zelle ist oder ein Virus.

Viren zum Nachweis von Viren – die PCR

Die Reverse Transkriptase ist nicht nur für die Vermehrung von Viren und für die Entstehung unseres Erbguts von herausragender Bedeutung, sondern auch im praktischen Leben. Die RT ist die Basis der Polymerase-Kettenreaktion, der PCR, die schon mehrfach erwähnt wurde. Die PCR ist eine vereinfachte Virusreplikation. Sie hat die gesamte medizinische Diagnostik revolutioniert. Sie ist die mit Abstand empfindlichste Methode zum Nachweis von RNA oder DNA, also den Bestandteilen von Mikroorganismen, Bakterien und Viren, Tumorzellen oder sonstigen Gewebeproben. Sogar Mutationen, also singuläre genetische Veränderungen, lassen sich feststellen zur Krankheits- oder Krebsvorsorge oder zur Pränataldiagnostik. Bei fast jedem Arztbesuch werden heute PCR-Reaktionen zur Diagnostik und Überprüfung von Krankheitsverläufen in einem Thermocycler durchgeführt.

Die RT übersetzt jede beliebige RNA aus Viren oder infizierten Zellen in DNA. Diese DNA wird in Doppelstrang-DNA übersetzt, die durch Erhitzen wieder aufgeschmolzen wird. Dann wird jeder Strang wiederum verdoppelt. Viele Male. Für die DNA-Synthese verwendet man eine hitzebeständige DNA-Polymerase. Diese stammt aus 60 Grad heißen Geysiren auf Island. Ein Forscher soll beim Fischen der thermophilen Archäen am Rand der heißen Quellen abgerutscht sein. Das kostete ihn sein Bein, wenn diese betrübliche Anekdote denn wahr ist. Jedenfalls trägt das thermostabile Enzym aus Geysiren einen eigenen Namen, Taq-Polymerase, denn sie stammt aus dem Archäum *Thermus aquaticus*.

Mit Hilfe von Standards kann man auch genaue quantitative Untersuchungen durchführen. Selbst den Nachweis von Punktmutationen gestattet die PCR, was besonders wichtig ist bei Resistenzen gegen HIV-Medikamente. In wenigen Stunden hat ein Patient Gewissheit über seine Erkrankungen, denn die Methode ist außerdem auch noch schnell. Vielleicht ist die Methode sogar manchmal zu empfindlich, denn es lassen sich auf diese Weise so geringe Mengen verstärken, dass sie vielleicht noch gar nicht krank machen würden. Das ist eine echte Gefahr.

Die Methode ist eine Revolution in der gesamten Medizindiagnostik und der Forschung geworden, ja sogar der Verbrechensbekämpfung oder der Fossilienforschung. So hat man endlich aus ein paar Haaren den Findling Kaspar Hauser seinem Fürstenhaus zuordnen können, King George in seinem Grab unter dem Parkplatz in London identifiziert und auch den Neandertaler analysiert. Aus Haaren liest man mittels PCR die Stammbäume von Mammuts und rekonstruiert die Wanderung der ersten Menschen aus Knochenresten und sogar deren Speisen. Hoffmann-La Roche besitzt die Patente und verdient daran. Für Forscher ist die Anwendung der Methode jedoch frei. Ihr Erfinder gilt als etwas schräg und unkonventionell und flog aus der Firma Cetus – doch die Gerechtigkeit siegte und 1993 erhielt er zu Recht den Nobelpreis für Chemie. Er bedauerte in seiner Nobelpreisrede, dass der Nobelpreis ihn seine Freundin gekostet habe! Und die *New York Times* schrieb, seine Methode teile die Biologie und Medizin in zwei Welten ein, eine Epoche vor und eine nach der PCR. Sein Name ist Kary Mullis.

4. VIREN UND KREBS

Tasmanische Teufel

Vorneweg: Krebs steckt nicht an. Oder doch? Es gibt eine Ausnahme, den Tasmanischen Teufel, ein Beuteltier in Australischen Nationalparks. Die Tiere sind im Begriff auszusterben, da sie sich untereinander mit Krebs anstecken – 90 Prozent sind in wenigen Jahren daran verendet. Sie beißen sich «teuflisch» und entwickeln alle denselben Krebs im Gesicht. Ein Virus als Ursache konnte nicht gefunden werden. Warum entsteht ein Krebs durch Ansteckung?, so lautete die beunruhigende Frage. Die Tasmanischen Teufel sind eigentlich schon krank. Als man bei ihnen die Genome sequenzierte, zeigte sich, dass sie allesamt durch Inzucht verwandt sind, sie sind sozusagen identisch. Bei diesen Tieren werden die Tumorzellen vom Immunsystem, das normalerweise fremde Zellen abtötet, nicht erkannt und nicht abgewehrt. Wegen der Beißwut gelangen sie außerdem direkt ins Blut und siedeln sich überall im Körper als Metastasen an. Die Erleichterung der Krebsforscher ist groß, denn ihr Weltbild ist wieder in Ordnung: Krebs steckt nicht an. Normalerweise nicht.

Die Tasmanischen Teufel erinnern an ein heute gängiges Tiermodell in der Krebsforschung, an immuninkompetente Mäuse. Solche Mäuse sind nicht imstande, eine Infektion oder fremde Zellen abzuwehren. Für Organtransplantationen bei Menschen legt man deshalb das Immunsystem lahm, damit fremde Spenderorgane angenommen werden. Immunschwache, sog. nackte Mäuse benutzt man auch im Labor, denn nur in diesen wachsen menschliche Tumorzellen, die sich dann untersuchen lassen. Gesunde Mäuse würden den Tumor abstoßen.

Doch es gibt auch ansteckende Viren, die eine Rolle spielen bei der Entstehung von Tumoren des Menschen. Allerdings sind Viren immer nur Kofaktoren, sie sind beteiligt, sie beschleunigen die Entstehung von menschlichem Krebs; Viren sind jedoch niemals die alleinige Ursache. Etwa ein halbes Dutzend anderer Faktoren wirkt mit. Das ist wichtig. Weltweit sterben etwa 20 Millionen Menschen pro Jahr an Krebs und bei etwa 20 Prozent sind Viren beteiligt. Von den Retroviren hat man an Tiermodellen und Zellkulturversuchen gelernt, wie Viren Tumore erzeugen können. Retroviren heißen deshalb auch Tumorviren und die Retrovirologen verstehen sich selbst als Krebsforscher – ich mich auch. Retroviren werden Tumorviren genannt, weil sie Krebs erzeugen können, besonders dann, wenn sie Onkogene tragen. Solche Viren sind normalerweise Laborisolate und kommen beim Menschen selten vor, und wenn, dann nur in Kombination mit anderen Faktoren.

Es gibt an die 100 virale Onkogene; sie alle sind gekennzeichnet durch ihre Fähigkeit, das Wachstum der Zelle zu beschleunigen. Es gibt sicher auch andere Gene – nur findet man sie nicht auf diese Weise; denn langsam wachsende Zellen würden von den schneller wachsenden überwuchert werden. Tumorviren bilden in der Kulturschale Minitumore, kleine Zellhaufen, Foci genannt. Man kann sie mit dem bloßen Auge erkennen. Die Forscher haben die größten Foci gepickt und damit die Viren mit den stärksten Krebsgenen im Labor bevorzugt. Auch im Tier lieferten die Viren mit den «besten» Krebsgenen die größten Tumore. Also sind diese effizientesten aller Krebsgene auf eine experimentelle Selektion durch die Forscher zurückzuführen. Selbst heute, wo man Hunderte von Krebsgenen in Tumorzellen mit modernen Sequenzier-Suchmethoden findet, sind die aus Viren bekannten Onkogene immer noch die stärksten. Die Viren haben uns bei der Suche geholfen, denn durch sie haben wir die gefährlichsten Krebsgene gefunden!

Normale Zellen hören auf zu wachsen, wenn sie ihre Nachbarzellen spüren. Das Phänomen kennt jeder aus der Küche. Hat man sich geschnitten, wächst die Wunde zu. Die Zellen beenden das Wachstum, wenn sie dicht sind und die Nachbarzellen spüren. Dieser Vorgang wird als Kontaktinhibition bezeichnet. Sie fehlt bei Tumorzellen, die Zellen wachsen ungehemmt auch übereinander weiter. Das ist eine sehr wichtige Eigenschaft für die Entstehung von Tumoren.

Es gab lange ein Rätselraten, wo denn die Krebsgene der Tumorviren herkommen – von innen oder von außen? Von innen, wie wir sehen werden, aus der Zelle selbst. Dazu mussten die Forscher erst einiges über die Wechselwirkung zwischen Virus und Zellen lernen, über einen Genaustausch, den Horizontalen Gentransfer (HGT). Dabei werden Gene übertragen, und zwar in beide Richtungen: Gene aus der Zelle gelangen ins Virus und Viren bringen Gene wiederum in neue Zellen. Sogar bis ins Erbgut der Zelle können die viralen Gene eindringen.

Die Tumorviren picken erst mal wahllos Zellgene auf. Im Tumor von Tiermodellen finden wir dann Viren vorzugsweise mit viralen Onkogenen, v-oncs. Man nennt die dazugehörigen normalen Zellgene, von denen sie abstammen, etwas ungeschickt proto-onc oder c-onc, zelluläre Vorläufergene. Wichtig ist: Die beiden sind nie identisch, aber experimentell ist das schwer zu unterscheiden. Die proto-oncs der normalen Zellen werden fast immer durch Mutationen erst von den Viren zu v-oncs umgewandelt. Die Fehler, Mutationen, verursacht die ungenaue Reverse Transkriptase bei der Virusvermehrung. Während jeder Vermehrungsrunde entstehen etwa zehn Fehler in den 10 000 Bausteinen (Nukleotiden) der Retroviren. Auf diese Weise entwickeln sich mit der Zeit die immer «besseren» Krebsgene, die immer größere Tumore erzeugen.

In einem riesigen Projekt suchten Sequenzierer aus dem Sanger-Sequenzierzentrum im britischen Cambridge in Genomen von Tumorzellen nach den Krebsgenen des Menschen. Wir tragen 22 000 Gene in unserem Erbgut. Welche davon sind die Krebsgene? Die Genom-Forscher haben Hunderte von Genen gefunden, aber interessanterweise gehören die viralen Onkogene zu den effizientesten Umwandlern von normalen Zellen in Krebszellen. Diese zu finden, haben uns die Viren geholfen, nicht die Sequenziermaschinen. Heute richtet sich fast ein Dutzend von erfolgversprechenden Krebstherapien gegen diese viralen Krebsgene – ohne dass Viren dabei eine Rolle spielen. Die Viren haben uns nur gelehrt, wonach wir suchen sollen. Da hat man nun an die 100 Onkogene aus Retroviren – und was richten diese an? Wie verursachen sie Krebs? Werfen wir einen Blick auf die Entdeckungsgeschichte des ältesten Onkogens, des Sarkoma-Gens src. (Gene schreibt man klein, src, Proteine groß, Src.) Es ist Bestandteil des Rous-Sarcoma-Virus, RSV, welches Tumore in Hühnchen hervorruft. Seine Entdeckung verlief etwa folgendermaßen:

Die Sarkoma-Saga

Peyton Rous, der Entdecker des ersten Tumorvirus, gab auf. Er musste nicht wie Galileo Galilei im Angesicht der Kurie leugnen, um sein Leben zu retten. Dennoch hat Rous unter dem Druck seiner Zeitgenossen, die seine Befunde nicht reproduzieren konnten, sein Forschungsthema für Jahrzehnte verlassen. Fast genau 100 Jahre ist es her, da zeigte er zum ersten Mal, dass Krebs eine übertragbare Krankheit sein kann. Ein Farmer brachte ein Hühnchen mit einem großen Tumor zu Rous in das Rockefeller-Institut in New York. Der Bauer hatte Sorge vor der Ansteckung seiner Herde. Rous war ein erfahrener Pathologe und diagnostizierte ein Sarkom. Er isolierte den Tumor, homogenisierte die Zellen, trennte die Bestandteile durch einen Filter und injizierte den Durchlauf erneut in gesunde Hühnchen. Wieder entstand ein Tumor. Damit hatte er das Erste Koch'sche Postulat erfüllt. Danach muss ein isoliertes Agens dieselbe Krankheit erneut erzeugen, um als dessen Ursache zu gelten. Die Ursache war ein Bestandteil in der Flüssigkeit. Rous nannte ihn nicht Virus, sondern «filtrierbares Agens». Das publizierte er 1911. Zuerst traf Rous damit jedoch auf heftigen Widerstand. «Loch im Filter» war noch der harmloseste Vorwurf, mit dem er sich konfrontiert sah. Dabei gab es eine ähnliche Übertragung fast gleichzeitig auch bei Leukämien, erforscht von zwei Dänen, Vilhelm Ellermann und Oluf Bang, 1908. Ähnliche Experimente mit dem Tabakmosaikvirus aus Pflanzen von Martinus Beijerinck in Gent, die zu dem Namen «Virus» führten, lagen sogar schon 10 Jahre zurück. Das Problem war, die Ergebnisse von Rous ließen sich von anderen Forschern nicht reproduzieren – jedenfalls nicht mit den Hühnchen, die die anderen benutzten. Was man damals noch nicht wusste: Es gibt bei Tieren und Menschen genetische Resistenzen gegen Viren und Krebs. Die Konkurrenten benutzten andere Hühnchen, die zufällig resistent waren gegen das Tumoragens. Das war Pech. Rous verpasste diese Erkenntnis.

Ich auch, 80 Jahre später! Das erfuhr ich bei meinen Experimenten, ohne die Geschichte von Rous zu kennen. Ich benutzte ein Vogelvirus, mit dem ich Hühnchen infizierte, die dann erkrankten und mir erlaubten, große Mengen an Virus aus dem Blut zu isolieren. Nach einem Umzug des MPI Tübingen nach Berlin an das Robert-Koch-Institut lief dann nichts mehr, die Hühnchen wurden nicht krank. Aus einem Akt der Verzweiflung bestellte ich die Küken aus derselben Quelle wie vorher, Schlossgut Laupheim aus Schwaben, wobei ich einen komplizierten Transport in einer PanAm-Maschine mit Hunderten von piepsenden Eintagsküken in Kauf nahm. Nun klappte es wie vorher. Die Hühnchen wurden nach einer Infektion mit dem Vogelvirus, dem Avian Myeloblastosis Virus, AMV, wieder krank.

Dann kam viele Jahre später HIV auf; auch hier war erst einmal das

Erstaunen groß, dass es resistente Menschen gibt – 15 Prozent der Europäer sind genetisch resistent gegen HIV-Infektionen.

Nur, Rous kam nicht auf die Idee, dass seine Konkurrenten die falschen Hühnchen benutzten. Er gab auf! Es ist unvorstellbar, dass er den Weltrang seiner Entdeckung nicht begriff und nicht verbissen weitermachte, sondern über andere Themen forschte. Dennoch gilt Rous als der «Vater des Tumorvirus», und das Virus heißt ihm zu Ehren Rous Sarcoma Virus, RSV. 1966 erhielt er endlich den Nobelpreis, für den er schon 40 Jahre vorher vorgeschlagen worden war. Seine Entdeckung lag da sogar 55 Jahre zurück und er war bereits 87 Jahre alt.

Das von Rous proklamierte Vielstufen-Tumormodell versagt ausgerechnet bei dem nach ihm benannten RSV, denn es braucht keine weiteren bekannten Faktoren für die verschiedenen Stadien. Das virale Onkogen v-src ist so onkogen, dass es Vielstufigkeit im Alleingang bewältigt. Das Src-Protein ist schon von sich aus multifunktional. Darin hat es Ähnlichkeit mit dem Tumor- oder T-Antigen von den kleinen DNA-Tumorviren wie dem Simian-Virus 40, SV40. Solche Alleskönner gibt es tatsächlich nur bei Viren – bei denen geht es immer um Minimalisierung, Platzersparnis, Tempo, Beweglichkeit und Energieersparnis.

Aber selbst wenn ein einziges Onkogen mit dem Virus als Träger ausreicht für eine Tumorentstehung, so spielen sich doch immer auch die verschiedenen Stadien ab, die zum Tumor führen. Im Vergleich zu seinem zellulären Verwandten c-src ist das virale v-src-Gen etwas verkürzt. Dem viralen Src-Protein fehlen damit am Ende einige, sehr wenige Aminosäuren. Wie nicht anders zu erwarten, ist allerdings eine wichtige Region abgeschnitten worden, eine Region, die das Wachstum der Zelle normalerweise verhindert. Solche Modifikationen treten vermutlich spontan auf, fallen dann im Labor jedoch besonders auf und werden selektioniert. Diese verloren gegangene Region umfasst nur sieben von insgesamt 536 Aminosäuren. Jedoch befindet sich dort eine wichtige Steuerungsregion für Signalwege in der Zelle. Ohne diese Region, eine Phosphorylierungsstelle, wo also Phosphate angeheftet werden, um regulatorisch zu wirken, ist das Src-Protein nicht mehr regulierbar, sondern immer aktiv, immer auf «on», und das heißt, es stimuliert permanent das Wachstum der Zelle. Selbst die Veränderung nur der allerletzten der sieben Aminosäuren von Src, also einer einzigen Aminosäure, zeigte sich in unseren Experimenten in Zürich erst kürzlich von weitreichender Konsequenz, denn sie führt zu metastatischem Verhalten der Zelle.

Ein Tumorsuppressor, der die Zellen im Verbund zusammenhält, fällt wegen dieser minimalen Verkürzung vom Src-Protein herunter, die Zellen verlassen den Zellverband, sie laufen davon und werden zu Metastasen. Tumorsuppressoren sind Gegenspieler der Onkogene.

So potent das v-Src-Protein ist, erhält es doch noch zusätzlich entscheidende Hilfe durch das Virus, denn Viren verfügen über besondere Verstärker, Promotoren. Die viralen Promotoren, die Long-Terminal-Repeats, LTRs, tragen zur Krebswirkung der Viren enorm bei. Die viralen Promotoren müssen ja die Zellpromotoren übertreffen, damit Viren Vorrang haben bei ihrer Vermehrung in einer Wirtszelle. Das führt zu unserer Vorstellung, dass Viren egoistisch seien. So verstärken die LTRs nicht nur die Virusgene, sondern auch die viralen Onkogene. Aber letzten Endes genügt ein einziges Krebsgen beim RSV für eine rasante Tumorentstehung! Es ist schon in sich multifaktoriell.

Rous entwickelte ein Verfahren zur Virusvermehrung auf der Eihaut von Eiern, auf der Chorioallantois-Membran. Es ist extrem wichtig, Verfahren zur Virusvermehrung zu finden, sonst kann man Viren nicht untersuchen. Für die allerwenigsten Viren sind Anzuchtverfahren bekannt! Bei der Herstellung von Influenzavirus-Impfstoffen ist das noch immer das übliche Verfahren mit zig Millionen Eiern jedes Jahr. Es gab dafür im Robert-Koch-Institut in Berlin eine kleine Fräse, mit deren Hilfe die Eierschale an der stumpfen Seite des Eis geöffnet werden konnte, wo sich die Luftblase befindet, um das Virus einzuspritzen und den Deckel wieder daraufzusetzen. Das musste man ein bisschen üben! Die Eier wurden dann in den kostbaren kupfernen Brutschränken – Kupfer wirkt antibakteriell –, die noch so aussahen wie zu Robert Kochs Zeiten, bei 37 Grad Celsius inkubiert.

Das Rous-Sarcoma-Virus wurde zum Modellvirus und sein Onkogen zum Muster für Krebsgene. John Mike Bishop und Harold Varmus aus San Francisco suchten in den 1970er Jahren nach dem Ursprung des Krebsgens src. Sie fanden es überall, von der Fliege bis zum Elefanten und unabhängig von Tumoren auch in normalen Zellen. Das war rätselhaft und ließ befürchten, hier liege ein systematischer Fehler vor. Sie widerriefen das Paper, das schon in *Nature* zum Druck angenommen war und bei uns in Tübingen im MPI die Runde machte. Das Krebsgen v-src ist ein Abkömmling des c-src; beide Gene sind zwar nie identisch, nur ließen die damals verwendeten Methoden zur Sequenzuntersuchung die Unterschiede nicht erkennen – sie waren zu ungenau. Also, v-src war nur im Tumor vorhanden, c-src überall. Das v-src enthält ein paar schwer auffindbare Mutationen. Bishop und Varmus lösten das Rätsel und klärten den Unterschied zwischen dem normalen und dem extrem ähnlichen Krebsgen auf. Sie erhielten für die Klärung des ersten Sarcoma-Onkogens den Nobelpreis (1989). Zu den Feierlichkeiten im Cold Spring Harbor Labor im schwarzen Frack brauchte Bishop ein Manuskript – sonst nie. Und Varmus fiel auf, weil er quer durch Europa zu Kongressen per Fahrrad fuhr und pitschnass ankam. Beide besuchten das MPI in Berlin und fragten nach den Wildschweinen im Grunewald – danach war ich noch nie gefragt worden.

Erwähnenswert ist der Virologe Peter Vogt aus Los Angeles, denn er war der Lieferant der Viren. Eine weitere wesentliche Information lieferte der ehemalige Berliner Peter Duesberg und Steven Martin, heute beide an der University of California, Berkeley; sie zeigten, dass eine Mutante von Src nicht mehr zu Tumoren führte, eine «Loss-of-function»-Mutante. Das v-Src-Protein war also wirklich essentiell für die Tumorentstehung durch das RSV. Damit war die Beweiskette geschlossen. Peter Duesberg wurde zum Sonderling. Fühlte er sich ungerecht behandelt? Er ist ein Geist, der stets verneint. Damit deckte er durchaus manche Fehler auf, aber später ging er zu weit, als er behauptete, dass HIV nicht die Ursache von AIDS sei. Diese gefährliche Meinung vertrat er sogar auf einer Podiumsdiskussion, die ich mit ihm an der Humboldt-Universität in Berlin bestritt und die zu großer Unruhe führte. Das RSV ist eigentlich eine Ausnahme, es kann sich immer noch vermehren, obwohl es ein Krebsgen aufgenommen hat. Das schließt sich meistens gegenseitig aus, onkogene Retroviren sind sonst fast immer defekt, Ausnahmen sind RSV und das Leukämievirus HTLV-1. Das hat Platzgründe, normalerweise muss das Virus Replikationsgene auslassen, um Onkogene aufzunehmen.

Krebs ohne Onkogene und Onkogene ohne Viren – paradox?

Retroviren können auch ohne Onkogene Krebs erzeugen. Allein die Integration eines DNA-Provirus ins Erbgut der Zelle ist die höchste Gefahrenstufe für die Zelle. Wo immer die Integration stattfindet, ist sie normalerweise nicht vorgesehen und erzeugt Veränderungen, genotoxische Effekte. Das ist einer der wichtigsten Faktoren, die zur Krebsentstehung beitragen: Beschädigungen des Erbguts durch die Integration fremder Gene, aber auch durch Radioaktivität, Zigarettenrauch, Schornsteinqualm, Gifte, Abgase, Umweltverschmutzungen, Schimmelpilze, Konservierungsstoffe, durch einige Bakterien – längst sind noch nicht alle Faktoren bekannt, die das Erbgut schädigen können. Auch weiß man nicht die Zeitpunkte im Leben einer Zelle, die Dosierungen und Kombinationen, denn, das sei nochmals betont, Viren sind nie alleine schuld!

Die Tumorviren haben uns gelehrt, wie Krebs durch Onkogene entsteht; andererseits zeigten sie uns auch, wie Krebs ohne Onkogene zustande kommt – es geht auch ohne, nur etwas langsamer. Dazu üben die Viren durch ihre Integration als DNA-Proviren Einfluss auf Nachbargene in der Zelle aus mit ihren starken Promotoren, die eigentlich zur eigenen Vermehrung dienen, doch die Zelle bekommt davon auch etwas ab. Die integrierten Viren können durch die Promotoren zur Aktivierung von unerwünschten Genen führen. Ein Zuviel an bestimmten zellulären Genprodukten zum falschen Zeitpunkt und in der falschen Zelle kann Krebs auslösen. Der Vorgang wird als «Insertionsmutagenese» bezeichnet. Der Übeltäter ist dabei meistens der insertierte virale Promoter mit seiner Fernwirkung auf andere Gene. Von denen haben wir riesige Mengen in unserem Genom.

Dann wartete auf die Krebsforscher noch eine weitere Überraschung, ein Paradoxon: Bei der Untersuchung von menschlichen Krebszellen wurden Krebsgene entdeckt, die identisch waren mit den viralen Onkogenen, den v-oncs aus Tumorviren, obwohl diese Viren überhaupt nie beim Menschen vorkommen. Was den Tumorvirologen aus den Tierexperimenten inzwischen bestens bekannt war, fanden sie nun auch beim Menschen – jedoch ohne Beteiligung von Retroviren und ohne virale Onkogene. Kanzerogene Substanzen können genauso wie Viren aus denselben normalen Genen Krebsgene erzeugen. Das ist also das Paradoxon: Die Krebsgene in den menschlichen Tumorzellen sind oft dieselben wie die in den Tumorviren, jedoch ohne Beteiligung dieser Viren. Die Erklärung ist ganz einfach: Tumorzellen wachsen schneller, egal ob dieses Wachstum durch chemische Kanzerogene, genetische Defekte, virale Onkogene oder virale Promotoren ausgelöst wird. Die viralen Onkogene genau wie die mutierten Zellgene beschleunigen das Wachstum der Zellen – das ist eines der wichtigsten Hauptmerkmale von Tumorzellen. Das Ergebnis zählt, nicht die Ursache.

Viren und Krebs

Es gibt einige grundsätzliche Vorgänge, die zu Krebs führen können:

1. Wachstumsvorteile der Zelle durch Viren, Onkogene, Verlust an Tumorsuppressorgenen, Stimulation durch Hormone, Versagen des Immunsystems.
2. Chronische Einflüsse wie Entzündungen, mechanische Reize, Virusinfektionen, die nicht vom Immunsystem beseitigt werden. Dafür sind die Hepatitis-B- und -C-Viren und HIV gute Beispiele.
3. Genotoxische Ereignisse, angeborene oder erworbene Störungen des Erbguts durch Mutationen. Diese können ausgelöst werden durch Umwelteinflüsse wie Toxine, Radioaktivität oder Integration von fremdem Erbgut. Einige dieser Faktoren werden auch durch Virusinfektionen ausgelöst, wie für die integrierenden Retroviren beschrieben. Vielleicht wirken auch Springende Gene in unserem Erbgut bei der Integration genotoxisch und krebsfördernd.
4. Regulatorische RNAs – sie sind ganz neu.

Es gibt zwei Gruppen von Viren, die bei der Krebsentstehung mitwirken: Eine Gruppe umfasst die onkogenen Retroviren, sie verursachen allerdings selten Krebs beim Menschen. Eine Ausnahme ist das mit dem HIV verwandte HTLV-1. Doch bei Tieren führen einige Retroviren zu Erkrankungen, so bei Katzen und Rindern zu Leukämien, bei Mäusen zum Mammakarzinom, auch Ziegen und Schafe erkranken an Retroviren, wenn auch nicht immer an Krebs.

Die andere Gruppe besteht aus DNA-Viren, wie dem Humanen Papillomavirus, HPV, oder Herpesviren wie dem Epstein-Barr-Virus, EBV, oder auch dem Kaposi-Sarkom-Virus HHV-8. Das Hepatitis-B-Virus, HBV, ist eine Art Zwitter, es enthält zwar DNA als Genom, jedoch entsteht diese DNA mit Hilfe einer Reversen Transkriptase, weshalb HBV als eine Art Retrovirus, genauer als Pararetrovirus bezeichnet wird. Doch anders als die Retroviren integriert es sich normalerweise nicht ins Erbgut, sondern nur bei Tumoren und wirkt genau in den Fällen genotoxisch. Bei HBV helfen eine chronische Entzündung der Leber sowie das geheimnisvolle, multifunktionelle virale X-Protein, eine Art Onkogen-Protein, noch zusätzlich bei der Tumorbildung. Chronische Entzündungen werden auch hervorgerufen durch eine scheuernde Zahnprothese oder Armstrongs Fahrradsattel. Ja, sogar ein Metallstück (zukünftige Chips?), eingenäht unter die Haut einer Maus, wurde zum Tumormodell im Labor. Ein langanhaltender chronischer Reiz ist also immer eine potentielle Gefahr für eine Tumorentstehung. Das Hepatozelluläre Karzinom entsteht besonders häufig in bestimmten Regionen der Welt durch Mitwirkung von weiteren Faktoren wie in China durch Aflatoxine beispielsweise des Pilzes *Aspergillus flavus*, der Nahrungsmittel verunreinigt. Nach dem Krieg hat man Schimmel auf Marmeladen weggekratzt. Das war aus der Not geboren, denn das Wurzelgeflecht, Mycel, und Sporen sieht man nicht und entfernt man so nicht. Alles muss weggeworfen werden. Eine Impfung gegen HBV hilft erfolgreich gegen die Virusreplikation und Spätfolgen wie Leberkrebs. Wer denn gegen HBV geimpft sei, fragte ich 1995 in Zürich die Medizinstudenten. Es waren drei von 100. Die Impfung war keineswegs Standard. Einer Studentin packte ich damals die dritte nötige Impfspritze, die ihr noch fehlte, ins Gepäck vor ihrer Abreise zum Praktikum an einer Klink im Ausland. Heute sollte nicht nur jeder Medizinstudent, alle sollten geimpft und der Impferfolg überprüft sein. Die Infektion wird nicht mehr als Berufserkrankung anerkannt beim medizinischen Personal, denn sie ist vermeidbar.

Ähnlich wie HBV führt auch das Hepatitis-C-Virus, HCV, zu Leberkrebs, dem Hepatozellulären Karzinom, HCC. In riesigem Ausmaß kam es in Ägypten durch kontaminierte Spritzen zu HCV-Infektionen. Vor etwa 40 Jahren sind Millionen Ägypter versehentlich durch dreimalige Injektionen mit einem Medikament gegen die Parasitenerkrankung Schistosomiasis (Bilharziose) mit HCV infiziert worden. Die Therapie half gegen die Parasiten, führte aber nach Jahrzehnten zu HCC. Auch in der ehemaligen DDR kam es durch eine Impfung bei 3000 Frauen zu unfreiwilliger HCV-Übertragung. Die Frauen sollten durch eine Impfung vor dem Schicksal bewahrt werden, keine weiteren Kinder mehr bekommen zu können, so wie Johann Wolfgang von Goethes Frau wegen der Rhesusfaktor- oder Blutgruppenunverträglichkeit. Man erinnert sich wohl ungern, dass bei dem legendären WM-Finale, dem «Wunder von Bern», 1954 viele Spieler nach einigen Monaten an Hepatitis erkrankten. Es wird eine kontaminierte Vitaminspritze verdächtigt, die reihum ging. Erst Jahrzehnte später konnte man auf eine HCV-Infektion schließen, die inzwischen bei einigen zu Tumoren geführt hatte. Der Vorreiter der HCV-Forschung, Ralf Bartenschlager, hat eine vereinfachte HCV-Replikation in der Zellkultur durch ein sog. Replikon eingeführt. Sehr bald folgte ein Bluttest auf HCV vor Bluttransfusionen. Das reduzierte die Neuinfektionen. Doch 170 Millionen Menschen sind weltweit bereits infiziert. Heute geht Bartenschlager davon aus, dass HCV das nächste ausgerottete Virus sein wird, die neuen Medikamente seien so wirkungsvoll und «klären» das HCV aus dem Organismus, entfernen es total, dass bei genügend weltweit verfügbaren Hemmstoffen das HCV sich totläuft. Eine wunderbare Zukunftsvision. Wieweit damit den chronisch Infizierten noch geholfen werden kann, bleibt abzuwarten.

Das Humane Papillomavirus, HPV, hat viel Aufsehen erregt. Harald zur Hausen erhielt für den Nachweis der Rolle von HPV bei der Krebsentstehung zusammen mit den beiden HIV-Forschern Françoise Barré-Sinoussi und Luc Montagnier 2008 den Nobelpreis. Besorgte Mütter fragten, ob Mädchen vor dem Geschlechtsverkehr gegen HPV geimpft werden sollten, obwohl die Wirkung des Virus sich erst nach Jahrzehnten zeigen würde als Zervixkarzinom, Gebärmutterhalskrebs. Sehr viele Frauen werden im Laufe ihres Lebens mit HPV infiziert, aber nur wenige entwickeln einen Tumor. Weitere Faktoren spielen eine Rolle. Hauptsächlich zwei HPV-Typen, HPV-16 und HPV-18, von insgesamt 178 bekannten HPVs führen zu Krebs. Auch junge Männer sollten sich impfen lassen, wünscht sich zur Hausen. HPV trägt auch bei zu Mundhöhlenkrebs, Krebs am After und den äußeren Genitalien. An 5 Prozent aller Tumore weltweit ist HPV beteiligt.

Papillomaviren gehören zu den «Papovaviren»: Papilloma-, Polyoma-, SV40-Viren, alles kleine DNA-Viren. Sie integrieren normalerweise nicht, doch wenn sie es tun, sind sie genotoxisch und gefährlich. Polyomaviren werden aktiv bei Immunsupprimierten im Fall von Transplantationen, wo besonders ein Typ, das BK-Virus, zu Tumoren führen kann, sowie das SV40, Simian-Virus 40, das eigentlich nur in Tieren als Tumorvirus wirkt. Meistens zerstören diese Viren die Wirtszelle bei ihrer Vermehrung, und nur bei 1 Prozent der infizierten Zellen integrieren die Viren ihre DNA ins Erbgut der Zelle, als wäre es ein Versehen. Dieses genotoxische Ereignis steigert dann die Krebsentstehung. Ein Poliovirus-Impfstoff war vor vielen Jahren in Affennierenzellen produziert worden, die mit SV40-Viren verunreinigt waren. Man fürchtete eine erhöhte Tumorrate als Spätfolge. Diesen Impfstoff hatten Millionen von Russen im damaligen Ostblock erhalten. Sie wurden dann jahrelang auf Entstehung von Tumoren getestet. Der befürchtete Super-GAU traf zum Glück nicht ein.

Pro Jahr gibt es weltweit etwa 8 bis 10 Millionen Krebstote, mit steigender Tendenz, denn besonders in ärmeren Ländern nehmen Tumore zu. Auf der Suche nach Krebsursachen hilft immer noch die uralte Wissenschaft der Epidemiologie. Dadurch findet zur Hausen eine erhöhte Darmtumorrate in Argentinien und verdächtigt das Rindfleisch, vor allem die Zubereitungsart der dicken Steaks, bei denen Viren durch nicht genügend Hitze intakt bleiben. Auch in europäischen Rindern findet er verdächtige virusähnliche Strukturen, die er jetzt auf potentielle Krankheitsursachen testet. Er hat ja schon mal recht gehabt mit dem HPV, vielleicht auch dieses Mal wieder.

Ein Virus – eine Krankheit? Diese Gleichung stimmt nicht. Ein Virus und viele Faktoren führen zu vielen verschiedenen Krankheiten – das gab schon oft Anlass zu Verwirrungen. Für die Vielfalt der Erscheinungen von Tumoren liefert das Epstein-Barr-Virus, EBV, ein Beispiel. EBV ist ein Herpesvirus, das drei Erkrankungen hervorruft, Mononukleose in der westlichen Welt, Burkitt-Lymphom (BL) in Afrika und Rachenkrebs in China. Zwar helfen verschiedene Kofaktoren, aber man würde trotzdem keinen gemeinsamen Nenner wie das EBV vermuten. Tatsächlich zeigen neue Technologien des Sequenzierens, dass doch kleine genetische Unterschiede der Viren bei den verschiedenen Erkrankungen auftreten, EBV ist in den drei Fällen doch nicht identisch! Es müssen sich lokale Mutationsmuster ausgebildet haben. Den Beitrag der Unterschiede muss man nun erst klären. Kofaktoren helfen bei der Krebsentstehung mit, wobei ein solcher Kofaktor das Myc-Protein beim BL ist, das beim Wachstum der Tumorzellen mitwirkt.

Einige Krebsviren seien noch erwähnt, so das Kaposi-Sarkom-assoziierte Herpesvirus, KSHV, heute das Humane Herpesvirus, HHV-8, genannt. Es wurde zum Erkennungszeichen einer HIV-Infektion. Zwar war es schon vorher bekannt, vor allem jedoch bei alten Männern und nicht bei Jugendlichen. HHV-8 führt zu starker Angiogenese, zu neuen Blutgefäßen und Hämangiomen, so dass zur Therapie Hemmstoffe gegen den dafür verantwortlichen Wachstumsfaktor, den Vascular Endothelial Growth Factor, VEGF, eingesetzt werden. VEGF signalisiert und verursacht Blutgefäßbildung, damit die wachsenden Tumore ernährt werden können. Das gilt generell für Tumorwachstum, so dass man hoffte, mit Angiogenese-Hemmstoffen universell wirksame Medikamente als Tumortherapie entwickeln zu können – bisher wirken sie jedoch nur vorübergehend.

Das Humane T-Lymphotrope Virus, HTLV-1, führt endemisch in Japan zur fulminanten Leukämie, der Adulten T-Zell-Leukämie, ATL, und in Afrika zur Tropischen Spastischen Paraparese, TSP. Das Virus wird hauptsächlich durch die Muttermilch übertragen und lässt sich durch Aufklärung der Mütter auf einfache Weise vermeiden. Welche Kofaktoren an der Bildung der verschiedenen Tumore beteiligt sind, ist nicht gut bekannt. Vielleicht unterscheiden sich ja die Viren auch geringfügig in ihren Sequenzen, was man nur noch nicht weiß. HTLV-1 weist eine Art Onkogen auf, Tax, das zwar mit keinem zellulären Gen verwandt ist und somit kein klassisches Onkogen darstellt. Woher es wohl stammt, weiß man nicht. Es wirkt ähnlich wie andere retrovirale Onkogene als Transkriptionsfaktor von Zellgenen und setzt Signalkaskaden in Gang. HTLV wurde auch mit dem Seminom in Verbindung gebracht, einem gutartigen Hodentumor bei jungen Männern, der oft bei Voruntersuchungen von Rekruten erkannt wird, aber völlig ausheilt.

HIV selbst verursacht keinen Krebs, trotzdem ist Krebs oft eine Spätfolge von HIV. Dabei wirkt HIV insbesondere mit anderen Viren zusammen. So führt HIV zusammen mit EBV zu Lymphomen, mit einem Herpesvirus, dem Kaposi-Sarkom-Virus, zum Kaposi-Sarkom und mit HPV zu Gebärmutterhalskrebs. In der Spätphase der HIV-Erkrankung kooperieren also mehrere Viren bei der Krebsentstehung, zusätzlich zu anderen Faktoren. Eine wichtige Frage betrifft die Rolle des Immunsystems bei der Krebsentstehung in HIV-Infizierten. Selbst bei guter antiretroviraler Therapie ist das Immunsystem anscheinend geschwächt und führt im fortgeschrittenen Stadium zur Krebsentstehung. Gilt das auch ohne HIV für alternde Immunsysteme? In der Tat nimmt die Tumorentstehung auch ohne HIV mit dem Alter zu. Was lässt da nach? Kann man das therapieren? Um diese offenen Fragen bei der Krebsentstehung mit und ohne HIV-Infektionen zu erforschen, ist ein neues Institut für Krebsforschung unter Leitung von Harold Varmus entstanden.

Sonderbare Todesfälle

Vor vielen Jahren schickte mir meine Mutter eine Zeitungsnotiz, die ich bis heute aufbewahrt habe. Ich war damals Wissenschaftlerin am MPI für molekulare Genetik in Berlin und forschte über Onkogen-Proteine von Retroviren wie Myc, Myb, Raf, Ras, Src, Ets, Tax und Erb-B2. In einem Institut in Paris seien mehrere jüngere Wissenschaftler an Krebs gestorben. «Kann das bei dir auch passieren?», fragte eine besorgte Mutter – zu Recht! Eine Untersuchungskommission hat dann allerdings herausgefunden, dass es sich um unterschiedliche Tumore gehandelt habe, und deshalb (so dachte man damals) könnten sie nichts mit dem im Institut untersuchten SV40-Virus zu tun haben. Das ist 40 Jahre her! Man hatte dort das T-Antigen von SV40 als einen gemeinsamen Nenner der diversen Erkrankungen unter Verdacht, doch alle Tumore waren unterschiedlich, und so schloss man das T-Antigen als Ursache aus, vermutlich zu Unrecht. Es kommt jedoch auf die Zusatzfaktoren an, was für ein Tumor letztlich entsteht. Der eine Mensch raucht dazu, der andere hat mit radioaktiven Substanzen oder giftigem Ethidiumbromid gearbeitet oder trägt Mutationen im Erbgut, zusätzlich zum T-Antigen. Ich kenne inzwischen mehrere Fälle, wo ich das T-Antigen verdächtige, bei der Tumorentstehung mitgewirkt zu haben. Doch die Beweisführung ist sehr schwierig. Meine Studenten habe ich jedenfalls vor SV40-Viren und deren T-Antigen immer dringend gewarnt. Dabei kommen die SV40-Viren beim Menschen so gut wie gar nicht vor, doch im Labor eben in vergleichsweise extrem großen Mengen. Beim Ableben von Kollegen stelle ich mir insgeheim immer die Frage nach potentiellen Kanzerogenen aus dem Labor, wo es bis heute viele Risiken gibt.

Wir haben seinerzeit das Phenol noch mit dem Mund pipettiert. Der Forscher Hans Aronson nahm vor etwa 100 Jahren per Pipette aus Versehen einen tödlichen Schluck Diphtheriatoxin, an dem er verstarb. Seine Frau verschmerzte den Tod ihres Mannes nie mehr und spendete den Aronson-Preis. Sie trug Diamantenklunker auf ihren Schuhen und verstarb früh vor Kummer. Den Aronson-Preis für Krebsforschung erhielt ich 1987 und kaufte mir dafür eine kleine zweimanualige Pfeifenorgel mit Pedal, denn das Preisgeld sollte ausdrücklich nicht für die Forschung, sondern ein Hobby eingesetzt werden.

Ein Kollege erkrankte an einem Mundhöhlentumor, er hatte jahrelang mit dem SV40-Virus gearbeitet und mit dem Mund pipettiert. Hing das zusammen? Das sind Kasuistiken und keine soliden Beweise für die Ursache. Später kam der lästige rote Gummiball zum Pipettieren auf. Heute gibt es die automatischen Pipetten, das Pipettieren mit dem Mund ist nun wirklich tabu!

Das T-Antigen war der Hoffnungsträger der Krebsforscher zu Zeiten von Präsident Nixon. Ein Virus mit nur fünf Genen und einem einzigen T-Antigen, welches Tumore in Tieren verursacht, damit müsste man doch sofort das Krebsproblem knacken! «War on Cancer» hieß Nixons Kampagne aus dem Jahr 1971. Cold Spring Harbor und viele Labore machten sich an die Arbeit. Wir wissen inzwischen viel, aber den Krebs bewältigt haben wir nicht. Das T-Antigen ist ein «Alleskönner», und das hat man gewaltig unterschätzt. Ich halte es nicht für ausgeschlossen, dass es 500 der humanen 22 000 Gene beeinflusst; diese Anzahl rechnet man auch dem Myc-Protein zu. So etwas können eben die Viren am besten.

Neueste Untersuchungen weisen auch auf Bakterien als Krebsursache hin. Sie wurden bisher weniger beachtet. So ist möglicherweise ein sexuell übertragbares Bakterium, das sich intrazellulär vermehrt, *Chlamydia trachomatis,* an der Entstehung von Eierstockkrebs (Ovarialkarzinom) beteiligt, wie Wissenschaftler am MPI für Infektionsbiologie in Berlin zeigen. Es wirkt genotoxisch, blockiert Reparaturmechanismen der Zelle und verhindert das Absterben der Zelle – so entsteht ein Tumor. Etwas Ähnliches gilt vielleicht auch für das Magenbakterium *Helicobacter pylori*. In Zukunft dürften noch andere Infektionen bei der Krebsentstehung überführt werden.

Retroviren als Lehrmeister der Krebsforschung

Retroviren haben uns zu den Krebsgenen geführt. Damit wurde vor etwa 50 Jahren die molekulare Krebsforschung eröffnet. Wir fischten damals gleich sieben solcher Onkoproteine auf einen Streich, und das ging so:

Ich organisierte am MPI in Berlin unter der Schirmherrschaft von EMBO einen Laborkurs über Viren und Onkogene für 30 Studenten aus aller Welt. Ein amerikanischer Gast, Mette Strand, brachte den Studenten und ganz unerwartet auch uns die seinerzeit brandneue Technologie zur Herstellung von monoklonalen Antikörpern bei. Dabei wird eine Antikörper produzierende Zelle durch Fusion mit einer ewig lebenden Tumorzelle, die aus dem Plasmozytom stammt, zu einem Zellhybrid oder Hybridoma «verewigt». Aus der Vielzahl der dabei entstehenden Zellen muss man einzelne herausselektionieren und hochzüchten. So entsteht ein Klon, der aus identischen Zellen besteht, die alle einen einzigen hochspezifischen «klonierten», monoklonalen Antikörpertyp produzieren. Alle Antikörper sind identisch und erkennen dieselbe Stelle (Epitop) des Antigens. Sie dienen inzwischen nach Anpassung an den Menschen zur hochspezifischen erfolgreichen Krebstherapie. Die Medikamentennamen enden dann oft auf ...mab, wie Tuxi...mab für «monoclonal antibody».

Eine Mitarbeiterin in Berlin war durch diesen EMBO-Kurs europaweit eine der Ersten, die monoklonale Antikörper isolierte. Sie war sehr begehrt, weil sie monoklonale Antikörper gegen völlig ausgefallene Proteine herstellte, wie das Oberflächenprotein von Trypanosomen, dem Erreger der Schlafkrankheit. Der beste unserer hochspezifischen Antikörper gegen virale Krebsproteine erkannte nicht, wie erhofft, die Krebsproteine, sondern einen anfusionierten Anteil, ein virales, sehr immunogenes Strukturprotein Gag. Ein Dutzend viraler Krebsproteine fängt mit dieser Sequenz an. Wir hatten also eine Angel hergestellt und fischten auf Anhieb mehrere neue Onkoproteine, Myc, Mil/Raf, Myb, Ets, Erb-B2, und zwei weitere mit dem Gag-Anteil des Virus, Gag-Myc etc. Mit der Charakterisierung dieser Proteine verbrachten wir heiße Sommernächte im Labor. Doch konnten wir die vielen neuen Ergebnisse gar nicht schnell genug bewältigen und publizieren. Das ist ein seltenes Erlebnis in der Wissenschaft und ist mir nie wieder begegnet. Das Onkoprotein Myc steht bis heute hoch im Kurs und wird nochmals bei den Stammzellen erwähnt. Das Onkogen-Protein Mil/Raf erwies sich überraschend als eine neuartige Serin/Threonin-Kinase. Damit unterschied sie sich von anderen derzeit bekannten Krebskinasen, die Tyrosin phosphorylieren. Entsprechend groß waren erst einmal Skepsis und Widerstand der Gutachter und Kollegen gegen unsere Entdeckung. Mil heißt die Kinase in Retroviren von Hühnchen (nach Mill Hill, einer Stadt in England) und Raf (Rat Fibrosarcom) in der Ratte bis hin zum Menschen. Wir organisierten uns einen Kontrollantikörper für den Gag-Anteil der Raf-Kinase, der dem Spender immerhin eine Koautorschaft auf unserem *Nature*-Paper 1984 einbrachte. Dass dieser Antikörper einem Kollegen in den USA aus dem Gefrierfach entnommen worden war, erfuhr ich Jahre später so ganz nebenbei vor der Tür des Cold Spring Harbor Labors in USA. Ich hätte ihm ja wenigstens danken können, war der Vorwurf des Eigentümers, der sich wunderte, wie ich überhaupt zu seinem Antikörper gekommen war! Das Paper war inzwischen erschienen, ich konnte ihn als Autor nicht mehr berücksichtigen und den anderen Namen nicht mehr entfernen. Die neuartige Mil/Raf-Kinase war meine beste Entdeckung, doch blieb sie wenig beachtet. Andere steckten in den USA die Anerkennung dafür ein. Das hing wohl mit dem entwendeten Antikörper zusammen.

Die Kinase wurde außerdem schnell zum Schulbuchwissen. Die Raf-Kinase ist ein universeller Signalüberträger und Mitglied einer

Kinasekaskade von der Membran zum Zellkern. Diese besteht aus Kinasen, die sich nacheinander Phosphate liefern und damit aktivieren, so wie Staffelläufer bei der Stafettenübergabe. Es gibt sozusagen vier Staffelläufer, diese heißen Ras, Raf, MEK und ERK. Die Stufen der Kaskade erlauben seitliche Netzwerke, Rückkopplungen und gegenseitige Regulation. ERK überwindet zum Schluss die Kernmembran wie ein Hürdenläufer und landet bei den Transkriptionsfaktoren im Zellkern. Diese empfangen ein Phosphat und werden damit reguliert, um diverse zelluläre Gene und damit Programme anzuschalten. Der Weg ist universell und führt je nach auslösenden Signalen zu vielen verschiedenen Phänomenen: zum Wachstum der Zelle, zur Differenzierung oder Spezialisierung, zum Altern, zur Hormonproduktion, Stress-Response, zum Riechen – und zum Sterben. Es geht zu wie beim Fernsehen, eine Antenne sendet über einen Signalweg alle diversen Programme ins Wohnzimmer. Wie überall in der Biologie hängt das Ergebnis dieser universellen Vorgänge vom Kontext ab, von Zellfaktoren aus der Umgebung. Doch alles läuft über das Raf-Protein.

Außer Raf ist auch Ras (Rat sarcoma), ebenfalls ein virales Krebsprotein, beteiligt. Beide führen zur Krebsentstehung, wenn die Lauferei der «Staffelläufer» gar nicht mehr aufhört! Hyperaktives Ras und Raf sind durch Punktmutationen aktiviert. Ras ist schon lange eines der prominentesten und markantesten Onkoproteine; in 80 Prozent der menschlichen Tumore ist es permanent angeschaltet. Bislang gibt es jedoch dagegen keinen guten Hemmstoff. Ras-verwandte Proteine, G-Proteine genannt, weil sie GTP binden, sitzen an der intrazellulären Seite vieler Rezeptoren, den G-Protein-gekoppelten Rezeptoren, GPCR, für die es überraschend 2012 den Nobelpreis gab. Sie waren längst bekanntes Schulbuchwissen, doch die dreidimensionale Kristallstruktur war neu und sie bildet die Basis für die Entwicklung von Medikamenten – darum der Nobelpreis.

Ein Befehlsempfänger von Ras ist Raf, denn Ras stimuliert die Raf-Kinase. Auch beim Raf gibt es eine Mutation, B-Raf, welche in vielen Tumoren aktiviert ist, besonders bei der Hälfte der Malignen Melanome, bei 3 Prozent von Ovarialkrebs sowie bei Darmkrebs, Schilddrüsen- und Hirntumoren. Erst kürzlich gelang die Gewinnung von Hemmstoffen gegen Raf; plötzlich gibt es fast ein halbes Dutzend fertige Medikamente, 30 Jahre nach unserer Entdeckung dieser Kinase-Aktivität. Raf-Kinase-Hemmer sind gegenwärtig ein neuer Star der Tumortherapie und Themenschwerpunkte der neuesten Krebskongresse. Auch gegen MEK gibt es einen neuen Hemmstoff. So lassen sich nun Kombinationstherapien gegen zwei Kinasen durchführen, die zusammen besonders wirksam sind. Mehrfachtherapien werden zukünftig auch bei der Tumortherapie die Methode der Wahl sein, da sie weniger zu Resistenzen führen, wie wir bei der Mehrfachtherapie von HIV – sogar aus drei Medikamenten, der Tripeltherapie – gelernt haben. Kürzlich traf ich einen früheren Mitarbeiter, inzwischen Ordinarius für Dermatologie, der Hemmstoffe gegen die Raf-Kinase bei Patienten erfolgreich einsetzt. «Darüber haben Sie doch mal gearbeitet», sagte er. «Nein», erwiderte ich, «ich habe sie gefunden!» Das wusste er nicht und sagte zu Recht, das hätte ich ja nie betont. Dann betone ich es jetzt hier!

Auch bei Brustkrebs ist ein von Tumorviren bekanntes Onkoprotein das Ziel für Therapien mit dem Medikament Herceptin. HER-2/Neu oder Erb-B2 heißt diese Rezeptor-Tyrosinkinase, die in 25 Prozent der Brusttumore überproduziert wird. Ursprünglich wurde das Onkogen im Avian-Erythroblastosis-Virus, AEV, entdeckt, das heute keiner mehr kennt. Und dieses Hühnchenvirus hat überhaupt nichts mit Brustkrebs, sondern mit Blutkrebs zu tun! Verwunderlich. Wieso das so ist, weiß ich bis heute nicht.

Das Onkoprotein Raf ist bemerkenswert, da es zu Wachstum, aber auch zu Wachstumsstopp führen kann, also zu zwei total entgegengesetzten Reaktionen. Der Wachstumsstopp war überraschend; bei einem Krebsgen würde man Wachstumsstimulation erwarten. Doch Zelltyp, Art und Konzentration von Stimulatoren der Zelle entscheiden über das Ergebnis. Eine zweite Kinase redet mit, Akt, auch Proteinkinase B oder PKB genannt. Auch diese stammt als Onkogen aus einem Retrovirus, das in sog. AKR-Mäusen Thymome verursacht, daher der Name «Akt». Raf führt zum Wachstum von Zellen und Akt zum Überleben durch anti-apoptotische Wirkung, also durch Verhindern des Zelltodes. Die beiden Kinasen beeinflussen sich gegenseitig, sie reden miteinander in einem «cross-talk». Akt phosphoryliert Raf, und das führt entweder zum erwarteten Wachstum oder zum Gegenteil, zum Wachstumsstopp und zur Differenzierung der Zelle.

Diese überraschenden Daten wurden von uns an die Zeitschrift *Science* eingereicht und zum Druck angenommen. Dann kam ein Brief von *Science*, sie hätten zu dem Thema noch ein Paper, das hätten sie zwar abgelehnt, aber der Laborchef aus den USA hätte gegen die Ablehnung protestiert. Wir wunderten uns, dass man gegen eine Ablehnung überhaupt protestieren kann. Der Redakteur von *Science* bat uns um Geduld. Es gab angestrengte Wartezeiten, die Publikation unserer Arbeit wurde verschoben. Die «Konkurrenz» setzte sich durch und *Science* schien einzulenken. So gab es schließlich zu unserer größten Überraschung zwei Publikationen, eine, in der viel Raf zu Differenzierung führte (nicht zu Krebs – darin bestand die Überraschung), und eine andere, in der Raf zu Krebs führte. Ein früherer Mitarbeiter aus Zürich hatte diese Untersuchungen in New York fortgeführt. Er hatte oft seinen Kollegen in Zürich angerufen, so waren wir beteiligt. Wir hatten nun zwei *Science*-Papers «back to back», also nebeneinander (1999). Das war zweimal ein «Sechser im Lotto».

Die unerwartete Rolle von Raf bei Wachstum und Wachstumsstopp zeigte sich dann auch für andere Krebsgene, etwa für Src, Ras, Fos etc. Onkoproteine sind also Janusköpfe, sie können zu Wachstum oder zum Gegenteil, Wachstumsstopp mit Differenzierung, führen. Die Umgebung beeinflusst das Ergebnis, dazu gehören innere Zellfaktoren wie auch Stimulationsfaktoren der Zelle von außen. Dieses Ergebnis muss bei Krebstherapien unbedingt beachtet werden, sie können je nach Tumorzelltyp und Milieu zum Gegenteil des Gewünschten führen. Ein Hemmstoff gegen Raf oder Ras kann Tumorwachstum ankurbeln, statt zu bremsen und Krebs zu heilen.

Genau das wurde kürzlich als Nebenwirkung für Patienten sogar in *Nature* publiziert und als unerwartet, ja sogar als gegenteilig zu allen Erwartungen beschrieben (ohne unsere Befunde zu zitieren). Dabei hatten wir genau diese überraschenden Effekte publiziert und diese Konsequenzen vorhergesagt. Aber das war wohl trotz des prestigeträchtigen Doppelpapers in *Science* nach 15 Jahren einfach vergessen – oder unterschlagen – worden. Ich forderte in einer Diskussion: «korrekte Zitate!» Das brachte mir unerwartet Beifall der meist jungen Zuhörer und sogar ein Pralinengeschenk ein – und den Zorn der Veranstalter. Doch die Redakteure diverser Zeitschriften wurden nachdenklich, wo es doch die vorzüglichen Suchmaschinen gibt, «Pubmed», mit allen Publikationen weltweit. Wir Autoren sollten alle eine eidesstattliche Erklärung abgeben, dass wir die vorhandene Literatur auf faire Weise ausgewertet haben. So etwas gibt es schon bei Firmenabhängigkeiten.

Nicht vergessen hat mich hingegen die Pharmaindustrie, die über zuverlässige Adresskarteien verfügen muss (wie die Banken auch, die nie meinen Geburtstag vergessen!), denn ich erhalte regelmäßig Werbebroschüren über Raf-Reagenzien zu Forschungszwecken, die ich nicht mehr brauche.

Das Myc-Protein und Reaktorunfälle

Eine andere Klasse von onkogenen Proteinen sind die Transkriptionsfaktoren, die Gene an- und abschalten können und auf diese Weise die Transkription von DNA in mRNA regulieren. Auch sie können das Wachstum von Zellen vorantreiben. Es sind zwar alle Gene in einer Zelle vorhanden, aber nur einige davon sind jeweils aktiv. So entstehen die verschiedenen Zelltypen, von denen wir 200 haben. Das kann auch schiefgehen: Transkriptionsfaktoren gibt es auch als onkogene Proteine bei Tumorviren und diese führen zu Krebs. Ein Beispiel ist das Myc-Protein aus dem Vogel-Myelozytomatose-Virus, MC29, einem Tumorvirus, dessen Myc-Protein im Hühnchen zu Bluttumoren, wie Leukämien oder Lymphomen, und sehr schnell zum Tode führt. Dabei helfen die starken viralen Promotoren, die LTRs, kräftig mit und sorgen für viel zu große Mengen des Myc-Proteins. Das Krebsgen myc ist allen Krebsforschern seit seiner Entdeckung vor etwa 50 Jahren als Bestandteil des MC29-Virus bekannt. Bis heute ist mir rätselhaft, warum das so extrem vielseitige Myc-Protein nur zu einem sehr speziellen Tumor in Hühnchen führt, der Myelozytomatose, einem Bluttumor. Es kann schließlich sehr viele Zellen zum Wachsen, auch zu Tumorwachstum antreiben. Eine Erklärung dafür habe ich nicht.

Viren zur Isolierung des Myc-Proteins musste man in Wachteleiern züchten. Die Eier verschwanden immer überraschend aus dem Tierstall! Einmal brüteten wir Hunderte von Eiern aus, um mit kleinen Wachteln als Bodenvögel die Vogelvoliere der Pfaueninsel zu bevölkern. Bei Pfaueneiern misslang allerdings das Experiment, obwohl wir eigens dafür die Eierbebrütungsanlage auf die Rieseneier umstellten.

Die geregelte Aktivierung des Myc-Proteins führt zum kontrollierten Wachstum der Zellen; Myc treibt die Zellen durch die verschiedenen Phasen des Zellzyklus, Wachstum und Teilung. Das normale Myc und das onkogene Myc unterscheiden sich dadurch, dass Myc im Tumor nicht abgeschaltet wird. Der Sequenz des Proteins sieht man das jedoch nicht an, es ist in beiden Fällen identisch, wird nur anders reguliert. Die

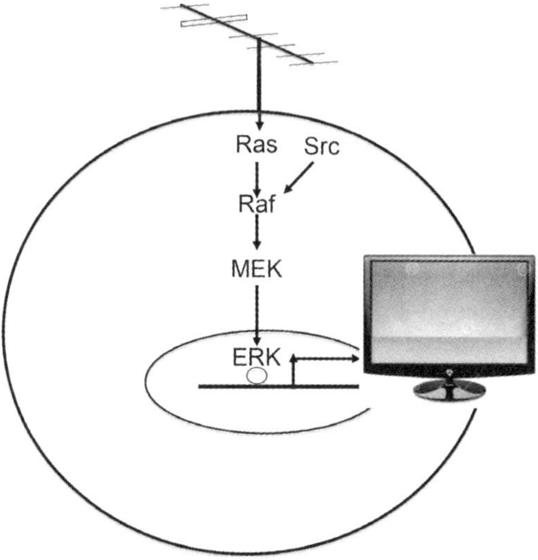

Abb. 8: Signalweg in der Zelle über Ras, Raf, MEK, ERK zur Genregulation

Zelle teilt sich im Nonstop-Verfahren, genau wie für die anderen Onkoproteine beschrieben. Doch im Gegensatz zu Ras oder Raf ist Myc nie mutiert. Myc wirkt durch Menge. Doch nicht nur die Menge ist entscheidend, sondern auch Zeitpunkt und Ort, wann und wo das Myc aktiv ist. Je mehr Myc-Protein, desto aggressiver ist das Tumorwachstum. Die Myc-Mengen können im schnell wachsenden Hirntumor bis zu zehntausendfach hochgeregelt sein. Das sind die gefährlichen Effekte von Tumorproteinen: falsche Dosis und falscher Zeitpunkt! Auch für Myc gilt das genannte Paradoxon; es ist ein virales Onkogen-Protein, führt aber auch zu Tumoren ohne jede Beteiligung von Viren, denn es ist egal, wer das Myc falsch reguliert, ein Virus oder ein falsches Chromosom nach einem Reaktorunfall.

Bluttumore, Leukämien und Lymphome treten besonders häufig als Folge von Reaktorunfällen auf. Das liegt in der Natur der Lymphozyten, die auf Genrearrangements ausgelegt sind durch Neurekombination von Genen, wie sie bei der Antikörperbildung nötig sind. In den Zellen gibt es daher viele Rekombinasen für den normalen Bedarf. Bei der Entstehung von Chromosomenbrüchen durch radioaktive Strahlung werden die Bruchstücke falsch rekombiniert, Translokation genannt. Wird dabei ein Stück vom Chromosom 8 zum Chromosom 14 transloziert, abgekürzt t(8,14), tritt der besonders gefürchtete starke Immunglobulin-Promoter auf Chromosom 14 in Kraft, der sonst unser Immunsystem aktiviert, um Antikörper zu produzieren, denn davon brauchen wir viel! Wenn ausgerechnet dieser starke Promoter das myc-Gen hochregelt, hat das fatale Folgen. Dadurch kam es zu Leukämien als Spätfolge von Tschernobyl. Eine weitere Chromosomen-Translokation t(9,22) führt zur Chronischen Myeloischen Leukämie, CML. Dabei entsteht das «Philadelphia-Chromosom», bei dem zwei wachstumshemmende Proteine zu einem fusioniert werden, dem besonders onkogenen Bcr-Abl. Ein Glücksfall führte zu dem Medikament Gleevec: Zwar hatte Novartis die Entwicklung dieses «Orphan Drugs» mit weniger als 10 000 Fällen pro Jahr abgebrochen. Doch ein Firmen-Ausgründer, Nick Leiden, führte es dann zum Blockbuster, da es nicht nur gegen die CML, sondern auch gegen andere Tumore wirkt.

Ein falscher, besonders starker Promoter aktiviert auch Myc beim Burkitt-Lymphom, BL, und beschleunigt das Tumorwachstum. Myc als Kofaktor im BL führte mich vor etwa 30 Jahren zu einem Kongress nach Israel, organisiert von George Klein aus Stockholm, einem Spezialisten für das BL. Als Deutsche und Gast eines KZ-Häftlings, der durch Flucht überlebt hatte, war ich zu der Zeit in Israel eine seltene Ausnahmeerscheinung, was ich unseren überraschenden Ergebnissen beim viralen Myc-Protein verdankte. Wir hatten es zum ersten Mal als Genregulator, als DNA-Bindungsprotein, beschrieben und das 1982 in *Nature* publiziert. Dafür erhielt nur ich einen Preis, den ich zwar mit den Mitarbeitern teilte, aber das Preiskomitee lehnte deren offizielle Beteiligung ab.

Auch ein Institutsdirektor aus Seattle, der neben mir im Taxi zu einem Kongress fuhr, war verärgert und warf mir vor, sie hätten die Ergebnisse zuerst gehabt. Meine beiden Mitarbeiter hatten Berlin nie verlassen, als sie dem Myc auf die Spur kamen und sogar mich damit überraschten. Doch der Kollege war wohl nicht nur neidisch, sondern auch einflussreich, denn es blieb jede positive Reaktion auf unsere Publikation in den USA aus. Wie sagte einer der Direktoren des MPI zu mir? Um jedes relevante Paper gibt es Streit, nur um die langweiligen nicht! Das war dann auch mein ganzes Forscherleben lang so.

Myc bindet an DNA, wo es Hunderte von Genen reguliert, als eine Art Endstation von diversen Signalwegen. Es wird durch Phosphate modifiziert, durch die Raf-Kinase, was zur Abstoßung von der ebenfalls negativ geladenen DNA führt und die Genexpression hemmt.

Das Grundprinzip einer Krebsentstehung durch Transkriptionsfaktoren und Aktivierung von falschen Genen lässt sich gut bei Gentherapieversuchen an immundefizienten Kindern erkennen. Dort entstand in einzelnen Fällen als Nebenwirkung Krebs. Ein Retrovirus mit einem Therapiegen hatte zwar den meisten kranken Kindern geholfen, aber in einigen Fällen Leukämien ausgelöst. Das Retrovirus trug kein Onkogen, aber einen starken viralen Promoter, und der schaltete einen falschen Transkriptionsfaktor, LMO2, an und verursachte die Tumorentstehung.

Im Rahmen einer großen Lymphomstudie wurden unsere Myc-Reagenzien, besonders unsere selbst hergestellten monoklonalen Antikörper zum Nachweis des Myc-Proteins, weltweit verschickt. Es galt herauszufinden, ob sie als Tumormarker zur Diagnostik dienen könnten. Eine große Studie von Blutkrebspatienten bestätigte die Rolle von Myc in menschlichen Tumoren. Diese Lymphomstudie brachte mir später einen Ruf an die Universität Kiel ein, wo es eine «Kiel-Klassifikation» von Lymphomen gibt. Ich wurde in die Stadt meiner Vorfahren berufen, aber daraus wurde nichts. Die Regierungschefin fand zwar meine blau-grüne Aktentasche schön, aber es fehlte an Finanzen. Mein Institut hätte direkt neben dem Wohnhaus meines Urgroßvaters am Schwanenweg gestanden. Doch es gab kein Geld für die Entsorgung von Virusabfällen – die man nicht einfach in die Ostsee kippen kann. Und die Möllingstraße in Kiel heißt nicht etwa nach mir, sondern nach meinem Urgroßvater, der als Oberbürgermeister den Hafen, den Nord-Ostsee-Kanal und die Bahn ausbaute. Er hätte eine schönere Straße verdient!

Myc ist im Jahre 2012 zu großen Ehren gekommen bei der Verleihung des Nobelpreises für die Erforschung von Stammzellen und Geweberegeneration. Es ist einer von vier wichtigen Faktoren, die eine alte Zelle wieder in eine Stammzelle verjüngen. Damit geraten die Zellen allerdings in bedrohliche Nähe zu Tumorzellen, zu deren Merkmalen ja das Wachstum zählt. Das ist eine gefährliche Gratwanderung. Myc macht «dick», jedenfalls kann man seit kurzem zeigen, dass aktiviertes Myc zu größeren Zellen führt! Die Bedeutung davon kennt man noch nicht.

Gibt es ein Medikament gegen Myc? Ein holländischer Kollege lud mich vor vielen Jahren spontan zu einem Flug nach Philadelphia ein zur

Firma Centocor (jetzt Johnson & Johnson) und hielt das Flugticket schon in der Hand. Ich sollte Ratschläge zu möglichen Medikamenten gegen Myc und zur Raf-Kinase geben. Mein Rat lautete zu der Zeit immer nur «nein»; eine Blockade dieser Gene bei Krebs sei riskant, könne mehr schaden als nützen. Bei Myc behielt ich recht. Das hemmt man bis heute lieber nicht wegen seiner Wichtigkeit für das Wachstum von allen Zellen, auch Stammzellen. Außerdem beeinflusst es an die tausend Gene. Bei der Raf-Kinase hatte ich unrecht. Ich dachte damals, die Hemmung einer von 1000 Kinasen könne nicht gutgehen, würde zu unerwünschten Nebenwirkungen führen. Ein derart enges Therapiefenster, nur eine von tausend Kinasen zu bremsen, konnte ich mir nicht vorstellen. Entsprechend kam niemand auf die Idee, diese Kinase zu patentieren. Das Bewusstsein dafür entstand viel später. Heute gibt es neue Raf-Kinase-Hemmer mit guten Therapieerfolgen bei Krebspatienten; weitere sind in Vorbereitung – nach 30 Jahren, so lange hat die Entwicklung gedauert. Da wären alle Patente sowieso verjährt. Und meine Rolle als Entdeckerin der Kinase ist sowieso längst vergessen.

Tumorsuppressor und Autounfall

Welche Ereignisse führen zum Tumor? Man denke an Autounfälle, für die es zwei Ursachen gibt: zu viel Gas geben oder Bremsversagen. In beiden Fällen fährt ein Auto mit zu hoher Geschwindigkeit – das entspricht einem zu schnellen Wachstum einer Zelle. Diese wird zur Tumorzelle also nicht nur durch Wachstumsstimulation, sondern auch durch Bremsverlust. Die Bremse heißt treffend Tumorsuppressor. Eine normale Zelle besitzt zwei Chromosomensätze und damit zweimal dieselbe Bremse. Erst wenn beide ausfallen, entsteht ein Tumor. Was passiert, wenn nur eine Bremse defekt ist, also nur ein Chromosom betroffen ist? Das fand Alfred Knudsen vom Fox Chase Cancer Center in der Nähe von Philadelphia am Beispiel eines Augentumors, dem Retinoblastom, heraus. Er entdeckte diesen Tumor bei Kindern und identifizierte denselben Typ auch bei alten Menschen. Das wunderte ihn. Er benannte das Gen, das den Tumor unterdrückte, Retinoblastomgen oder Rb-Gen. Wenn die Rb-Gene auf beiden Chromosomen defekt sind, entwickelt sich der Tumor schon bei Kindern. Die älteren Patienten werden dagegen mit nur einem Defekt geboren und erwerben erst im Laufe des Lebens einen weiteren hinzu. Erst dann kommt es zum Tumor. Er erhielt für diese «Two-hit»-Hypothese den Lasker-Award, eine Vorstufe zum Nobelpreis. Einen Nobelpreis für Tumorsuppressorgene gab es bislang noch nicht. Beim Lasker-Award erhält man eine kleine Kopie der zweiflügeligen kopflosen Siegesgöttin Nike von Samothrake, die im Louvre, aber als Kopie auch im Universitätshauptgebäude in Zürich steht. Sollen die Studenten täglich dieses Ziel vor Augen haben? Das wäre ein guter Ansporn, wenn er denn bemerkt würde.

Die Veranlagung zu Krebs ist also erblich. Doch der Mensch erbt zwei Chromosomen. Und wenn er ein krankes Chromosom erbt, dann kann das gesunde den Mangel wettmachen. Die halbe Rb-Dosis von nur einem Chromosom reicht für einen gesunden Phänotyp, alles scheint normal zu sein. Nur die Wahrscheinlichkeit für das Auftreten eines zweiten Fehlers ist erhöht und damit die Chance für eine spätere Erkrankung. Man merkt es nicht, wenn man einen Gendefekt geerbt hat.

Ein anderer Tumorsuppressor ist p53. Das Protein p53 hat fast so etwas wie eine Fingerstruktur, die über die DNA-Doppelhelix streicht und abtastet, ob dort DNA-Strangbrüche oder Mutationen vorliegen oder sonst etwas nicht stimmt. Dann schaltet p53 ein Alarmsystem an und treibt die Zelle zum Stillstand für eine Reparaturpause oder schickt die Zelle in den Tod, wenn die Situation hoffnungslos ist. Wenn beide Rettungsvorkehrungen versagen, kommt es zum Tumorwachstum.

Tumorsuppressorgene sind die Favoriten der Gentherapie gegen Krebs. Trotz der multifaktoriellen Entstehung eines Tumors lässt sich eine Tumorzelle in vielen Fällen mit einem einzigen Gen, dem p53, in eine normale Zelle zurückverwandeln. Das ist höchst verwunderlich und muss bedeuten, dass p53 eine Schlüsselrolle einnimmt. Es kann anscheinend Dutzende – wenn nicht Hunderte – von Krebsgenen in der Tumorzelle überspielen und die Zelle «normalisieren». Damit betreibt man Gentherapie. Ein Arzt aus der Stadt Kanton in China bietet diese Gentherapie bereits im Internet an. Doch sollten wir lieber abwarten, bis seriöse Forscher diesen Ansatz in Singapur realisieren, wo intensiv daran gearbeitet wird.

Dabei sind viele virale Onkogene nur deshalb so besonders onkogen, weil sie Tumorsuppressoren wegfischen. Viele Onkogene sind also zugleich Anti-Tumorsuppressorgene. Der Gegenspieler wird ausgeschaltet. Da addieren sich dann zwei der bedrohlichsten Krebsursachen, Onkogene und gleichzeitige Beseitigung der Tumorsuppressorgene. Den Viren geht es dabei um besonders viele Nachkommen. Die werden erreicht bei einer «heilsamen» Wirkung von Viren auf die Wirtszelle. Die kann sogar so weit gehen, dass die Viren den Zelltod verhindern. Den programmierten Zelltod, die Apoptose, zu unterbinden, sichert den Viren einen langlebigen Wirt und damit viele eigene Nachkommen. Apoptosehemmer findet man bei Adenoviren, Pockenviren, Herpesviren und dem ausgefallenen Afrikanischen Swine-Fever-Virus, bei dem dieses Phänomen entdeckt wurde.

Die Entstehungsstadien der Tumore sind von Bert Vogelstein aus Baltimore, USA, am Kolonkarzinom aufgeschlüsselt worden. Dabei kamen erschreckende Zahlen heraus. Die Stadien sind gekennzeichnet durch diverse Onkoproteine und Tumorsuppressorproteine, von denen es nach diesen Untersuchungen insgesamt jeweils 54 bzw. 71 gibt. Bis zu acht Gene sind in einem Tumor die entscheidenden Antreiber. Hyperproliferation, ein Frühstadium, dauert durch gutartige Polypen, Adenome, und Änderung von Zell-Zell-Kontakten (Adhäsionsmolekülen Cateninen) etwa sieben Jahre. Zuerst entstehen kleine Polypen, später die großen, dann wird der Akt-Kinase-Signalweg aktiv, Suppressorproteine fallen aus wie p53 oder das DCC-Gen, Deleted in Colon Cancer, anschließend werden weitere Onkoproteine wie die eben beschriebenen Wachstumssignale Ras und Raf aktiv. Dafür setzt Vogelstein einen Zeitraum von etwa 17 Jahren an! In den folgenden zwei Jahren entstehen die fortgeschrittenen Karzinome und zuletzt die Metastasen durch die Aktivierung von Metastasegenen (Met, mn23 für Metastase). Fast 30 Jahre läuft ein solcher Prozess insgesamt. Ein Fehler in einer Zelle steigert die Wahrscheinlichkeit für das Auftreten des nächsten Fehlers. Ab wann soll man da testen oder therapieren?

Metastasen – wie Zellen laufen lernen

Lange bevor sich jemand für Tumorsuppressorproteine interessierte, wurde eines von Elisabeth Gateff gefunden. Immerhin hat sie dafür 1988 den Meyenburg-Preis für Krebsforschung in Heidelberg erhalten, ansonsten wäre ihre Arbeit völlig vergessen. Sie nannte das Gen «discs-large», weil das Fehlen zu embryonalen Fehlentwicklungen bei den Imaginalscheiben von Fliegen führte, aus denen sich normalerweise Flügel, Beine und Antennen entwickeln. Der Zufall führte uns zu einem Tumorsuppressor von Src, einem PDZ-Protein, bei dem das D für discs-large steht. Das merkten wir allerdings anfangs überhaupt nicht, sondern wollten PDZ-Proteine hemmen, um Tumore zu verhindern. Das war falsch herum gedacht. Das verräterische D im Namen wies ja schon auf das Gegenteil, auf einen Tumorsuppressor, hin und hätte uns warnen können. Hemmstoffe gegen PDZ-Proteine verhindern keinen Krebs, sondern führen zu Krebs. Inzwischen hatten wir in einem großen Verbundprojekt zusammen mit der Firma Evotech in Hamburg eine umfangreiche Förderung vom Bundesministerium für Bildung und Forschung, BMBF, für die Hemmung von PDZ-Proteinen erhalten. Wir drehten die Frage kurz entschlossen um und untersuchten stattdessen, wie die PDZ-Proteine Tumore verhindern! Sie regulieren die Ausbildung von Zell-Zell-Kontakten, die bei Tumorzellen oft verloren gehen. Fehlt so ein Protein beim Menschen, kommt es zur Gaumen- und Lippenspalte oder zu Spina bifida («Offener Rücken»), bei denen sich Zell-Zell-Kontakte nicht schließen. Es gibt etwa 600 PDZ-Proteine, die Zell-Zell-Kontakte regulieren, Zellen zum Zusammenhalt zwingen, Wachstum verhindern und Zellverbünde und Zellrasen aufrechterhalten. Diese Proteine nutzen Herpesviren, um von Zelle zu Zelle zu «kriechen»; genau das heißt das Wort «herpes».

Die mit diesem Projekt verbundene millionenschwere deutsche Förderung hätte ich als Schweizer Professorin beinahe nicht annehmen können. Mit Martin Paul, dem späteren Dekan der Berliner Charité, teilten wir uns das Projekt. Es kam zu einer fruchtbaren Zusammenarbeit, bei der er mir sogar vertrauensvoll seine Briefbögen zur freien Verwendung überließ! Tumorsuppressorproteine wurden zu einem unserer Forschungsschwerpunkte.

PDZ-Proteine enthalten manchmal ein Dutzend solcher Domänen hintereinandergeschaltet, lagern unterhalb der Membran und reihen Rezeptorkinasen aneinander – überraschenderweise in der Reihenfolge genau so, wie sie nacheinander gebraucht werden. Darüber kann man nur staunen. Jede Einzelbindung an ein PDZ-Protein ist schwach, aber gemeinsam bilden sie ein starkes Gerüst an Zellkontakten oder Synapsen z. B. von Nervenzellen.

Darüber entstand eine Publikation in *Nature Biotechnology*, 1999, mit unzähligen Autoren. Einer der Autoren kehrte aus Zürich in seine Heimat Australien zurück und bescherte mir lauter unbekannte Koautoren aus Australien. Sein Chef am Telefon hörte meinen Protest gar nicht erst an, sondern wünschte gleich noch ein paar Koautoren zusätzlich und sprach von einer «Ehre» für seine Universität. Wir nahmen sie alle auf, ein halbes Dutzend. Ich kenne keinen von ihnen – bis heute nicht. Ein von Zürich nach Hawaii ausgewanderter Ferienstudent erzwang seine Koautorschaft sogar per Anwalt. Woher er allerdings nach jahrelanger Funkstille in Hawaii wusste, dass wir in Zürich ein Paper zur Publikation vorbereiteten, blieb mir ein Rätsel. Das wollte ich auch lieber nicht herausfinden.

Src-Proteine gibt es mit und ohne Haken für die Bindung an PDZ-Proteine. In frei schwebenden Blutzellen fehlt er, im Zellverbund ist er nötig. Beseitigt man beim Src den Haken, fangen die Zellen an zu laufen und verlassen den Zellverbund. So werden Zellen zu den gefürchteten Metastasen durch die Ausbildung von Zellfüßchen, Pseudopodien, mit denen sie sich voranbewegen. Gemeinsam mit den Spezialisten für Sequenzierung am MPI in Berlin fragten wir, welche Gene denn Zellen zum Laufen bringen und zu Metastasen führen. Dazu untersucht man in den Zellen das «Transkriptom», die Summe aller Transkripte. Wir fanden 400 – und das ging so.

-om und -omics

Der Bioinformatiker sitzt vor seinem Computerbildschirm im MPI für Molekulare Genetik in Berlin, neben halb leerer Kekspackung und Stapeln von Wasserflaschen unterm Schreibtisch. Einen Gruß hört er gar nicht. Er untersucht das Transkriptom von metastatischen Zellen, um Metastasengene, also Gene, die für Metastasen typisch sind, auf der Ebene der Transkription zu identifizieren. Dabei wird die mRNA-Menge eines Gens bestimmt, als Maß für dessen Aktivität. «Transkriptom» ist ein neuartiger Begriff der Bioinformatiker; auf -om endet, was alles umfasst, also alle Transkripte ohne Vorauswahl. Darin sind auch solche enthalten, die man gar nicht kennt und nicht einzeln analysieren kann. Aber auf dem Computer lassen sie sich insgesamt erfassen, und daraufhin geht die Arbeit des Sortierens los. Die gesamte RNA von Zellen wird erst mal in DNA umgeschrieben, in eine Hochdurchsatzmaschine mit dem schönen Namen «Illumina» eingespeist, welche dann Sequenzdaten ausspuckt. Ein solches Gerät steht heute in jeder Universität. Ein einzelnes Gen, wenn man es kennt, ist leicht zu sequenzieren, aber hierbei laufen Milliarden von Sequenzierungen parallel ab, ohne jede Vorkenntnisse der Gene. Weil das so neu ist, nennt man es «Next-Generation Sequencing» (NGS). Es liefert Expressionsprofile, eben das

Transkriptom. Dann werden die Illuminadaten durch mehrfaches Lesen von statistischen Schwankungen befreit; zehnmal Lesen entspricht einer «coverage» von 10. Die Bioinformatiker haben eine eigene Sprache entwickelt. Vielleicht beeindrucken Sie nun Ihre Kollegen mit der Frage nach der Höhe der «coverage»!

Bei der DNA-Analyse entschlüsselt man gesamte Genome, also alle Gene einer Zelle – so wie bei Transkriptomen alle Transkripte. Die dazugehörige Wissenschaft endet auf -omics, hier also Genomics. Bei einer solchen DNA-Analyse werden «Shot-gun»-Schnipsel hergestellt und sequenziert, DNA-Fragmente, die dann auf Grund überlappender Sequenzen mittels Computer zu großen Stücken, sogenannten «contigs» (noch so eine Imponiervokabel), zusammengesetzt werden. Diese werden anschließend untereinander oder mit einem Referenzgenom verglichen, einem Muster, auf das sich die Wissenschaftler weltweit geeinigt haben. Dieses Muster, das offizielle Humangenom, stammt nicht von einer ausgewählten Person, sondern von einem virtuellen Menschen. Es ist aus Fragmenten von mindestens dreizehn «Spendern» zusammengebastelt worden. Außerdem wird es laufend verfeinert, schon bis zur 20. Version. Es wurde mit dem Genom von James D. Watson verglichen, dessen Erbgut zu den ersten sequenzierten Genomen gehörte. Zwischen zwei normalen Genomen gibt es mehr als 3 Millionen Nukleotide Unterschiede, SNPs genannt, Single Nucleotide Polymorphisms, also Punktmutationen (ausgesprochen wird das als «snipps», nur damit sich niemand blamiert). So viele «normale» Unterschiede? Fast 0,1 Prozent – was bedeutet das? Vermutlich erst mal gar nichts Besonderes – jedenfalls nicht sofort eine Krankheit. Man wird noch viel Vergleichsarbeit leisten müssen, um herauszufinden, welche Unterschiede «normal» sind und welche nicht. Die krank machenden Gene will man in der personalisierten Medizin erfassen, doch welche sind das? Bei Watson findet man vielleicht sogar Geniemutationen! Die bei ihm gefundenen Krebsgene nahm er bei einer öffentlichen Vorführung gelassen hin – er sei doch über 80.

Wir fragten nach dem Unterschied der Transkriptome, der Expressionsmengen, zwischen normalen und metastasierenden Zellen. Als Modell diente das Src-Protein. Zwei Varianten davon werden verglichen, der src-Wildtyp, so nennt man das normale Gen, und eine src-Mutante, die zu metastasierenden Zellen führt. Solche Zellen können aus dem Zellverbund davonlaufen. Es gibt viele Kandidaten für zelluläre Wandergene. Da helfen manchmal Proteasen, die Löcher ins Gewebe fressen können und invasives Wachsen in die Umgebung erlauben. 400 Gentranskripte fanden wir in den Metastasezellen gegenüber den normalen Zellen verändert; man findet 10-, 100-, bis 100 000-, ja sogar millionenfache Mengenunterschiede, aber auch zweifache. Der zweifache Unterschied wird meistens als irrelevant ignoriert – zu Unrecht, wie ich finde, schließlich haben wir zwei Chromosomen, und wehe, wenn eines davon defekt ist. Dann ist eine Zelle schon halb auf dem Weg zum Tumor, wie beim Retinoblastom.

Es gibt ein Programm, das Gene Ontology Programm GO, mit dem man Funktionen von Genen herausfinden kann. Nach dem Ausschluss von Genen, die auch in Kontrollzellen vorkommen, blieben bei uns noch 434 metastasenspezifische Kandidatengene übrig. Gibt es ein Mastergen für Metastasen? Viele suchen danach, wir auch.

Andere -oms sind das Metagenom, die Summe aller Genome eines Organismus. Hochaktuell ist das Mikrobiom, die Gesamtheit aller Mikroorganismen, das gerade zu zahlreichen Schlagzeilen führt! Auch dieses wird weiter unten noch genauer diskutiert. Das Mikrobiom umfasst beispielsweise die Sequenzen aller Mikroorganismen, die sich insgesamt im Menschen befinden, im Darm, auf der Haut, im Geburtskanal einer Gebärenden. Ebenso interessiert man sich für Proben aus dem Erdboden, aus Fäkalien, aus Tümpeln, dem Bodensee, dem Ganges, aus der Lunge von Patienten mit Cystischer Fibrose, sogar der Smog von Peking wurde sequenziert – der Phantasie sind keine Grenzen gesetzt. Das erfordert Heerscharen von Bioinformatikern und immer leistungsfähigere Computer. Dann kommt das Proteom, alle Proteine aus Organen sowie von gesunden und kranken Zellen. Das Metabolom ist besonders komplex, es umfasst alle Stoffwechselprodukte, also alle Komponenten unseres Metabolismus. Was für -ome kommen noch auf uns zu? Das Kinom – alle Kinasen, das Wort gibt es schon, es sind an die 1000. Das wirft die Frage auf, welcher Ansatz die größere Berechtigung hat, die -ome-Analyse oder der Einzelfall. Woraus lernt man mehr? Man lernt Verschiedenes und daher braucht man beides!

Freeman Dyson, der als bester lebender Physiker gilt, aber nie den Nobelpreis erhielt – doch anderen dazu verholfen hat –, und den ich während meines Aufenthaltes am Institute for Advanced Study (IAS) in Princeton oft aufsuchte, hat einen Artikel verfasst mit dem Titel «The frog and the bird». Frosch- oder Vogelperspektive, darum geht es. Was von beiden braucht man? Man braucht beide. Doch Forscherpersönlichkeiten bevorzugen meist entweder die eine oder die andere. Freeman bezeichnet sich selbst als «Frosch-Forscher». Am bekanntesten wurde er für Laien durch sein Buch «Origins of Life» («Die Ursprünge des Lebens»). Wieso Plural – das wird noch zu diskutieren sein.

Und das Virom, die Gesamtheit aller Viren? Das gibt es – noch? – nicht, denn die Viren stellen eine besondere Schwierigkeit dar, man findet sie nicht so leicht. Sie sitzen nicht an konservierten Stellen im Erbgut, und nur diese werden erst einmal ernst genommen und verglichen. Doch einige Viren hat man im Erbgut wiedererkannt und sich über ihre große Anzahl sehr gewundert, die Humanen Endogenen Retroviren, HERVs (s. u.). 3000 Virusarten sind im Augenblick bekannt und im Abwasser hat man 50 000 Arten, meist Phagen, katalogisiert. Was macht man dann aber mit 10^{33} Viren? Wie will man die alle untersuchen? Welche? Es gibt zu viele Viren. Man wird dann wohl doch nach den krank machenden Viren zuerst suchen, also zurück zur Froschperspektive – ganz im Gegensatz zu meinem Anliegen in diesem Buch.

Krebs ganz anders?

Wenn wir uns an den «Lattenzaun mit Zwischenraum» erinnern, dann war bei Krebs bisher die Rede von den Latten, den onkogenen Proteinen. Die machen jedoch nur etwa 1,5 bis 2 Prozent unseres Genoms aus. Neu ist die Bedeutung der Zwischenräume. Sie enthalten fast zur Hälfte defekte endogene Retroviren sowie Introns, Zwischenräume, die durch das Spleißen eine phantastische Mannigfaltigkeit an Kombinationen für neue Proteine gestatten. In den Zwischenräumen sitzt die nichtcodierende DNA, die Information für die Regulierer, die zu den kleinen regulatorischen RNAs, den mikroRNAs, abgekürzt miRs, führt. Auch diese spielt bei Krebs eine Rolle. Carlo Croce, Onkologe in Ohio, USA, suchte in einer Leukämie mit Chromosomen-Anomalien Krebsproteine und fand nur miRs, miR-15 und miR-16. Sie sind vermutlich eine ganz neue Art von «Onkogenen», die aus RNA statt aus Proteinen besteht. Stimmt das bisher Gesagte dann nicht mehr? Doch, denn die mikroRNAs regulieren Proteine, also werden beide relevant sein für die Krebsentstehung. Wie wichtig sie sind, kann man noch gar nicht abschätzen, dazu sind sie zu neu. Es gibt noch nicht einmal einfache Diagnostikverfahren, um sie zu finden. Inzwischen leitet Carlo Croce ein weltweites Netzwerk zur Erforschung der miRs bei Krebs, von denen bereits Hunderte identifiziert wurden. Carlo war noch zu Lebzeiten von Mildred Scheel Gast und Gutachter ihrer Krebshilfeorganisation. Auch für Viren haben die kleinen RNAs regulatorische Bedeutung, denn virale miRs wurden bereits bei Hepatitis-B-Viren gefunden. Auch bei HIV wurden sie beschrieben, wenn sie dort auch bisher zu kontroversen Diskussionen führten.

Weiterhin sind auch die epigenetischen Modifikationen zu berücksichtigen. Epigenetische Veränderungen erfolgen durch RNA, man findet sie nicht direkt in der DNA-Sequenz, sondern durch chemische Anhängsel, durch Bindung von Methylgruppen an eine Base der DNA. Dadurch wird die DNA anders verpackt, jedoch – wohlgemerkt – ohne Mutationen, also nur vorübergehend; denn den Genen und ihren Sequenzen geschieht nichts, nur ihre Regulation und damit ihre Wirkung wird verändert. Einflüsse durch Umwelt, Lifestyle, Ernährung, auch Gewohnheiten oder Krankheiten führen zu epigenetischen Veränderungen, zu besonderen Methylierungsmustern, die man testen und sogar bei Agouti-Mäusen an der Fellfarbe erkennen kann (s. u.). Besonders zu beachten ist hierbei, dass Diagnostikverfahren auf Mutationen basieren, alle epigenetischen Veränderungen und die noch zu erwähnenden Paramutationen entgehen einem dabei. Eine ganz neue Diagnostik wird da entstehen müssen!

Nicht zuletzt sei Otto Warburg erwähnt: Er wurde kurz vor seinem Tod im Jahr 1970 nicht nur in Berlin, sondern auch auf internationalen Kongressen für seine neue Krebshypothese verspottet. Auch die Bild-Zeitung hat ihn damals nicht geschont, wie ich mich noch gut erinnern kann; es war schmählich anzusehen, wie man einen so großen Forscher behandelte. Tumorzellen, so Warburg, könnten keinen Sauerstoff atmen, sie erzeugen Energie anaerob, ohne Sauerstoff. Wir alle kennen diese Art der Energieerzeugung, die durch mangelnde Sauerstoffversorgung von Muskeln entsteht. Krebszellen haben sozusagen «Muskelkater»! Sie brauchen Glykose-Hemmer. Warburg hatte 1931 den Nobelpreis für die Klärung der Atmungsfermente erhalten und war der vielleicht größte Biochemiker des vorigen Jahrhunderts. Dann erlebte ich 2011 in Princeton am Institute for Advanced Study bei einem Symposium eine Art Auferstehung der Warburg'schen Krebshypothese – inklusive Fotos von Warburg, in gleich drei aufeinanderfolgenden Beiträgen. Das hatte es seit über 50 Jahren nicht gegeben: eine Anerkennung seines Konzepts über die Atmung von Tumorzellen.

Warburg selbst hatte panische Angst vor Krebs und erzeugte in Berlin-Dahlem Milch und Getreide direkt neben seinem Institut, die nur sein Laborant aufbereiten durfte. Dort steht heute das MPI für molekulare Genetik. Auch soll es in seinem Labor gespukt haben, es gab Anekdoten über dort gezückte Messer. Infolge einer Familienfehde erschien in einer englischen Zeitung Warburgs Todesanzeige, als er sich noch bester Gesundheit erfreute. Er verklagte die Zeitung erfolgreich auf Schadensersatz; er sei so berühmt, seinen Tod hätte die Zeitung nachprüfen müssen. Ihm zu Ehren heißen die Selbständigen Arbeitsgruppen am MPI für molekulare Genetik in Berlin Otto-Warburg-Laboratorien, OWLs. Als Leiterin einer solchen Arbeitsgruppe entstanden meine besten Arbeiten über Onkogene. Dass Tumorzellen keinen Sauerstoff benötigen, hätte ich weiter erforschen können, das habe ich versäumt.

23andMe – bekomme ich Brustkrebs?

Bekomme ich Krebs? Diese Frage beschäftigte nicht nur Otto Warburg, sondern sie treibt fast jeden um. Gibt es darauf eine Antwort? Hier ein Versuch:

Ein Kollege im IAS in Princeton, durch den ich auf die Erbgutanalyse bei der Firma «23andMe» aufmerksam gemacht worden war, machte dann doch einen vorsichtigen Rückzieher, als ich mich für die Analyse meines Erbguts entschied. Bei schlechten Ergebnissen könne ich ja auch noch die Konkurrenz beauftragen, die hätte vielleicht bessere Befunde! In der Tat wird neuerdings verlangt, dass die Firmen Standards einführen, damit die Ergebnisse nicht im Widerspruch zueinander stehen. Zwei Diagnostiklabors müssen unabhängig voneinander dieselben Ergebnisse liefern. Solch eine Qualitätskontrolle musste in meiner Virusdiagnostik auch mühsam etabliert werden.

Was erfährt man bei personalisierter Medizin und wie gehe ich damit um – das wollte ich wissen. Meine Genanalyse hat 200 Dollar gekostet bei «23andMe» im Jahr 2011. Dabei ist nicht das gesamte Erbgut sequenziert worden, sondern lediglich einzelne Bereiche, die mit einem vorgefertigten Chip getestet werden können. Eine Million Basenpaare werden auf 200 genetisch bedingte Krankheiten und 100 «Veranlagungen» getestet. Man sendet 5 Milliliter Spucke ein; diese zu sammeln ist die einzige Anstrengung, keine Bonbons, kein Zähneputzen, sagte die Gebrauchsanweisung. Ein dicker Deckel, der Konservierungsstoffe absondert, wird dann zum Verschließen zugedrückt. Das Porto ist bereits inklusive. Man muss zustimmen, dass das Erbgut anonym zur Verbesserung der Statistik auch für andere Untersuchungen eingesetzt werden darf. Nur darum ist die Analyse so billig. Es wird keine Anamnese erhoben, alles wird ausschließlich aus der DNA hergeleitet. Die Chefin von «23andMe» ist verwandt mit dem Erfinder von Google. Eine Freundin aus New York konnte diese Analyse nicht für sich veranlassen, denn sie ist in einigen Staaten nicht zugelassen. Wir schickten ihre Speichelproben von Princeton aus weiter.

Nach vier Wochen kommt dann das Ergebnis per E-Mail. Es beginnt eine mehrstufige Abfrageprozedur, ob man die gelieferte Information zu Alzheimer und Brustkrebs auch wirklich wissen wolle. Ich soll also nicht in Panik geraten, wenn ich weiterlese. Unter Angabe der Fachliteratur wurde mir mitgeteilt, wie viele Gene bei Brustkrebs bekannt sind und welche davon getestet wurden. Sogar die Fachliteratur wird dazu angegeben. Auch erfahre ich, was die Erbgutanalyse nicht erfasst; «Lifestyle»-Einflüsse würden nicht berücksichtigt. Also, über meine Brustkrebsprognose weiß ich danach immer noch nicht wirklich Bescheid. Aber ich habe immerhin erfahren, dass ein in dem Zusammenhang beschriebenes Brustkrebsgen, Erb-B2, bei mir nicht krankhaft mutiert ist. Das ist schon beruhigend.

Wenn es später einmal mehr Information gibt, wird mir diese dann auch mitgeteilt, ich habe nun bei der Firma schon seit mehr als drei Jahren eine Art Abonnement. So erfuhr ich, dass ich von Marie Antoinette und den waghalsigen Wikingern abstamme (meine Vorfahren waren tatsächlich französische Hugenotten und ich komme aus Schleswig-Holstein). Jüdisches Erbgut habe ich nicht – «bad for you», kommentierte das Eric Kandel aus New York, der große Gedächtnisforscher. Sein lautes Lachen klang dabei wie im Film *Auf der Suche nach dem Gedächtnis*. Ich habe gefährdete Augen mit erhöhtem Augeninnendruck, zu hohe Blutfettwerte und vertrage bestimmte Medikamente nicht. Ein Lungenemphysem wie mein Vater bekomme ich wahrscheinlich nicht. Über mein Risiko für Diabetes wurde ich auch informiert. Eigentlich ist aber alles offen, denn es werden nur Wahrscheinlichkeiten für Risiken angegeben. Wer ein bestimmtes erhöhtes Risiko hat, geht eben öfter zur Vorsorge. Solche Frühdiagnostik ist doch phantastisch. Freeman Dyson hat seine ganze Familie testen lassen, 60 Personen. Vielleicht findet man sein Genie-Gen.

Das will doch keiner wissen, empörten sich Freunde und Verwandte, sogar Mediziner, als sie von meiner Genomanalyse hörten. Dann würde man doch nur in Angst leben. Missbrauch durch die Krankenkassen, lautete der Verdacht. Ist das so? Man kann doch froh sein, wenn man keine Medikamente bekommt, die sowieso nichts nützen würden. Die Krankenkassen werden diesen Fortschritt der Medizin erzwingen und für die Patienten muss das kein Nachteil sein. Die Diagnose wird «entindividualisiert», vom Arzt unabhängig, die Therapie dagegen individualisiert. Da wird man jetzt schon gar nicht mehr gefragt. Das ist längst so. Wer Brustkrebs hat, bekommt das Herceptin als Therapie nur, wenn eine Mutation im Erb-B2-Gen vorliegt, was bei 25 Prozent der Tumore der Fall ist. (Erb-B2 ist dasselbe wie HER-2.)

Craig Venter hat als einer der Ersten sein gesamtes Erbgut bestimmen lassen und wegen seines erhöhten Cholesterinspiegels seinen Speiseplan geändert. (Das hätte man allerdings billiger herausfinden können.) J. D. Watson stellte seine Genomanalyse in Cold Spring Harbor (CSH) öffentlich vor. Sein vorhergesagtes Krebsrisiko würde ihn mit über 80 Jahren nicht mehr beunruhigen. Andere Gene ließ er diskret unerwähnt. Seine Frau Lisbeth, Architektin und Autorin über die historischen Gebäude des Cold Spring Harbor Labors, saß in der ersten Reihe und hörte genau zu. Mein Augenarzt lachte mich aus, als ich das Datenblatt von «23andMe» über meine Glaukomgefährdung mitbrachte. Gab es Glaukom in meiner Familie – nur das wollte er wissen!

5. VIREN MACHEN NICHT KRANK

Ein Meer voller Viren

Meine letzten Vorlesungen und Vorträge trugen Titel wie «Viren, mehr Freund als Feind» oder «Viren, besser als ihr Ruf». Viren machen nicht nur krank! Wieso – das soll Thema dieses Kapitels sein. Vieles daran ist so neu, dass es in der Öffentlichkeit noch vollständig unbekannt ist – aber nun hoffentlich beim Leser ankommt.

Anders als ein Kollege, der bei einem Aufenthalt in Kiel in die Kunsthalle ging – er ist Hobbymaler –, zog ich einen Besuch im «Geomar» gegenüber vor, dem Meeresbiologischen Institut der Universität. Im Foyer steht ein Modell des Forschungsschiffes «Meteor», auf der ich als Studentin zu Exkursionen mitfuhr. Ich bin Hobbyozeanographin und lasse mir von den Meeresbiologen erklären, was im Ozean los ist.

Seit es die Virom- und Mikrobiomanalysen gibt, die global alle Sequenzen der Mikroorganismen erfassen, ist die Meeresbiologie besonders interessant. Das Interesse der jungen Studenten ist groß, der Hörsaal übervoll. Curtis Suttle aus Vancouver, Professor für Marine Mikrobiologie und Virologie, erfüllt alle Erwartungen, er ist ein rasanter Sprecher, ich höre ihn nicht zum ersten Mal. Er fragt: «Regieren die Viren die Welt?» Er meint nicht «durch Krankheiten», wie es in allen Lehrbüchern steht, sondern das Gegenteil: «Was wäre die Welt ohne Viren?» Seine Antwort: «Es gäbe uns nicht.» Wir hätten keinen Sauerstoff zum Atmen. Jeder zweite unserer Atemzüge wird von Viren gespeist. Sein erstes Schaubild sieht aus wie ein Blick in den Nachthimmel auf Sterne und Milchstraßen. Aber es sind Mikroorganismen, konzentriert aus 200 Litern Meereswasser, die kleinsten Leuchtpunkte sind Viren, die nächstgrößeren Bakterien und die ganz großen Protisten und Protozoen (ein- oder mehrzellige Eukaryoten, wie Algen und einige Pilze). Bisher waren Viren in den Ozeanen nicht nachweisbar. Dafür fehlten die Methoden. Das Konzentrat aus 200 Litern wird filtriert, um die größeren Bakterien wegzuschaffen und dann die Viren im Filterdurchlauf mit einem empfindlichen Fluoreszenz-Farbstoff,

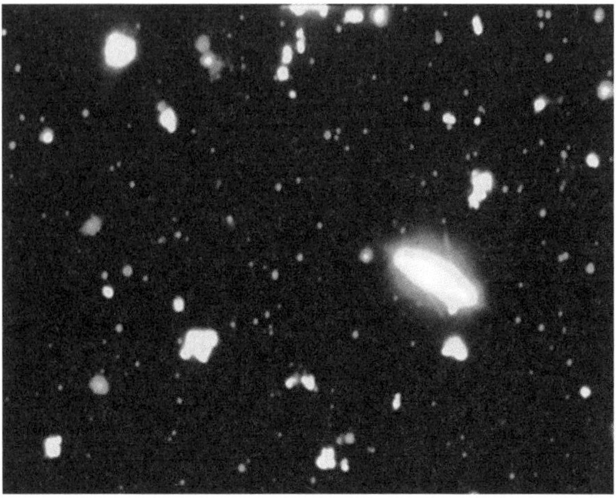

Abb. 9: Kein Sternenhimmel sondern Phagen mit Gold-Nachweis: Phagen (klein), Bakterien (größer) und ein Protist (groß)

SYBR-Gold, anzufärben. Das Verfahren, Epifluoreszenz genannt, führte zu den Bildern, die so herrlich aussehen wie ein nächtlicher Sternenhimmel.

Es gibt 10^{30} Viren im Meer. Wie viele verschiedene Typen es gibt, kann man fast nicht abschätzen, denn sie verändern sich schnell, und nur die häufigen kann man erfassen, die vielen seltenen nicht. Das folgt aus dem Projekt Global Ocean Sampling (GOS), bei dem zwei Jahre lang Proben systematisch an der Ostpazifikküste der USA gesammelt wurden. Das sind viel mehr als Sterne am Himmel, die man auf 10^{25} schätzt.

Curtis Suttle ist ein guter Verkäufer, denn er redet von Viren, wenn er in Wirklichkeit Phagen meint. Doch das unterschlägt er. «Dann käme ja niemand zu meinem Vortrag, weil die meisten nicht wissen, was Phagen sind», gesteht er mir. Also, Phagen sind Viren von Bakterien, auch Bakteriophagen genannt, und es sind keine «Bakterienfresser». So heißen sie nur, weil es so aussieht, aber sie lösen die Bakterien nur auf.

Ein Schluck Ostseewasser enthält 10^8 bis 10^9 solcher Phagen – und macht nicht krank. Die Größe von Phagen liegt im Nanometerbereich. Phagen gehören also zu den viel zitierten Nanopartikeln. Wie lang sind sie, wenn man sie aneinanderreiht? Curtis liebt solche Rechnungen: 10^{30} x 100 nm sind 10^{23} m bzw. 10^{20} km, und das wiederum sind

10^7 Lichtjahre. Zum Vergleich: Der Krebsnebel, über den ich als Diplomandin ganz in der Nähe an der Ostsee in einem Betonbunker über kosmische Höhenstrahlung geforscht habe, ist gerade einmal 4000 Lichtjahre von uns entfernt. Man muss schon die Entfernung zu Galaxien zum Vergleich heranziehen, um alle Viren unserer Erde aneinanderreihen zu können. Dabei werden Gene hin- und hertransportiert zwischen Virus und Wirt. Dieser Genaustausch, Horizontaler oder Lateraler Gentransfer, HGT oder LGT, erlaubt eine Evolution von Viren und ihren Wirten. Im Ozean werden 10^{20} Viren pro Tag freigesetzt, was zu astronomischem Gentransfer führt. Der HGT, der die Basis für Innovation in der Wirtszelle darstellt, ist phantastisch, 10^{27} Ereignisse pro Tag soll es laut Matthew Sullivan aus Texas geben, bei denen Gene weitergereicht werden und zu Veränderungen führen. Angesichts der Gesamtmengen sind die dabei neu entstehenden Viren allerdings schwer zu finden, sie gehen in der Masse unter. Die Anzahl der Bakterien schätzt man im Meer auf etwa 100-mal weniger. Die Studenten staunen, Viren sind cool!

Bakterien und ihre Viren gibt es seit 3,5 Milliarden Jahren. So lange können sie sich also schon vermehren. Die größte Menge an Biomasse auf der Erde wird von der mikrobiellen Welt in den Ozeanen bestritten, und 98 Prozent des Gewichts davon liefern die Viren. Tag für Tag werden etwa 20 Prozent der Biomasse der Erde von den Bakterienviren lysiert. Viren können Bakterien auflösen – man könnte sagen, töten. Dabei werden die Nährstoffe rezykliert und dienen anderen Organismen als Nahrung. Viren steigern damit die Wachstumsrate anderer Organismen im Meer, beispielsweise des Phytoplanktons wie den Algen, von denen es mehr als 5000 verschiedene Sorten im Meer gibt. Die Viren sind die Weltmeister im Antreiben der Nahrungskette. Die Gesamtzahl der Gene der Bakterienviren ist größer als die von jeder anderen Spezies auf unserem Planeten.

Das Sequenzieren von den durch Filtration konzentrierten Viren aus dem Ozean ist sehr erfolgreich. Allerdings analysiert man nicht einzelne Viren oder Phagen, sondern alle auf einen Streich mit den neuen Methoden des Sequenzierens. Man erfasst dabei das gesamte «Virom», alle Viren zusammen. Diese dann aufzulösen, ist der nächste, meist sehr schwierige und rechenzeitintensive Schritt. Für 90 Prozent der Sequenzen findet man keine Verwandtschaft zu anderen bereits bekannten Sequenzen. Vielmehr stößt man auf lauter neue

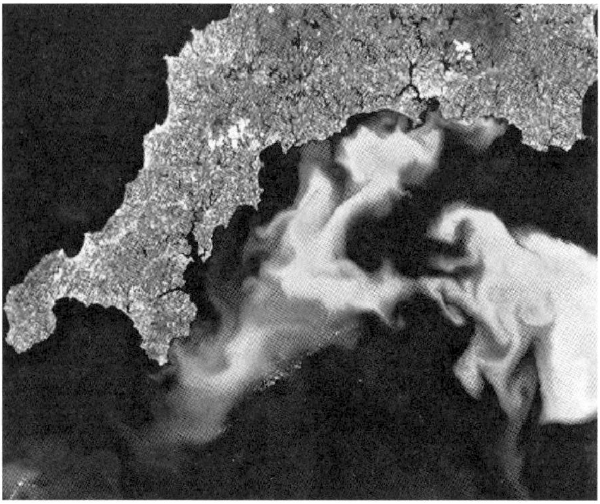

Abb. 10: Gigaviren beenden die Algenblüte und führen zu Schlieren im Meer.

Viren mit unbekannten Eigenschaften! Man kann weder die Viren noch die Bakterien bisher anzüchten und darum wenig Erfahrungen sammeln.

Die Zahl der Phagen oder Viren hängt von den Jahreszeiten ab. Im Herbst und Winter nehmen die Phagen einen intrazellulären Zustand an, der auch als «lysogen» bezeichnet wird. Sie integrieren sich dazu in die DNA der Bakterien oder verharren frei als Episomen, oft als ringförmige DNA, in der Zelle, sozusagen abwartend, persistierend. Wenn die Bakterien aus Platzmangel zu dichtem Rasen zusammenwachsen, aktiviert das die Viren zum lytischen Verhalten, sie lösen die Bakterienschichten auf. 80 Prozent der Bakterien im Meer sind mit Phagen infiziert. Etwa 20 Prozent aller Bakterien werden jeden Tag im Meer aufgelöst. Die Bakterien bilden Biofilme aus, Rasen, besonders auf Oberflächen, die schwer angreifbar und eine starke Schutzvorrichtung sind. Das klingt nach einem «Schwarmverhalten», wo die Dichte der Tiere im Schwarm Feinden den Zugriff verwehrt, in diesem Fall den Phagen oder gar Medikamenten.

Trotz der vielen Viren kann man unbeschadet im Ozean oder in Seen schwimmen und auch einen ordentlichen Schluck Wasser dabei trinken. Darin sind dann bis zu 10^9 Viren enthalten – und dennoch wird man nicht krank.

Viren von Bakterien

Phagen, die Viren von Bakterien, wurden 1917 von Félix d'Hérelle am Institut Pasteur in Paris entdeckt. Die Entdeckungsgeschichte ist eine Erwähnung wert. D'Hérelle hatte als Autodidakt und Volontär, der in Forschungsinstituten wie dem Institut Pasteur nie angestellt war, zufällig festgestellt, dass in einer Kulturschale einige Bakterienkolonien einen durchsichtigen Hof bildeten. Dieser war durch lysierte Bakterien entstanden. Daraus isolierte er durch Filtrationen die «Bakteriophagen» oder kurz «Phagen», so nannte er die Bakterienfresser. Ähnlich verlief auch die Entdeckung des Penicillins, durch auffällige durchsichtige Höfe um die Bakterien herum. Im Endeffekt sind Phagen und Antibiotika bis heute Konkurrenten beim Umbringen der Bakterien. D'Hérelle tötete mit den Phagen gezielt Bakterien, die zu Durchfallepidemien unter anderem in Tunesien geführt hatten. Er testete vorher die Ungefährlichkeit der Phagen, indem er eine phagenhaltige Flüssigkeit trank – und nicht erkrankte. Es kam nicht einmal zu Nebenwirkungen. Mutig einen Becher leerte auch der Chemiker Max von Pettenkofer, um zu beweisen, dass die Cholerabakterien ungefährlich seien. Pettenkofer hat Glück gehabt, denn die Cholerabakterien waren nur ungefährlich, weil sie bereits tot waren. Anders bei d'Hérelle und den Phagen – diese waren wirklich ungefährlich.

«Der Feind meines Feindes ist mein Freund» – dieser Satz stammt oder könnte von d'Hérelle stammen. Bereits 1917 berichtete er über die Zerstörung von Bakterien durch Phagen. Er beobachtete, dass die Bakterien von an der Ruhr erkrankten Soldaten in der Kulturschale verschwanden. Ursache waren die Phagen. Aber die akademischen Kollegen hatten Einwände, denn die Lyse gelang nicht immer. Bei der Auswahl des Bakteriums sind die Phagen sehr wählerisch. Sie sind meistens genau auf ein Wirtsbakterium spezialisiert; Phagen und Bakterien müssen also zueinanderpassen. Dann kamen die Antibiotika und durchkreuzten seine Pläne und Wünsche. Damit waren Bakterien viel einfacher zu bekämpfen als mit den Phagen, die immer erst identifiziert und gezüchtet werden mussten. So wurden die Phagentherapien vollständig durch die Antibiotika verdrängt. Phagen waren für Jahrzehnte nur noch Forschungsthema für Wissenschaftler.

Die Phagen vom Bakterium *E. coli*, dem Haustierchen der Grundlagenforschung, wurden durchnummeriert von Typ 1 bis 7, T1 bis T7.

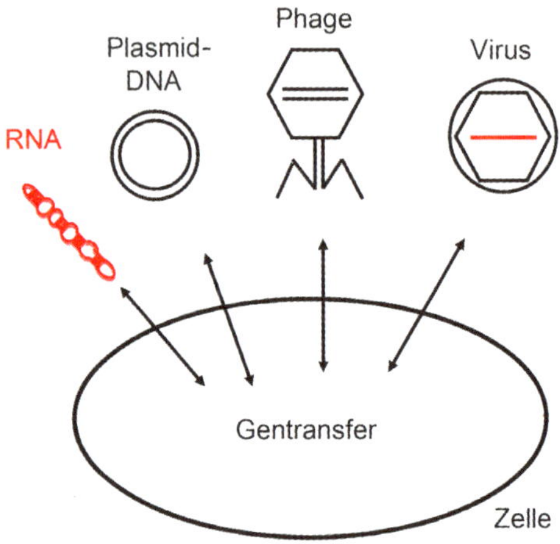

Abb. 11: Infektion und Gentransfer durch nackte oder als Viren verpackte Gene

Man zeigte, wie sich die Phagen auf den Bakterien festsetzen und ihre DNA aus dem Phagenkopf durch den kontrahierbaren Schwanz in das Bakterium injizieren. Mittels Elektronenmikroskopen wurden die Phagen sichtbar gemacht und sind mit ihren symmetrischen Köpfen und geknickten Antennen zum Inbegriff von Viren geworden (auch wenn das zu einseitig ist, denn es gibt auch Phagen ohne Antennen oder Schwänze). In den Bakterien kann die Phagen-DNA als Episom verweilen, als freier, zirkulärer DNA-Ring, aus dem neue Phagen gebildet werden, die dann die Bakterien zerstören. Das sind dann die lytischen Phagen. Dabei werden aus der aufgelösten Bakterienzelle Hunderte neuer Phagen freigesetzt. Doch die Phagen-DNA kann auch in das Erbgut des Bakteriums integriert werden. Das ist ein sicheres Versteck und für das Bakterium harmlos. Diese integrierte DNA, die gleich Bakteriengenen weitervererbt wird, heißt DNA-Prophage. Der Name wurde 50 Jahre später von Howard Temin auch für Retroviren eingesetzt, die sich ebenfalls als «DNA-Proviren» in das Erbgut des Wirts integrieren können und wie Wirtsgene vererbt werden. Die Retroviren wandeln dazu allerdings erst einmal ihre RNA in DNA um, Phagen hingegen nicht, denn sie bestehen bereits bis auf wenige Ausnahmen aus Doppelstrang-DNA, die sich in symmetrischen Ikosaederköpfen befindet. Nur wenige Phagen enthalten Einzelstrang-DNA oder RNA in kleineren, meist kugeligen Köpfen.

Durch Stress der Bakterien kann die integrierte DNA dieser friedlichen, temperenten oder lysogenen Phagen aktiviert werden. Dabei wird die Phagen-DNA aus dem Bakteriengenom freigesetzt und das Bakterium lysiert. Auch das geht interessanterweise bei den Retroviren und ihren DNA-Proviren nicht, sie bleiben für immer in die Zell-DNA integriert. Der Zyklus der Bakterien dagegen endet mit deren Zerstörung durch die lytischen Phagen und der Freisetzung von Hunderten von Phagen-Nachkommen. So lytisch verhalten sich auch viele DNA-Viren der Säugetiere.

Was meint «Stress» im Fall von Bakterien? Beinahe das Gleiche wie bei uns: Nahrungsmangel, Platzmangel, zu viel Wachstum, Wärme oder Kälte. Selbst die Signalübertragung, die durch Stressfaktoren aktiviert wird, ähnelt sich, angefangen von Bakterien bis zum Menschen. Signalwege führen vom Äußeren der Bakterien zur DNA und beeinflussen die Genexpression. Die Entfernung eines Repressors kann dann die Bakterienlyse induzieren.

Zu viel Wachstum der Bakterien entsteht etwa durch Überdüngung der Landschaften besonders in Küstennähe. Der Dünger wird durch Regen oder Flüsse in den Ozean transportiert und dort angereichert. Das führt zu überschüssigem Nahrungsangebot für die in den Ozeanen lebenden Bakterien. Anhaltende Sommerwärme hilft ihnen noch zusätzlich beim Wachsen. Wird die Bakteriendichte zu groß, werden die Phagen aktiviert und lösen die Bakterien auf. Im Herbst sind sie verschwunden, dann ist der Spuk vorbei. Die Nährstoffe sinken zu Boden und neue Kreisläufe beginnen. Auf diese Weise werden die Phagen zu Regulatoren der Nahrungskette, zu Nahrungsmittellieferanten, sie regeln die Populationsdichte der Bakterien und anderer Wirtszellen. Phagen sind die Spezialisten der Populationsdynamik.

Das Verhältnis von Phagen zu Bakterien beträgt 100, ja sogar bis 225 zu 1, je tiefer es ins Meer hinabgeht. Die Phagen sorgen sogar für eine Besonderheit: Sie lysieren die Gewinner unter den Bakterien, also diejenigen, die sich am erfolgreichsten vermehrt haben. «Kill the winner», sagt man. Von denen sind einfach am meisten vorhanden. Das hat allerdings eine wichtige Konsequenz: Die Phagen regulieren so die Biodiversität, sie verhindern, dass stets dieselben Sieger herumschwimmen! Sie geben den Minoritäten eine Chance.

Bei der Lyse hilft ein Enzym, Lysozym – das hätte man gerne als Medikament, denn es ist ein Bakterienauflöser. Die Forscher haben schon mobilgemacht, um es zu produzieren und gezielt einzusetzen, nicht nur an der ETH in Zürich.

Meine ersten Vorlesungen fanden am MPI für Molekulare Genetik in Berlin statt. Damals befand sich die Phagenforschung dort auf einem Höhepunkt. Heinz Schuster, einer der Direktoren des Instituts, referierte über die Phagenwelt, während ich über Retroviren vortrug. Wie sehr sich die Retroviren und Phagen gleichen, ist für mich bis heute erstaunlich und ein Beweis für ihre evolutionäre Verwandtschaft; sie müssen voneinander abstammen oder gemeinsame Vorfahren haben. Haben die Phagengenome vielleicht auch wie die Retroviren einst mit RNA angefangen? Die meisten Phagen bestehen aus der stabileren Doppelstrang-DNA; es gibt fast keine RNA-haltigen Phagen und eine Reverse Transkriptase besitzen sie auch nicht. Auch benutzen sie das Enzym nicht, obwohl Bakterienzellen voll davon sind. Dort hat man zahlreiche RTs erst kürzlich entdeckt, man weiß aber bei den meisten nicht, was sie bewirken. Nur einen einzigen «Retrophagen» kenne ich, in Keuchhustenbakterien. Darüber später.

Bis heute staune ich auf Phagen-Kongressen, dass niemand die Retroviruswelt einbezieht. Umgekehrt wissen Retrovirologen fast nichts über Phagen. Jedenfalls habe ich noch nie ein Abstract über Phagen auf einem Retrovirus-Meeting gelesen oder umgekehrt. Anfangs waren die Phagenforscher den Retrovirologen weit voraus – das hat sich heute eher ins Gegenteil gewendet. Kein Virus ist so gut untersucht wie das Retrovirus HIV. Und die Phagen sind fast vergessen! Doch sie werden auferstehen und uns vielleicht retten.

Ein Mantel für die Malerin und ein Journal für den Forscher

Max Delbrück, der Papst der Phagenforschung, kam alle Jahre vom Caltech, dem California Institute of Technology, aus Los Angeles zum MPI in Berlin. Er stammte aus Berlin und kam nicht nur der Phagen wegen, sondern auch wegen seines Steckenpferdes, Phycomyces, eines Pilzes, der sich beim Wachsen von Wänden abkehren kann. Diesen Pilz untersuchte ein geduldiger Wissenschaftler in Berlin. Sie wollten dessen Verhalten klären – aber dafür hätte Max Delbrück keinen Nobelpreis bekommen, denn das versteht man immer noch nicht. Den Nobelpreis erhielt er 1969 für seine Phagenforschung. Max Delbrück hat die Phagen hoffähig gemacht. Er hatte den Weitblick, Phagen und ihre Wirtszellen, die Bakterien, generell als Modell für Leben, Vermehrung, Mutationen und Immunität zu etablieren. Die Generationszeit der Bakterien beträgt je nach Wachstumsbedingungen 20 Minuten, dann setzen sie Hunderte von Phagen frei. Die Generationszeit beim Menschen beträgt Jahrzehnte; so war es keineswegs von vorneherein klar, ob die Vermehrung von Bakterien und ihren Phagen nicht ganz anderen biologischen Gesetzmäßigkeiten folgt als beim Menschen. Sie sehen uns ja nicht allzu ähnlich, und so war Delbrücks Vorstellung von einem universellen Vermehrungsprinzip des Lebens ein genialer Gedanke. In einem berühmt gewordenen Experiment untersuchte er die Resistenzbildung von Bakterien gegen Phagen und die Bedeutung von Mutationen.

Delbrück kam aber auch nach Berlin, um die Malerin Jeanne Mammon (1890–1976) zu besuchen und zu unterstützen, die den Krieg über am Kurfürstendamm in einem Hinterhaus mit einer riesigen Kastanie vor dem Fenster ausgeharrt hatte. Ein einziger hoher Raum mit einem dicken schwarzen Ofenrohr war zugleich Wohnraum und Atelier und ist heute ein Museum. Die Wände waren dicht behängt mit ihren Bildern, die es erst nach ihrem Tod in bedeutende Museen schafften. Im Krieg bat sie Max um einen Mantel. Sie trug seinen viel zu großen Mantel, während in Berlin die Bomben fielen. Sie hat Max porträtiert, ein bekanntes kubistisches Bild, das auf dem Programmheft zur Feier des 100. Geburtstages von Max Delbrück im Jahr 2006 in Cold Spring Harbor zum Titelbild wurde.

Max fuhr oft nach Berlin-Buch, damals im Ostteil der Stadt. Jeden Monat sandte er sein persönliches Exemplar der *Proceedings of the National Academy of Sciences* (PNAS) an Erhard Geissler, Phagen- und Virusforscher in Berlin-Buch hinter dem Eisernen Vorhang. Am Rande von einzelnen Artikeln waren noch die Notizen von Delbrück zu finden. Anfangs kamen die rückwirkenden Jahrgänge säckeweise und sorgten bei den Autoritäten der DDR für erhebliche Irritationen oder verschwanden gar. Das Journal gab es derzeit in der ganzen DDR nicht und führte zum Auftrieb der Phagen- und Virusforschung im Ostberliner Institut. Nach der Wende wurde das Institut Max-Delbrück-Zentrum, MDC, genannt. Das dazugehörige Café heißt nach seiner Frau Manny. Sie kam mit ihren Söhnen zur Eröffnung des Zentrums nach der Wende, Max war schon verstorben. Hochbetagt stieg sie mit Rucksack aus dem

Zug am Bahnhof Zoo und telefonierte unermüdlich die ganze Berliner Delbrücksippe und Freunde zum Eisessen zusammen.

In Cold Spring Harbor, der von Jim Watson jahrelang geleiteten Hochburg der molekularbiologischen Forschung, unterrichtete Delbrück jahrzehntelang jedes Jahr die Phagenkurse. Er hat die Phagengruppe etabliert und Heerscharen von Phagenspezialisten ausgebildet. Auf diesem Wege fand die Phagenforschung weltweite Verbreitung. Delbrück baute auch in Köln ein nach ihm benanntes Institut auf. Er war streng und direkt in Diskussionen, alles andere als «sloppy», wie man ihn beschrieb, eher ein bisschen gefürchtet! So habe ich ihn jedenfalls erlebt. Er war enttäuscht über die Entdeckung der DNA-Doppelhelix; er, der Physiker, der in Kopenhagen bei Niels Bohr seine Laufbahn begann, hatte als Prinzip des Lebens mehr als «nur» Physik erwartet. Die Frage «What is life?», die der Physiker Erwin Schrödinger während des Krieges in seinen berühmt gewordenen Vorlesungen in Irland gestellt hatte, beschäftigte eine ganze Generation von Physikern. Das Buch gehört zu den Klassikern der naturwissenschaftlichen Literatur das vorigen Jahrhunderts und wurde zum Meilenstein der Molekularbiologie und ein Weckruf für viele Physiker, so auch für Max Delbrück.

Der Phage Lambda war ein Modellphage für die Forschung. Mark Ptashne von der Harvard-Universität hat ihn durchkonjugiert und die Ergebnisse in einem vorzüglichen Buch für Generationen von Studenten zusammengefasst. Nach der Entdeckung der DNA-Doppelhelix waren Phagen beliebte Studienobjekte für die DNA-Replikation. Dann folgten Untersuchungen zur höchst komplizierten Genregulation durch Promotoren und Repressoren, kompliziert genug für ein dickes Buch. Mitten in einem Vortrag über das Myc-Protein, den ich vor 30 Jahren an seinem Institut hielt, stand Mark Ptashne auf, um sich einen Kaffee zu kochen – eine Form der Lockerheit, die mich an der Qualität meines Vortrags zweifeln ließ. Jahre später, während eines Vortrags von ihm in Princeton, entdeckte er mich im Publikum und verließ – wieder völlig unerwartet – das Podium, um mich zu begrüßen. Ich war so überrascht, dass ich zuerst glaubte, er hätte mich verwechselt!

Die Molekularbiologie in der Phagenforschung ist Vergangenheit. Man will heute von den Phagen anderes lernen, Nützliches für die Biotechnologie. Diese begann mit der Insulin-Produktion in Bakterien, bei der zum ersten Mal DNA-Plasmide in Bakterien eingesetzt wurden.

Wir sind nicht allein

Wir sind ein Ökosystem, denn wir leben mit Bakterien, Viren und Pilzen in enger Gemeinschaft. Die Gesamtheit aller mikrobiellen Spezies, die unseren Körper innen und außen besiedeln, wird als Mikrobiom zusammengefasst. Unter den Top 10 der wissenschaftlichen Durchbrüche, die von der Zeitschrift *Nature* jedes Jahr aufgelistet werden, stand für das Jahr 2012 das Mikrobiom. Damit erfasst man auch Mikroorganismen, die man nicht züchten oder einzeln untersuchen kann, aber deren Gesamtheit an Sequenzen man dann aufzuschlüsseln versucht. Die Ergebnisse waren so spektakulär, dass die Zeitungen sich mit Berichten darüber gegenseitig übertrafen. Spektakulär ist, wie viele Mikroorganismen uns besiedeln und uns beeinflussen und uns keineswegs krank machen, sondern im Gegenteil uns vor unbekannten oder gefährlicheren Keimen schützen.

Im Humanen Mikrobiom-Projekt, HMP, wurde das Mikrobiom von Menschen untersucht: Bei 242 gesunden US-Bürgern wurden mehrfach an diversen Körperstellen Abstriche vorgenommen und sequenziert. Bei den selten vorkommenden Mikroben waren die Unterschiede am stärksten ausgeprägt, wohingegen die häufigsten Populationen entsprechend weniger variabel waren; diese hatten sich mit Wachstumsvorteil durchgesetzt und stärker vermehrt. Wenige Sorten dominieren also. Doch die gesamte Diversität ist enorm groß. Die meisten Arten an Bakterien befinden sich vor allem im Darm sowie in Körperhöhlen, auf der Haut, im Ellenbogen und hinterm Ohr – «faustdick hinter den Ohren», aber das ist wohl anders gemeint. Mikrobiome in der Vagina sind besonders stabil und ihre Variation ist auffallend gering.

Virome (oder die «Virosphere») sind am schwierigsten zu erfassen. Die Suche nach den Sequenzen ist ein Problem. Bekannte oder verwandte Sequenzen lassen sich finden, unbekannte hingegen nicht. Viele Viren lassen sich nicht anzüchten, unbekannte schon gar nicht, so dass man sie nicht untersuchen kann. Es bleibt nur der Metagenom-Ansatz, alles gleichzeitig ohne Detailkenntnisse, aber auch ohne Verfälschung durch Anzucht im Labor.

Bisher ergab das Humane Mikrobiom-Projekt des Darms mehrere Überraschungen – die erste betraf Zahlen! Astronomische Mengen an Bakterien und Viren und Pilzen gibt es in unserem Darm, ebenso viele besiedeln uns von außen. Viele davon sind an so elementaren Vorgängen wie der Verdauung von Substanzen beteiligt, die wir nicht allein abbauen können. Viren und Bakterien beeinflussen auch unser Immunsystem und schützen uns sogar vor anderen pathogenen Keimen. Unser Darm ist kein Schlachtfeld, kein Kriegsschauplatz, sondern eine stabile Gemeinschaft, eine Homöostase, ein wohl eingespieltes Gleichgewicht der Mikroorganismen untereinander, das sich mit uns als Wirten gemeinsam entwickelt hat.

Das Mikrobiom ist unser zweites Genom, auch Metagenom genannt. Etwa 1000 bis 2000 unterschiedliche Bakterienarten befinden sich in unserem Stuhl, im Normalfall etwa 1 bis 2 kg. Unser Körper besteht aus etwa 10^{13} Zellen und wir sind von 10^{14} Mikroben besiedelt. Nur etwa an die 10 Prozent unserer Zellen sind wirklich «menschlich». Das ist eine wirklich neue, erstaunliche Erkenntnis. Hinzuaddieren muss man noch unbekannte Mengen von Archäen in unserem Darm. Die Zahl der Viren lässt sich lediglich schätzen, 500 Arten hat man im Darm wiedererkannt, aber sehr viele kennt man überhaupt noch nicht. Vielleicht sind es 1000 oder 5000 oder noch mehr. Wir benötigen Suchprogramme, um sie zu finden. Nicht zu vergessen sind die Pilze, über sie weiß man noch weniger. Etwa 1000 Pilztypen kennt man in der Medizin, nur etwa 100 davon lassen sich im Pilzlabor neben meinem Arbeitszimmer in Zürich diagnostizieren, tatsächlich gibt es etwa eine Million – oder gar zwei? – verschiedener Typen.

Die gesamte genetische Information der Bakterien, die einen Menschen besiedeln, beträgt etwa das 100- bis 250-Fache der eigentlichen genetischen Information unseres Erbguts innerhalb unserer Zellen. Man muss also die Zahl der Gene des Menschen, die etwa 22 000 beträgt, mit 100 oder 250 multiplizieren; das ergibt mehrere Millionen Gene! Sie alle haben ein «Mitspracherecht». Nur etwa 0,5 Prozent der DNA in dem Ökosystem aus Mensch und Mikroorganismen stammen vom Menschen. Solche Dimensionen sind unvorstellbar. Hinzuaddieren muss man noch die Umgebung, die ja außerdem noch beteiligt ist. Jeder ist ein Ökosystem. Damit steigt die Anzahl der Gene, die «mitreden», ins Astronomische. Man kann an dieser Stelle philosophisch werden und fragen: «Was ist der Mensch?» Wie definiert man denn ein Ich? Beeinflusst unser Mikrobiom unsere Entscheidungsfreiheit?

Wir sind die Eindringlinge in die Welt der Mikroorganismen und bieten ihnen phantastische Lebensbedingungen, wir sind Brutstätten, Speisekammern, Transporteure. Der Virom-Spezialist Forest Rohwer aus San Diego bezeichnet uns Lebende als «Inkubatoren für Viren». Das klingt nicht, als sähe er in uns besonders göttliche Wesen! Eigentlich sind wir sogar überflüssig; wären wir nicht da, könnten die Mikroorganismen auch gut ohne uns überleben. Sie waren sowieso schon vor uns da! Sie werden uns höchst wahrscheinlich auch überleben, denn sie können sich viel besser anpassen. Die Umkehrung aber gilt nicht. Wir können nicht ohne die Mikroorganismen überleben. Wir brauchen die Mikroorganismen, allein schon bei unseren täglichen Mahlzeiten. Sie helfen beim Verdauen unserer Nahrung, weil es Nahrungsbestandteile gibt, die wir allein nicht spalten und verdauen könnten.

Unsere Darmflora ändert sich überraschend geringfügig mit dem täglichen Wechsel der Mahlzeiten; sie ist über längere Zeiträume stabil. In einer Analyse waren über 95 Prozent der etwa 1000 Virustypen über den Zeitraum eines Jahres gleich, wobei einige Viren sehr viel häufiger vorkamen als andere. Unsere tägliche Nahrung hat keinen kurzfristigen Einfluss auf unsere Bakterienflora im Darm. Und längerfristig? Sicherlich, aber das wird gerade erst untersucht. Veränderungen benötigen hier vielleicht Jahre.

Die Untersuchungen des HMP brachten noch eine weitere Überraschung an den Tag: Jeder Mensch hat sein eigenes Mikrobiom und Virom. Ähnlichkeiten gibt es gerade einmal bei identischen Zwillingen und auch in gewissem Umfang zwischen Mutter und Kind. Sonst sind die Mikrobiome, die Viren und die bakterielle Besiedlung bei jedem Individuum anders. Das Mikrobiom ist für jeden Menschen spezifisch und einmalig: eine Visitenkarte, die auch forensisch genutzt werden kann. Das Mikrobiom reicht, um einen Menschen zu identifizieren – wenn es nicht ein bisschen zu viel Sequenzierarbeit wäre, das Mikrobiom eines Menschen festzustellen. Liping Zhao von der Universität Schanghai hatte einige Jahre an der Cornell-Universität in den USA studiert. Er hatte sich während dieser Zeit wie die Amerikaner ernährt und 30 kg Übergewicht zugelegt. Er kehrte heim nach China und zurück zur chinesischen Ernährung. Dabei testete er laufend sein Mikrobiom im Stuhl. Innerhalb von 2 Jahren nahm er 20 kg ab und sein Mikrobiom hatte sich bei 80 von insgesamt 1500 Keimen verschoben. Ein Bakterium der Spezies *Faecalibacterium prausnitzii* nahm besonders auffällig zu, von annähernd null auf 14 Prozent des Gesamtmikrobioms. Zwei Jahre brauchte seine Darmflora, um sich von amerikanischem Fastfood wieder an traditionelles chinesisches Essen anzupassen. In diesem Fall waren vielleicht noch aus früheren Jahren Mikrobenreste in seinem Darm vorhanden, die sich nur wieder durchsetzen mussten. Bei anderen könnte es also länger dauern. Aber das ist meine Spekulation, Daten dazu gibt es noch nicht. Wie lange halten sich Mikrobenreste? Das wäre vielleicht wichtig zu wissen, wenn man wieder schlank werden will.

Vielleicht haben alle Anstrengungen abzunehmen deshalb lediglich vorübergehenden Erfolg, weil sich die Darmflora nur sehr langsam ändert. Außerdem müssen die Essgewohnheiten mit angepasst werden. Darüber hinaus können auch genetische Erbfaktoren Einfluss auf das Gewicht nehmen; nicht jeder Übergewichtige ist also immer nur «selbst schuld». Und schließlich: Was ist denn eigentlich eine «gesunde» Ernährung?

Kaiserschnitt und Schokoladen-Gen

Mikrobiome von eineiigen Zwillingen und von Mutter und Kind ähneln sich stärker als die anderer Menschen. Die Darmflora entsteht schon bei der Geburt. Wenn ein Neugeborenes durch den Geburtskanal gelangt, erhält es die Darmflora der Mutter. Das erste Mikrobiom, das ein Neugeborenes erwirbt, der erste Kontakt, hat Einfluss – vielleicht sogar ein Leben lang. «Pionierspezies» nennen das die Fachleute. Kinder, die mit Kaiserschnitt geboren werden, erwerben das Mikrobiom der Haut der Mutter; bei ihnen hat die Umgebung stärkeren Einfluss. Nach einigen Untersuchungen haben solche Kinder später ein erhöhtes Risiko für Allergien und Asthma. Eine gesunde mütterliche Flora schützt gegen die Keime der Umgebung, auch gegen die aus dem Krankenhaus. Man kann es auch so sagen: Gesunde Keime schützen vor pathogenen Eindringlingen.

Der Weg vom Mikrobiom zum Epigenom oder gar Gen ist lang. Der durchschnittliche Japaner hat so häufig bzw. so viel Sushi mit Seegrasverpackung gegessen, dass sich sein Mikrobiom an Algen gewöhnt hat. Er kann Algen besser verdauen als unsereins. Könnte das irgendwann in einem Sushi-Gen enden? Und wie lange dauert das? Wie viele Jahre dazu nötig sind, weiß bislang noch keiner. Haben Schweizer vielleicht statt eines Sushi-Gens ein schokoladen- oder käsespezifisches Mikrobiom oder schon bald Gene? Ein «Schokoladen-Gen» gibt es in der Tat längst.

Als die Jäger und Sammler vor etwa 10 000 Jahren sesshaft und zu

Farmern wurden, hat die Gewöhnung an Milch stattgefunden und sich eine Mutation durchgesetzt, die das Verdauen von Milch gestattet. Ich habe die Mutation nicht geerbt und gehöre somit zu den 15 Prozent Europäern, die wegen einer Laktoseintoleranz keine Milchprodukte vertragen. Die Nordeuropäer sind selektioniert nach Milchverträglichkeit, um trotz geringem Sonnenlicht und der davon abhängigen niedrigen Vitamin-D-Produktion zu überleben. 75 Prozent der gesamten Menschheit verträgt im Erwachsenenalter keine Milch. Die Anpassung der Gene der Nordeuropäer trat vor etwa 10 000 Jahren ein – ich stamme demnach von Vorfahren ab, die das verpasst haben. Gegen Laktoseintoleranz gibt es inzwischen Pillen (mit einem Kuhmagenenzym) und einen rapide wachsenden Markt von laktosereduzierten Milchprodukten. Laktosefrei – die neue Ernährungsmode, auch ohne Laktoseintoleranz!

Über wie viele Generationen erhalten sich epigenetische Veränderungen? Wie schnell wird ein Mikrobiom zum Genom? Wie lange dauert eine solche Anpassung? Diese Aspekte werden durch die Mikrobiomuntersuchungen plötzlich experimentell zugänglich.

Viren bei Prostatakrebs?

Gibt es Viren bei Prostatakrebs – das wäre eine Sensation. Es gab eine Sensation, jedoch Fehlalarm statt Alarm, weil es keine Prostatakrebsviren gibt! Sie waren eine Laborkontamination! Die Suche nach Viren als Ursache von Erkrankungen ist ein ständiger Kampf mit Verunreinigungen. Labore, die Viren nachweisen können, forschen auch meistens über Viren und da sind Kontaminationen nie auszuschließen. Mehrere Jahre waren Wissenschaftler damit beschäftigt herauszufinden, ob Retroviren eine Rolle spielen beim Prostatakarzinom oder nicht. Wie ging die Beweisführung und wieso dauerte das so viele Jahre?

Ein neues Virus beim Prostatakarzinom des Menschen – das ist alle Forschungsanstrengungen wert. Der Spuk der Virussuche beim Prostatakrebs dauerte fast sechs Jahre. Das verdächtigte Virus war ein Xenotropes Mäuse-Retrovirus, XMRV. Das XMRV kann auch andere Spezies, nicht nur Mäuse, sondern ebenfalls Menschen infizieren, deshalb heißt es xenotrop. Bei Prostata-Patienten wurden mittels der hochsensitiven PCR-Methode Retrovirussequenzen von XMRV nachgewiesen, zuerst nur bei bestimmten Tumorpatienten mit einem weiteren

Gendefekt, dann auch, wenn auch selten, bei normalen Spendern. Handelte es sich um eine neue Zoonose, die Übertragung eines Mausvirus auf Menschen? Das Virus wurde in Europa nicht gefunden, was sogar die Frage aufwarf, ob es eine Epidemie nur in den USA gab, nicht in Europa. Blutspenden wurden eingeschränkt, denn Retroviren könnten über das Blut übertragen werden. Einige Patienten probierten bereits Hemmstoffe gegen HIV aus, in der Hoffnung damit das XMRV, ebenfalls ein Retrovirus, auch zu hemmen. Ein Super-GAU.

Woher kam das Virus? Das XMRV war schon 1996 durch die Mischung von zwei Mäuseviren in Labormäusen entstanden und von dort in die Prostatazellen geschlüpft, die man in diesen Mäusen 2006 angezüchtet hatte, weil es oft schwierig ist, Patientenzellen ohne diesen Trick zu vermehren. Das Virus stammte also aus den Mäusen und nicht aus den Patienten! Die Zellen waren nun kontaminiert und bald auch das ganze Labor und bald die ganze Welt – denn diese Zellen wurden als «Kontrollen» weltweit weiterverschickt.

Eine Kommission untersuchte alte Laborprotokolle der beteiligten Gruppen, um Fehler zu finden. Das war an sich schon phantastisch – wenn ich an die Laborprotokolle meiner Studenten denke, die meist Sudelbücher sind! Mehrere Fehler hatten zu dem Super-GAU geführt, nicht nur verunreinigte «Kontrollzellen», sondern auch mit viraler DNA kontaminierte PCR-Tests. John Coffin, der Altmeister der Virologie und Schüler von Howard Temin, hat das Problem endgültig geknackt, ein Sherlock Holmes der Viren. Also kein neues Virus als Ursache von Prostatakarzinom. Kein Nobelpreis!

Wie entstehen Laborkontaminationen? Viren gibt es überall, vor allem in Viruslaboratorien! Sie kommen durch die Luft, durch Aerosole beim Zentrifugieren, aus dem Stall, von überall her. Sie loszuwerden ist das Problem. Das führte einstmals im Robert-Koch-Institut zu gewaltigen Umbaumaßnahmen der Lüftungsanlage und im MPI für Virologie in Tübingen zu einer Institutsstilllegung mit Zwangsurlaub für alle Mitarbeiter zwecks Desinfektion des gesamten Instituts. Kliniken und neuerdings Vergnügungsschiffe (wegen Noroviren) sind von solchen Desinfektionsmaßnahmen besonders betroffen.

Mäuse haben besonders viele Viren. Selbst lange gezüchtete Mäuse beherbergen noch 60 verschiedene Virusarten und wilde Mäuse noch viel mehr. Auch unvollständige endogene Viren gibt es in den Mäusen, die bei der PCR-Methode der Prostataproben falsch-positive Signale ergeben hatten. Jedenfalls sind nun neue Richtlinien erlassen worden – damit das alles nicht wieder passiert! Mäuse können auch entwischen und sich in Räumen aufhalten, wo sie nicht vermutet werden, und sich neue Viren einfangen. Der Nachtwächter des MPI in Berlin hatte ein Labormäuschen mit Käse gezähmt und sich damit die Nächte verkürzt. Das fiel uns erst auf, als die schwarzen Mäuse nicht mehr schwarze Nachkommen hatten, sondern graue, die diese graue Maus durch die Gitterstäbe mit schwarzen Weibchen hindurch gezeugt hatte! Darauf musste man erst einmal kommen. Neue Viren hätte man allerdings nicht so leicht bemerkt.

Ganz Deutschland staunte über den Fall von Heilbronn. Die Polizei sicherte DNA-Proben bei einem Mordfall und führte damit die PCR durch. Am Auto des vermeintlichen Täters, in seiner Wohnung, an Schubladengriffen, überall fand sich dieselbe DNA. Sogar ein Serientäter wurde schließlich vermutet! Bis einer nachfragte, ob die DNA denn überhaupt vom Täter käme. Das sei doch höchst unwahrscheinlich. Wie sich dann herausstellte, stammte die DNA vom Produzenten der Wattestäbchen, mit denen die Proben im Wischtest gewonnen worden waren. Es fehlte eine Leerprobe als negative Kontrolle in der PCR! War so eine Kontrolle zu viel verlangt?

Die Phalanx der Retrovirologen in Cold Spring Harbor reagierte verächtlich, als Luc Montagnier aus Paris 1983 ein neues Virus vorstellte, das dann HIV war. Zu oft hatte es Fehlalarm bei der Entdeckung eines neuen humanen Virus gegeben. Jahre vorher war es ein Gibbon-Ape-Leukemia-Virus gewesen, das aus Affen und dann aus dem Labor, aber nicht von Menschen stammte. Dieses Mal hatte Luc Montagnier jedoch recht!

Viren statt Eierlegen – wofür sind Retroviren gut?

Wie verhält es sich bei den Viren mit dem Geben und Nehmen? Hilft eine Zelle dem Virus oder hilft auch ein Virus der Zelle? Beides gibt es. Horizontaler Gentransfer erfolgt in beide Richtungen, vom Virus zum Wirt und umgekehrt. Es gibt den Begriff der Helferviren, dabei hilft ein Virus einem anderen Virus. So nehmen die onkogenen defekten Retroviren die Hüllproteine von Helferviren an, wenn ihnen selbst das Gen dafür fehlt. Sind Viren manchmal von Vorteil für ihren Wirt? Ja, besonders dann, wenn sie selbst davon einen Vorteil haben! Viele Tumorviren beseitigen Tumorsuppressor-Proteine aus der Zelle durch Bindung und Wegtitrieren, so dass die Zelle länger lebt. Das läuft auf einen Vorteil für beide hinaus, die Zelle lebt länger und so können die Viren mehr Nachkommen produzieren.

Zu den «wohltätigen» Viren zählen auch Herpesviren, Adenoviren, Phagen sowie Pflanzenviren. Adenoviren können gegen Tumore schützen, Herpesviren können HIV unterdrücken oder gegen Bakterien schützen. Schon kurz nach der Entdeckung der Viren fand man heraus, dass Viren andere Krankheiten heilen oder mildern können. Bei einem Jungen mit Leukämie trat eine Besserung ein, als er sich durch die Kuhpocken ansteckte. Diese Virotherapien liegen 110 Jahre zurück. Sie basieren auf breiten heftigen Immunabwehrreaktionen des Organismus, nicht nur gegen den speziellen Auslöser.

Auch bei Phagen ist das Phänomen des Helfens bekannt, ein Phage kann sogar einer strahlengeschädigten Wirtszelle bei der Reparatur der geschädigten DNA helfen. So können Lambda-Phagen tote Bakterien reparieren. Und bei den Bakterien verdrängen die gesunden Bakterien die pathogenen Bakterien in der Darmflora.

Ein anderes eindrucksvolles Beispiel aus der Pflanzenforschung zeigt, wie bei Trockenheit Viren Pflanzen helfen zu überleben. Im Yellowstone-Park gibt es ein Rispengras, das bei Bodentemperaturen über 50 Grad wachsen kann – doch nur mit Hilfe eines Pilzes, der wiederum mit einem Virus zusammenarbeitet. Die Pflanze braucht den Pilz und der Pilz das Virus! Das Virus heißt schon auffällig: Curvularia-thermal-tolerance-Virus (CthTV). Es vermittelt die Hitzebeständigkeit über den Pilz an die Pflanze, also durch einen Mehrstufenprozess. Es ist auch hier eine egoistische Hilfe, denn das Wohlergehen des Wirts garantiert zugleich mehr Virusnachkommen. Man nennt die gegenseitige Hilfe Mutualismus oder könnte sie heute auch mit «Win-win»-Verhalten beschreiben. Es gibt sogar eine Diskussion darüber, wer denn der eigentliche Wirt der Viren ist, der Pilz oder die Pflanze. Beseitigt man das Virus, verliert die Pflanze ihre Thermoresistenz. Wie das Virus dies verhindert, wird zur Zeit mit Hilfe von Transkriptomanalysen untersucht, also Expressionsmustern der Transkripte aller angeschalteten Gene. Osmosegene stehen unter Verdacht, die von den Viren beeinflusst werden und bei Trockenheit den Pflanzen bei der Speicherung der Wasservorräte nützen. Man fand einen Zucker, der für Austrocknung verantwortlich ist und reduziert wird, sowie das Pigment Melanin, das in den Pilzen zur Stress-Toleranz beiträgt.

Das wohl folgenschwerste Ergebnis eines «wohltätigen» Virus ist die Entstehung der Plazenta beim Menschen. Retroviren haben uns erspart, Eier legen und ausbrüten zu müssen. Denn Retroviren haben die Fähigkeit zur Induktion einer Immundefizienz. Genau diese Eigenschaft hat zur größten Viruskatastrophe, zur AIDS-Erkrankung durch HIV, geführt. Doch genau diese gefürchtete Fähigkeit, das Immunsystem zu unterdrücken, verhindert auch, dass eine Mutter ihren entstehenden Embryo immunologisch abstößt. Eine retrovirusbedingte Immuntoleranz der Mutter gestattet dem Embryo das Wachsen in ihrem Körper. Das Hüllprotein Env eines defekten endogenen humanen Retrovirus HERV-W wurde Bestandteil der Plazenta des Menschen, genauer der vielkernigen Syncytien-Trophoblasten, und induzierte eine lokale Immundefizienz. Dort, wo der Embryo entsteht, wird er dadurch immunologisch von der Mutter nicht abgestoßen. Beim Menschen war dadurch keine harte Eierschale mehr nötig wie beim Huhn und auch kein Beutel wie beim Känguru, wo ein Embryo außerhalb des Körpers reift, abgetrennt und unerreichbar für eine immunologische Abwehr von der Mutter. Das war ein Evolutionsvorteil besonderer Art. Wir haben durch ein Retrovirus das Eierlegen überwunden!

Auffällig ist die Ähnlichkeit zwischen dem Hüllprotein von HERV-W und dem von HIV. Auf 20 Aminosäuren genau wurde die immunsupprimierende Wirkung der beiden Env-Proteine im Membranbereich lokalisiert, im Transmembranprotein gp41 beim HIV-Env. Auch HIV induziert Syncytien; in der Zellkultur sind diese Riesenzellen sogar ein Schnelltest auf die Replikation von HIV. Syncytien sind aus vielen Zellen verschmolzene Riesenzellen mit vielen Kernen, die man im Lichtmikroskop erkennen kann. Was HIV zur tödlichen Krankheit beim Menschen macht, führte also früh in der Evolution zu einem ganz großen Gewinn für die Menschheit, der Entstehung einer Plazenta. Vielleicht gibt es noch mehr solcher Eigenschaften, bei denen die Viren Beiträge geleistet haben, gute und schlechte, von denen wir nur nichts wissen. Was der Vorteil des Syncytins für die Viren sein mag, etwa eine bessere Überlebensstrategie, wissen wir auch nicht. Das HERV-W-Virus ist verwandt mit dem endogenen Schafvirus Jaagsiekte-Sheep-Retrovirus (enJSRV). Das gibt es noch heute, das Klon-Schaf Dolly starb daran.

Thierry Heidmann aus Paris hat ein zweites Syncytin und Syncytin-Sequenzen in vielen Tierspezies gefunden, auch in dem bereits erwähnten RELIK, dem Urvirus von Kaninchen, und anderen Säugetieren wie Hund und Katze. Die Endogenisierung des Syncytinvirus datiert er 85 Millionen Jahre zurück. Ungelöst bleibt, wie denn Schweine und Pferde, bei denen zwar auch Retroviren bekannt sind, zur Plazenta kamen, die bei ihnen anders aufgebaut ist als beim Menschen.

Ein Virus voller Wespengene

Mein Lieblingsvirus ist das Poly-DNA-Virus (PDV), weil bei diesem Virus nichts stimmt, es wirft sämtliche Virusdefinitionen über den Haufen. Also zuerst, es hat kein Genom! Es ist zwar nicht leer, aber alle DNA stammt vom Wirt, und zwar viel DNA, 30 DNA-Plasmide; damit fällt das Virus aus jeder Statistik heraus! Zweitens, es infiziert keine Zelle, um sich zu vermehren, sondern die Arbeit für die Produktion der Nachkommen übernimmt der Wirt, und zwar ganz allein. Das Virus hat natürlich auch seine eigene Erbinformation, aber nicht im eigenen Partikel, sondern ausgelagert ins Wirtsgenom. «Outsourcing» kann man das nennen. Die virale DNA ist integriert in das Genom des Wirts, einer Wespe, und die sorgt für die Produktion von neuen Viruspartikeln in ihren Ovarien. Kommt nun die Stunde der Geburt der Wespenbabys, werden die Wespeneier ausgeschleust und die Viren gleich mit. Die Wespe legt die Wespeneier zum Schlüpfen auf Raupen ab. Die Viren sind mit dabei. Nun tut das Virus auch mal etwas. Es liefert die von der Mutter-Wespe übertragenen 30 DNA-Plasmide mit Information für Toxingene weiter zum Töten an die Raupe, deren Reste dann den jungen Wespen als Nahrung dienen, als vorverdaute Babykost! Das ist ein perfekter Rollentausch: Virus mit Wirtsgenen und Wirt mit Virusgenen.

Das wirft die Frage nach der Definition des Virus auf. Laut Schulbuchdefinition sind weder eine Hülle ohne Virusgene oder nur voller Wirtsgene noch endogene Virusgene im Wirtsgenom trotz der Partikel «richtige» Viren. Man sollte sie jedoch einbeziehen in eine viel umfassendere Definition von Viren, für die ich ja plädiere.

Die Wespennachkommen tragen in ihrem Erbgut die Gene des PDV und produzieren die Viren in ihren Ovarien, der Zyklus wiederholt sich. So wird auch das PDV vermehrt.

Die Vermehrung erfolgt also vertikal von Generation zu Generation wie bei einem endogenen Virus. Allerdings ist es gar kein endogenes Virus, sondern zugleich ein richtiges exogenes Partikel, das sogar außerhalb des Wirtes wirksam ist. Warum ist alles so kompliziert? Warum brauchen Wespeneier Viren als mobile Schutztruppe? Es gibt noch eine andere Spielart des Virus: Statt Toxingene zu übertragen, kann es auch Gene mitbringen, um das Immunsystem in der Raupe zu unterdrücken.

PDVs sind keine Seltenheit, es gibt 30 000 Typen dieser Art. Jedenfalls scheint dies zum Vorteil für alle Beteiligten zu sein, außer für die arme Raupe. Die zeigt ein besonders kurioses Verhalten, denn todgeweiht verteidigt sie die in ihr wachsenden Jungwespen vor Eindringlinden in deren Kokons. Sie hilft denen, die sie umbringen werden. Im Englischen wird das als «Motherhood»-Verhalten beschrieben. Vielleicht schiebt die Raupe damit ihr Ende noch etwas hinaus. Diese Art der Virus-Wirt-Wechselwirkung, halb exogen, halb endogen, ist evolutionär vermutlich sehr alt. Bei weiterer Reduktion kam es vielleicht zu den «nur noch» endogenen Viren, die eine Zelle überhaupt nicht mehr verlassen konnten – oder lief es umgekehrt, die Viren wurden mobil?

Hier scheint ein erfolgreiches Prinzip der Natur vorzuliegen, das Nachahmung verdient. Viren als Vehikel für Gentransfer, nicht der eigenen, sondern fremder Gene. Das PDV ist sozusagen ein Gentherapieexperiment der Natur. Das Virus wird ausgeleert und aufgefüllt mit Giftgenen, doch es könnten auch Therapiegene sein. Genauso verfahren die Wissenschaftler bei der Gentherapie. Diese Gentherapie von PDV ist sogar von besonderer Art, denn es handelt sich um eine lokale Anwendung der Viren auf die Raupen. Eine solche topische Anwendung ist als Therapie immer besonders ergiebig. Das Virus wird einfach aufgetragen und muss nicht zu bestimmten Zellen hinadressiert werden, was immer das Schwierigste bei der Gentherapie ist. Es handelt sich beim PDV um eine *Ex-vivo*-Gentherapie mit topischer (lokaler) Wirkung. Das alles gab es also längst in der Natur, bevor sich die Gentherapeuten das ausgedacht haben, die noch längst nicht so erfolgreich sind wie das PDV.

Prionen – es geht auch ohne Gene

Viren mit fremden Genen sind schon überraschend, aber Viren ohne Gene noch viel mehr. Sie heißen vorsichtshalber anders, nämlich Prionen. Sie wurden so benannt nach Proteinen und Virionen, deshalb Prionen. Diese «Ausnahmeviren» sind eine weitere Spielart der Natur, sie bestehen nur aus Proteinen ohne Nukleinsäuren und können sich vermehren, sie sind infektiös.

Selbst als Stanley Prusiner den Nobelpreis für die Entdeckung der Prionen erhielt, galten seine Ergebnisse noch als höchst umstritten: Proteine ohne Nukleinsäuren als infektiöses Agens – das schien ausgeschlossen zu sein. Viele Forscher brachen auf, um die «Protein-only»-Hypothese zu widerlegen, weil sie absolut nicht daran glauben konnten, dass etwas ohne Nukleinsäuren infektiös ist. Einer von ihnen war der Schweizer Charles Weissmann. Er wurde vom Saulus zum Paulus bekehrt. Mit fast 80 Jahren zeigte er als Chef des neuen Instituts Scipps-Florida, dass Prionen auch Mutationen ansammeln und diese auch «vererbt» werden können. Das bringt uns der Vorstellung von Prionen als Viren noch näher; als ihr größter Kritiker konnte er es wohl nicht lassen, die Prionen darauf zu überprüfen! Nun sollte man Prionen erst recht zu den Viren zählen. Weissmann zeigte auch, dass die silbernen Nadeln, das Operationsbesteck in der Hirnchirurgie, anstecken können, weil Prionen daran kleben. Prionen überstehen Hitze, erst zwei Stunden bei 120 Grad Celsius im Dampf-Autoklaven (oder 60 Minuten bei 200 Grad) zerstört die Infektiosität.

Jeder hat vom Rinderwahnsinn BSE, Bovine Spongiforme Enzephalopathie, gehört, den Prionen bewirken, und erinnert den Feuerschein im Fernsehen von der Verbrennung der Rinder in Großbritannien. Die Ausbreitung von BSE ist selbstverschuldet, denn Tiermehl von kranken Tieren wurde aus Ersparnisgründen nur noch zu kurz erhitzt und übertrug BSE auf die Rinder. Prionen gelten als Ursache nicht nur von BSE, sondern auch von Creutzfeld Jacob Disease (CJD), Scrapie bei Schafen und Kuru. Ein Überbegriff dafür ist die «Transmissible Spongiforme Enzephalopathy», TSE.

Die Kuru-Krankheit wurde von Carleton Gajdusek in Papua-Neuguinea entdeckt. Er hat sie dem Kannibalismus zuordnen können, der daraufhin verboten wurde. Bei den Eingeborenen war das Gehirn von Menschenopfern den Männern vorbehalten, die vorzugsweise erkrankten, da besonders die Gehirne mit Prionen infiziert waren. Prionen führen zu Demenz, «Wasting»-Krankheit und Tod. Gajdusek hat bei seinen Reisen in verschiedene Länder, auch in den Dschungel, 60 Jungen aufgenommen und ihnen Universitätsausbildungen ermöglicht. Eines Tages erschien auf dem Cover eines US-Magazins ein Bild des Nobelpreisträgers mit Handschellen. Einer der Knaben hatte ihn wegen sexuellen

Missbrauchs angezeigt. Bob Gallo hinterlegte eine hohe Kaution, doch die half nur vorübergehend.

Scrapie wurde von deutschen Schafen nach Island eingeschleppt, obwohl diese auf den nordfriesischen Deichen nie krank gewesen waren und auch die Quarantäne, die für eine Einfuhr nach Island vorgeschrieben war, problemlos überstanden hatten. In Island wurden sie zur Schur jedoch dicht zusammengepfercht, und dabei kam es zu Ansteckungen und zur Ausbreitung von Scrapie. Platzmangel sollten wir uns als eine weithin unbekannte Gefahrenquelle für Epidemien unbedingt merken.

Jeder Organismus hat normale Prion-Proteine, die besonders bei der Entwicklung des Gehirns, der Neurogenese, eine Rolle spielen. Sie machen nur krank, wenn sie falsch gefaltet sind. Es gibt also zwei Extreme: Proteine ohne Nukleinsäuren, eben die Prionen, und Nukleinsäuren ohne Proteine, die Viroide. Beides sind Spielarten der Natur, die ich zu den Viren hinzuzähle.

6. VIREN – GROSS, GRÖSSER, AM GRÖSSTEN!

Gigaviren der Algen und Badeverbot in der Ostsee

Mein Frohlocken über den warmen Sommer, der zu einem Bad in der Ostsee einlud, endete in den letzten Jahren mehrfach mit Grausen: Das Wasser war braun, so weit das Auge reichte, und die aufgescheuchten Schwäne wühlten beim Starten zum Fliegen eine unappetitliche Brühe auf. Man steht am Strand, und statt zu schwimmen, liest man auf einer Hinweistafel, die Algenblüte könne für Menschen gefährlich werden und für Hunde tödlich enden; auch Fische sterben – eine vergiftete Ostsee. Badeverbot, wenn es endlich einmal warm genug ist. Die Algen sind winzig, kleiner als einen Millimeter, aber in riesiger Zahl vorhanden; es sind Eukaryoten, sie gehören zum Phytoplankton. Einige haben Pigmente, so dass sie farbig sind, grün, braun bis rot, und sie vermehren sich explosionsartig in der Sommerwärme und bei zu viel Nahrungsangebot durch Überdüngung der angrenzenden Felder. Auf hoher See gibt es kilometergroße Algenteppiche, die sich bis zum Horizont erstrecken können, manchmal auch «Red Tide» genannt. Ein rotes Meer wird sogar schon in der Bibel, der Apokalypse, erwähnt. Ein verseuchtes Meer, erschreckend – doch die Mikroorganismen räumen im Herbst damit auf. Unter guten Wachstumsbedingungen helfen die Viren erst einmal kräftig mit bei der Algenvermehrung. Platz- und Nährstoffmangel der Algen aktiviert die Viren, führt zur Zerstörung der Algen und beseitigt die Algenblüte. Dabei bilden sich weiße Schlieren, wie Aufnahmen aus dem Weltall zeigen (siehe Abb. 10).

Wer stoppt das Wachstum? Die Viren! Achtung, das sind jetzt wirkliche Viren, nicht die Phagen. Es sind sogar sehr große Viren – Gigaviren, «giant viruses» im Englischen. Diese Viren regeln die Kreisläufe, die Populationsdynamik von Algen, genauso wie die Phagen bei Bakterien. Algen und Viren sind seit Milliarden Jahren aufeinander eingespielt. Man denkt sogar, diese Viren gehören zu den evolutionär ältesten, die wir kennen; sie sind bis zu 3 Milliarden Jahre alt.

Zu den hübschesten Algen gehört eine Kalkalge, die in allen Meeren von der Arktis bis zum Äquator vorkommt. Besonders häufig ist sie in lichtdurchfluteten Oberflächen. Sie heißt *Emiliania huxleyi* oder etwas einfacher E. hux. oder kurz Eh-Alge nach Cesare Emiliani und Thomas Huxley. Entsprechend heißen die Viren EhV, genauer EhV-86. Es nennt sich auch Phycodna-Virus, also Algen-DNA-Virus oder Coccolithus-Virus; *lithus* ist der Stein, also Viren der steinharten Kalkalgen. Diese Algen sind so bemerkenswert, dass sie zur «Alge des Jahres 2009» ernannt wurden. Damit wurde auf ihre Schlüsselrolle vor allem für die Umwelt hingewiesen. Sie sind die häufigsten Algen, die es überhaupt gibt. Eh-Algen sind nur eine von 300 Kalkalgenarten von insgesamt 40 000 Algenarten.

Die Eh-Algen sehen unter dem Rasterelektronenmikroskop besonders hübsch aus, wie Kinderspielzeug, ein Ball mit aufgesetzten kreisrunden Lamellenstrukturen wie kleine Kragen. Sie enthalten Kalzium und hinterlassen bei ihrer Zersetzung durch Eh-Viren Kalziumkarbonat, also Kalk, der sich am Meeresboden anreichert. Wenn das über Millionen Jahre geschieht, entsteht daraus ein Kreidefelsen. Sinkt der Meeresspiegel, so sieht man schon aus der Ferne die leuchtenden Kreidefelsen an der Küste von Dover oder auch die von Rügen. Caspar David Friedrich hat sie in einem Gemälde festgehalten, und keiner denkt dabei an Viren. Und doch waren es die Viren, die die Kreidefelsen geschaffen haben.

Vor einigen Jahren hatte ich einen sehr umfangreichen Antrag zu begutachten: Das Meer sollte mit Eisen «gedüngt» werden, damit die Algen wachsen, um das Treibhausgas CO_2 aus der Atmosphäre zu reduzieren und in der Tiefsee zu versenken. Einen ganzen Ozean zu düngen erschien mir dann doch zu riskant und die im Sommer mit Algen zugewachsene geliebte Ostsee war mir eine Mahnung. Es gab noch mehr Skeptiker, doch die Idee taucht immer wieder auf.

Die Algenlyse führt auch zur Freisetzung von Dimethylsulfiden, die den typischen Meeresgeruch ausmachen. Bei so heimatlichen Düften denkt nicht mal eine Virologin an Viren als Ursache! Also sind es nicht nur die Phagen, die das CO_2 regulieren, sondern auch die Algenviren, die Wolken, Regen und Kreidefelsen schaffen. An Viren als Wettermacher denkt ja keiner beim abendlichen Wetterbericht!

Man hat weitere Phycodnaviren, also Gigaviren, in Algen gefunden, etwa Chlorellaviren, die nach dem in den Algen enthaltenen Chlorophyll heißen. An diesen Algen hat Melvin Calvin, bei dem ich in Ber-

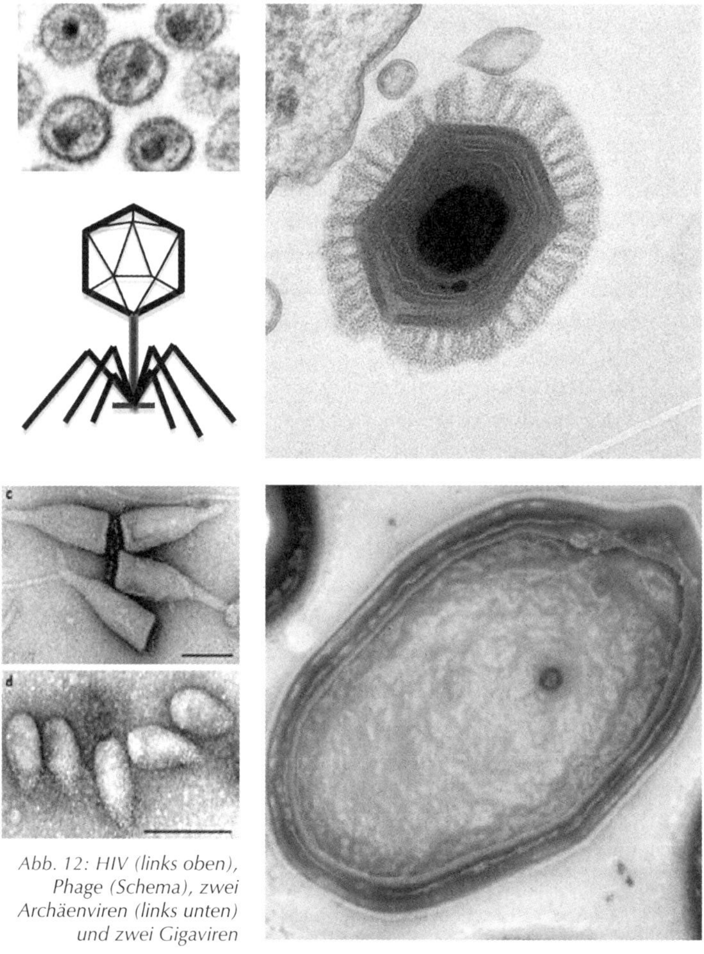

Abb. 12: HIV (links oben), Phage (Schema), zwei Archäenviren (links unten) und zwei Gigaviren

keley Vorlesungen hörte, die Photosynthese erforscht, wofür er 1961 den Nobelpreis erhielt. Man muss also unterscheiden: EhV bevorzugt Kalkalgen, und Chlorellaviren bevorzugen die Grünalgen.

Eine Virologie des Meeres hat es bis vor kurzem nicht gegeben. Erst neue Filtertechniken und Färbemethoden bewirkten, dass die Phagen und Bakterien auffielen. Doch die Gigaviren findet man auf diese Weise gerade nicht; sie werden von solchen Filtern zurückgehalten. Macht man die Filterporen größer, rutschen die Gigaviren mit den ähnlich großen Bakterien durch und lassen sich nicht abtrennen. Deshalb ist die Zahl der Gigaviren im Meer noch weitgehend unbekannt. Dabei sind sie vermutlich nicht viel seltener als die Phagen, vielleicht gibt es von beiden so etwa 10^{30} auf dieser Welt. Einzeller wie Algen, die einen Kern enthalten, also Eukaryoten sind und zu den Pflanzen gehören, standen gar nicht auf der Liste der Anwärter für Viruswirte. An die hatte man überhaupt nicht gedacht! Das ist fast unvorstellbar, wenn man berücksichtigt, wie viele solcher Viren es gibt: 10^{19} solcher Algenviren entstehen täglich neu.

Diese Gigaviren enthalten Doppelstrang-DNA in ikosaedrischen Köpfen mit etwa 500 000 Basenpaaren, entsprechend etwa 500 Genen, ähnlich groß wie parasitäre, also kleine Bakterien. Richtige Bakterien wie unser Darmbakterium *E. coli* haben 5 Millionen Basenpaare; vergleicht man die größten Viren mit den kleinsten Bakterien, sind sie etwa gleich groß. Die DNA der Gigaviren kann sogar seltene empfindliche Einzelstrangbereiche enthalten und ist teilweise sogar nichtcodierend, also ohne genetische Information für Proteine. Das macht sie evolutionär uralt, ihre Entstehung wird etwa 2,7 Milliarden Jahre zurückdatiert in der Evolution.

Verglichen mit HIV- oder Influenzaviren mit ihren etwa zehn Genen, sind sie also riesengroß. Dabei sind diese Gigaviren unter den neuen Giganten eher die kleineren, die größten sind noch bis zu fünfmal größer. Fast alle Gene der Gigaviren sind in den bestehenden Gen-Datenbanken nicht zu finden und auch untereinander fast nicht verwandt. Von zwei verschiedenen Algenviren mit je 1000 Genen sind gerade mal 14 Gene gleich.

Amöbenviren kitzeln

Amöbenviren sind neuartige Gigaviren und waren ähnlich wie die Algenviren bis vor kurzem unbekannt. Bei der Suche nach Legionellen – Bakterien, die als Biofilme in Wasserleitungen lagern und beim Duschen versprüht zur Legionärskrankheit geführt haben – wurden sie übersehen. 2003 wurden dann die Gigaviren zuerst als Viren in Amöben beschrieben. 2008 folgte in Paris eine weitere Entdeckung von Gigaviren im Wasser von Kühltürmen. Man nannte sie «Mimiviren» als Imitierer von Bakterien. Mimiviren sind die «Nachahmer» oder Vortäuscher von Bakterien. Das darf man nicht mit «mini» verwechseln, denn diese Viren sind genau das Gegenteil. Sie sind so riesig, dass sie als Viren übersehen wurden. Gigaviren sind Beinahe-Bakterien! Man kann sie im Lichtmikroskop erkennen – undenkbar für Viren! Virologen benutzen Elektronenmikroskope, keine Lichtmikroskope! Aber auch als Bakterien wurden die Gigaviren nicht angesehen, denn sie entgingen den im Labor dafür gängigen Plaquetests. Sie sind außerdem so schwer, dass sie in der Kulturschale zu Boden sinken, sie fallen sozusagen durch die Maschen und entgingen so selbst den Bakterienforschern.

Kurz nach dem Mimivirus wurden zwei weitere Gigaviren gefunden, Megavirus chilensis vor der Küste Chiles und das Marseille-Virus bei Marseille. Alle drei Gigaviren sind als Amöbenviren bekannt, die etwa 1 Million Basenpaare mit etwa 1000 Proteinen besitzen. Es werden laufend mehr Riesenviren gefunden. Das Erbmaterial dieser Amöbenviren ist anders zusammengesetzt als alles sonst bekannte Erbgut auf dieser Erde. Sie sind außerdem viel größer, als ein Lebewesen minimal braucht, um lebensfähig zu sein. Eines der kleinsten Lebewesen, das Bakterium Mykoplasma *(Mycoplasma genitalium),* umfasst nur etwa 500 000 Basenpaare mit 482 Proteinen. Es ist das kleinste und erste vollsynthetisch hergestellte – fast lebendige – Lebewesen. Viele Bakterien wie Chlamydien und Rickettsien, insgesamt 150 verschiedene Bakterientypen, sind kleiner als die Amöbenviren. Das gilt besonders für Bakterien, die zu intrazellulären unselbständigen Parasiten wurden und mit dem Wirt in Symbiose leben. Der kleinste Zellparasit kodiert nur noch für 169 Proteine *(Hodgkinia cicadicola).* Solche Parasiten sind degeneriert und spezialisiert und überlassen viele Funktionen der Wirtszelle wie unsere Mitochondrien als ehemalige Bakterien und Chloroplasten in Pflanzenzellen. Diese beiden Symbionten sind hoch spezialisiert und als Parasiten auf die Wirtszelle angewiesen. Sie werden von Gigaviren, die auch Parasiten sind, mit ihren riesigen Genomgrößen allerdings weit übertroffen.

Amöben-Gigaviren nehmen neue Gene durch Lateralen Gentransfer aus dem Innern der Amöben auf, wo es auch Bakterien und noch andere Viren gibt, die als Nahrung von der Amöbe zersetzt werden. An den dabei freigesetzten Genen bedienen sich die Gigaviren. Amöbengene selbst verschmähen sie dagegen, vielleicht weil diese im Zellkern der Amöbe unerreichbar sind. Vom Gesamterbgut der Amöben-Gigaviren stammen 56 Prozent aus Eukaryoten, 29 Prozent aus Bakterien, 1 Prozent aus Archäen, 5 Prozent kommen aus anderen Viren, 10 Prozent

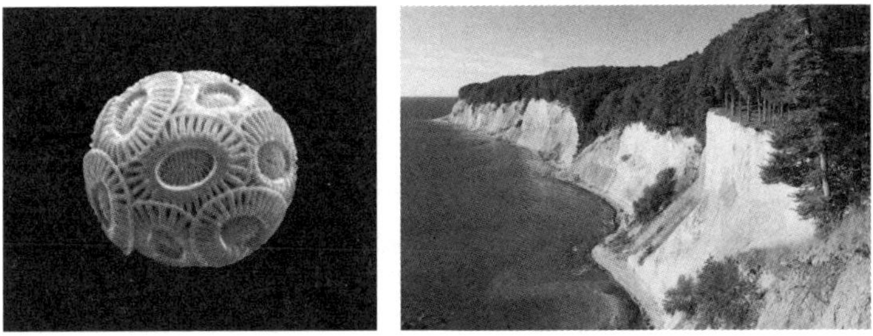

Abb. 13: Gigaviren haben mit Kalkalgen (links) die Kreidefelsen von Rügen erbaut.

stammen aus dem Wirt, den Amöben, und 9 Prozent lassen sich nicht zuordnen. Diese genetische Vielfalt muss bedeuten, dass die Gigaviren mit ihrer Umgebung wechselwirken und starken Genaustausch ausüben. Eines der drei Viren, das Marseille-Virus, hat ein chimäres Genom aus RNA und DNA, sehr ungewöhnlich! RNA blieb auf dem Weg zur DNA übrig.

Und es gibt eine riesige Überraschung: Die Viren enthalten einige Gene für die Proteinsynthese. Das ist eigentlich ein absolutes Privileg von lebenden Zellen und völlig ausgeschlossen für Viren. Die Existenz der Gigaviren brachte deshalb die herkömmlichen Vorstellungen von der Welt der Viren ins Wanken.

Einigen Mimiviren stehen sozusagen die Haare zu Berge! Sie erscheinen durch einen riesigen Haarkranz, korrekt Fibrillen genannt, nochmals viel größer. Diese langen, dünnen Fortsätze auf der Oberfläche lassen die Virologen staunen und werfen die Frage auf, wozu diese Härchen gut sind. Mimiviren haben eine ikosaedrische Struktur, einen Kern von 500 nm und dann eine Schicht von Härchen, 140 nm lang, macht etwa 700 nm. Die Haare bestehen aus Kollagen, das unserem Bindegewebe (und nicht unseren Haaren) ähnelt. Viren haben fast immer Oberflächenfortsätze, mit denen sie in bestimmte Wirtszellen eindringen, auf die sie sich spezialisiert haben. Mit diesen Härchen «kitzeln» die Gigaviren sozusagen die Wirtszellen, um eingelassen zu werden! Raffinierte Rezeptoren existieren in dieser Urwelt noch nicht. Einlass durch Berührung ist eine primitive Variante, verglichen etwa mit den hochspezifischen Andockstellen von HIV auf den Lymphozyten. Evolutionär neuere Viren gehen da viel spezialisierter vor und imitieren Liganden von Zellrezeptoren. HIV hat sich genau an die CD4-Rezeptoren der

Wirtszelle angepasst. Den Gigaviren genügen anscheinend mechanische Reize.

Wie zur Fußball-WM in Brasilien bestellt, tauchte im Regenwald des Amazonas ein neues Gigavirus «Samba» mit abstehenden langen Haaren auf, genau wie die Mimiviren. Bald sind die vielen neuen Viren keine Überraschung mehr. Auch die Wirtszellen, die Amöben, wirken urtümlich. Sie verschlingen die Viren mit einem Schluck und verdauen Viren, besonders Herpesviren. Damit das den Gigaviren nicht passiert, tricksen sie die Amöben aus, denn sie werden zwar verschlungen, aber nicht abgebaut. Im Gegenteil, die Gigaviren vermehren sich sogar noch in den Amöben. Sie landen in Vakuolen und verschmelzen mit deren Membranen. Die Vermehrung erfolgt in einem separaten Kompartment, einer eigenen Fabrik, unabhängig vom Zellkern, «Viral Factory» genannt, die umso größer wird, je mehr Viren entstehen. Dann werden die Virusnachkommen aus dieser Fabrik ausgeschleust.

Im Labor hat man in einem Experiment 150-mal Gigaviren von Amöben an Amöben weitergereicht. Nach 150 solcher Passagen hatten sich die Gigaviren stark verändert, vor allem Gene aufgegeben. Dieser Genverlust bewirkte «Haarausfall». Das zeigt, wie sie sich anpassen können, vor allem unnütze Gene abstoßen können. Eine derartige Reduktion heißt «reduktive Evolution». In der Kulturschale funktionierte die Vermehrung offensichtlich auch ohne die Härchen. Inzwischen zeigte sich besonders bei Gigaviren im Labor starker Genverlust. Evolution im Reagenzglas ist zu einem beliebten Laborexperiment geworden, nur erfordert es viel Geduld.

Sputnik – Viren von Viren

Es gibt Viren von Viren! Gigaviren können selbst von Viren infiziert werden, können sogar anderen Viren als Wirte dienen. Diese Eigenschaft von Gigaviren ist höchst ungewöhnlich. Da sonst nur Zellen von Viren infiziert werden können, rücken damit die Gigaviren noch mehr in die Nähe von Zellen. Gigaviren sind also Beinahe-Zellen! Die Viren von Viren nennt man Virophagen in Analogie zu den Bakteriophagen, den Viren von Bakterien. Sie tragen Namen wie Sputnik und Ma-Virophagen; Letzterer ist abgeleitet von Maverick-Viren, die eigentlich zerstörerische Computerviren bezeichnen. Sputnik und Ma-Virophagen sind hinsichtlich ihrer Replikation abhängig von Gigaviren. Sie haben an die 20 Gene, also etwa 20 000 Basenpaare, nur drei davon stammen vom Gigaviruswirt. Es sind mithin kleine Viren, aber sie töten die großen Viruswirte! Sputnik besetzt die «Viral Factory», in der sich die Mimiviren vermehren, repliziert sich dort selbst auf deren Kosten und holt sich von den Mimiviren die Proteine zur eigenen Reproduktion. Damit gehen die zwanzigmal größeren Mimiviren zugrunde. Hier dient ein Virus als Wirt für ein anderes Virus. Das ist ungewöhnlich. Das Virus fungiert nicht als Helfervirus.

Der Ma-Virophage befällt ein anderes Gigavirus, das Cafeteria-roenbergensis-Virus CroV. Cro ist ein Geißeltierchen, das nach einem Café in der dänischen Stadt Roenberg heißt, ein Spaßname, kein Entdeckername! Es ist ein Mikroflagellat, ein eukaryotischer bakterienfressender Einzeller, demnach keine Amöbe und keine Alge; es ist in den Meeren bis in die Tiefsee weit verbreitet. Das dazugehörige Gigavirus CroV führt zum Zusammenbruch dieser Geißeltierchen und regelt deren Populationsdichte.

Das CroV wurde von Matthias Fischer, einem Schüler von Curtis Suttle, zuerst in Vancouver und nun am MPI für Medizinische Forschung in Heidelberg untersucht. Das Gigavirus CroV umfasst 730 000 Basenpaare und 544 Genprodukte. Das CroV ist wiederum der Wirt für den Ma-Virophagen. Das CroV und den dazugehörigen Virophagen Ma hat Craig Venter gefischt. Er hatte sich nach der Aufklärung des Humangenoms wieder etwas Neues ausgedacht und das Forschen mit seinem Segel-Hobby verbunden. Beim Segeln im Sargassomeer hat er in den eingesammelten Wasserproben viele unbekannte Organismen gefunden und zum Sequenzieren und Analysieren weitergereicht. Die Auswertung beschäftigt nun Heerscharen von Bioinformatikern – eine unbekannte Genomwelt tut sich auf, denn die meisten Gene und Stoffwechselwege sind unbekannt.

Der Ma-Virophage vermehrt sich wie der Virophage Sputnik ebenfalls in der Virusfabrik der Viruswirte. Der Ma-Virophage enthält überraschenderweise Retrovirusgene, die virale Integrase. Wo mischen die Retroviren nicht mit! Es gibt auch Gene von Bakterien, Eukaryoten und DNA-Phagen. Nur vier seiner Gene sind identisch mit denen des anderen Virophagen Sputnik. Ma verhält sich einerseits wie ein Retrovirus (oder Transposon, s. u.), denn er integriert seine DNA in die des Cro-Geißeltierchen, seinen Überwirt, der ihn weitervererbt. Andererseits nutzt er dessen Virus, CroV, als Zwischenwirt zur Vermehrung und bringt es dabei um, eigentlich typisch für Phagen. Ma schützt damit seinen Überwirt vor dem CroV. Ma ist Retrovirus für den einen Wirt und ein Phage für den anderen, sozusagen halbe-halbe, eine einmalige Zwischenstufe der Evolution. Er ist Nutznießer und Helfer zugleich – also mit «sozialem», vermutlich egoistischem Verhalten.

Die Organisation Global Ocean Survey sucht nach weiteren Kandidaten für Virophagen. Vielleicht sind Virophagen gar keine Seltenheit; inzwischen wurde immerhin schon ein halbes Dutzend entdeckt. Einer heißt Antarctic-Organic-Lake-Virophage, ein anderer ist der Phaegocystis-Globosa-Virophage. Auch das neue brasilianische Samba-Mimivirus enthält Virophagen. Nun kann man bald beginnen, die Zusammensetzungen der Gene dieser Virophagen auch untereinander zu vergleichen – es sind kunterbunte Puzzles mit Dutzenden von Genquellen.

XXL-Viren – die Pandoraviren

Das Gigaviruskapitel war noch nicht fertig geschrieben, da musste es schon erweitert werden. Von nun an muss fast das Datum erwähnt werden, so schnell gibt es Neues! Seit dem 20. Juli 2013 gibt es zwei neue Gigaviren, Pandoraviren. Das bislang größte Gigavirus, das Amöbenvirus Megavirus chilensis, hatte 1,25 Millionen Basenpaare. Nennen wir es ein XL-Virus. Nun gibt es gleich zwei neue, doppelt so große Viren, Supergigaviren, die ich hier mit «XXL» bezeichne! Ihre DNA mit 1,91 Millionen und 2,47 Millionen Basenpaaren, entsprechend etwa 1900 und 2500 Genen, lässt viele Bakteriengenome mit ihren etwa 500 000 Basenpaaren langsam als Zwerge erscheinen! Jean-Michel Claverie aus Marseille fand das Pandoravirus, P. dulcis, im Schlamm eines Teiches in Australien und P. salinus, das nun größte aller bekannten Gigaviren, in Sedimenten vor der Küste von Chile. War die gleichzeitige Entdeckung zweier solcher Riesen eine Zufallskoinzidenz oder sind die einfach so häufig? Claverie ist anlässlich eines Vortrags in Australien mal eben zum Tümpel der Universität gegangen und hat von dort Wasser in einer Flasche mitgenommen – dort fand er P. dulcis! Das kann doch kein Zufall sein, solche Viren müssen häufig sein.

Die neu entdeckten Viren sehen nach Ansicht der Autoren aus wie eine griechische Amphore, weniger poetisch formuliert, sie sind eiförmig. Keine Ikosaeder. Und nicht nur deshalb heißen sie Pandoraviren. Laut der griechischen Sage verspricht der Name eine ganz Büchse voll davon. Ich warte auf weitere Überraschungen und reserviere schon mal vorsorglich «XXXL» für die nächsten Jumbo-Viren. Man kann ja nie wissen, wie groß sie noch werden.

Diese Viren sind mit nichts und niemandem verwandt. Sie vermehren sich ähnlich wie die Mimiviren in Amöben, doch keine Spur eines energetisch günstig gebauten Ikosaeders, keine Membran und keine Härchen.

Von den 2370 Genen des P. salinus ähneln 101 den Genen von Eukaryoten, 43 denen von Bakterien und 42 denen anderer Viren. Es ist fast unglaublich, aber 94 Prozent der Gene dieser Viren sind unbekannt. Doch die beiden Pandoraviren zeigen von Frankreich bis Australien überraschend große Ähnlichkeiten. Die Eiform besteht aus mehreren Schichten und sie wickeln sich selbst ein. Auch ihre DNA ist besonders, nämlich linear mit repetitiven Enden, ein Mosaik mit Genen von Eukaryoten, Bakterien und Archäen, also von allem etwas, doch die meisten Gene sind unbekannt. Pandoraviren verfügen jedoch ähnlich wie die oben genannten Mimiviren über Quasi-Zell-Eigenschaften: Gene für die DNA-Replikation sowie sogar für die Proteinbiosynthese; bei allen «normalen» Viren liefern das sonst die Wirtszellen. Diese Fähigkeiten bei Viren brachten die herkömmlichen Vorstellungen von der Welt der Viren zum Einsturz. Nach einer neueren Diskussion ging mit der Entdeckung der Pandoraviren ein «Windstoß durch den Baum des Lebens»; ich bevorzuge zu sagen, sie rütteln an dessen Wurzeln. Die Entdecker Raoult und Claverie möchten mit den Gigaviren eine eigene Klasse von Lebensdomänen begründen, ein eigenes viertes Königreich außer den drei bereits vorhandenen, den Bakterien, den Archäen und den Eukaryoten: die Gigaviren mit dem Kürzel Giruses, zusammengezogen aus Giga und Viruses. Das klingt ein wenig nach Geschäftstüchtigkeit, es würde die Bedeutung ihrer Entdeckung natürlich nochmals aufwerten. Ihr aktuellster Vorschlag geht noch etwas weiter, sie siedeln die Gigaviren *vor* den drei anderen Domänen des Lebens an, sie seien die Vorfahren. Sie schätzen das Alter der Viren auf 2,7 Milliarden Jahre. Viren als die Wurzel des Baums des Lebens, so denken viele, ich ja auch. Es waren vielleicht nicht gerade die Gigaviren, die auch nicht fertig gewordene Bakterien sein könnten oder, umgekehrt, verkümmerte, geschrumpfte Bakterien. Auf jeden Fall sind diese Viren Übergangsformen von Viren und Zellen. Dieser Übergang ist kontinuierlich, das heißt, die Grenze zwischen Viren und Zellen ist fließend. Wie spielte sich das in der Evolution ab? Wurden kleine Viren zu großen Viren, dann zu Gigaviren und dann zu Zellen, von denen sie kaum noch zu unterscheiden sind? Das entspricht einer kontinuierlichen Zunahme an Komplexität und Größe. Oder umgekehrt, hat Genverlust zu diesen Formen geführt?

Als ich in den letzten vier Jahren zu publizieren versuchte, dass die Viren von Anfang an bei der Entstehung des Lebens dabei waren und sie «Entwicklungshelfer» aller Genome sind, bekam ich es bei mehreren internationalen Journalen mit einem ungewöhnlich großen Aufgebot anonymer Gutachter zu tun. Ein Journal bot sieben Gutachter auf, das hatte ich vorher noch nie erlebt. Nachzulesen ist die Arbeit inzwischen mit dem Titel «What contemporary viruses tell us about evolution» (Was uns die heutigen Viren über die Evolution verraten) – und als Kurzfassung «Are viruses our oldest ancestors?» (Sind Viren unsere ältesten Vorfahren?). Andere hatten vorher darüber geschrieben wie L. P. Villarreal oder E. Koonin und neuerdings auch Journalisten: «Mammals are made by viruses» (Säugetieren sind durch Viren entstanden) von Carl Zimmer. E. Koonin, der wichtigste Bioinformatiker über Fragen der Evolution von Viren, nennt den Anfang des Lebens LUCAV in Anspielung an LUCA, wie gemeinhin der älteste Vorfahre aller Lebewesen genannt wird, und fügt ein V hinzu für die Viren. Er denkt an eine «ancient virus world». Dann waren die Viren der Anfang, jedoch nicht ein einziges bestimmtes Virus, sondern ein Gemisch, eine Menge verschiedenster Sequenzen, an ein einheitliches «Urvirus» glaubt er nicht.

Es spricht sich wohl herum, dass ich die Gigaviren liebe. So wurde ich ins Studio eines Rundfunksenders eingeladen, um die allerneusten Viren zu erklären. Es gibt sie schon, die «XXXL»-Viren, neue Pithoviren, seit dem 3. März 2014 wiederum entdeckt unter der Leitung von Jean-Michel Claverie. «Pithos» ist im Altertum ein großes Vorratsgefäß gewesen, wie die Autoren bemerken. Anders als die Pandoraviren sind die Pithoviren jedoch nicht geformt wie Amphoren, sondern haben wie Mimiviren einen ikosaedrischen Körper mit zirkulärer DNA und einer Hülle mit Härchen. Das Pithovirus ist dreimal so umfangreich wie das größere der beiden Pandoraviren, enthält aber fünfmal weniger Gene, nämlich «nur» 596. Das Virus ist eine Art Kombination aus Mimiviren und Pandoraviren. Es vermehrt sich auch in Amöben, dort aber im Zellkern. Wieder eine neue Variante. Pithoviren verfügen auch über viele Bausteine einer lebenden Bakterienzelle, so können sie DNA in RNA transkribieren und enthalten ebenfalls Gene für die Proteinsynthese.

Sind das wirklich Viren oder vielleicht doch Bakterien? Dieser Frage sind die Autoren nachgegangen und haben intensiv danach gesucht, ob sich diese «Viren» halbieren, also sich durch Zweiteilung verdoppeln können, dann wären es nämlich Bakterien. Sie halbieren sich nicht, sondern vermehren sich auf sehr virale Weise; nach 20 Stunden platzen die Amöben-Wirtszellen auf und entlassen auf einen Schlag Tausende von Viren. Das entspricht einer klassischen viralen Vermehrung, nicht der von lebenden Bakterien oder anderen Lebewesen.

Pithoviren haben eine Besonderheit: Diese Gigaviren stammen aus dem Permafrost aus Sibirien und heißen deshalb Pithovirus sibericum. Die Viren befanden sich in Bohrkernen; mit Hilfe der Radiokarbon-Methode gelang es, ihr Alter zu berechnen: 30 000 Jahre. Zu dieser Zeit lief der Neandertaler herum! Das Unglaubliche ist, dass nach dieser langen Zeit im Permafrost die Viren noch aktiv sind, sie sind infektiös, können Amöben im Labor infizieren und sich vermehren. Ich selbst habe auch schon 30 Jahre lang Viren im Gefrierfach aufbewahrt, das geht ohne Einbußen, insbesondere bei DNA-Viren. Aber 30 000 Jahre Dauerfrost – das ist unvorstellbar. *Science* hat das Paper über die Pithoviren abgelehnt – vielleicht bezweifelt man die 30 000 Jahre. Claverie und Kollegen haben in Sibirien horizontal in einen Berg hineingebohrt, nicht in die Tiefe. Kann man dort 30 000 Jahre Permafrost garantieren? Bei diesen Viren musste nichts im Labor repariert oder molekularbiologisch geflickt werden, wie bei den 100 Jahre alten Influenzaviren eines Soldaten, ebenfalls aus dem Permafrost, die jedoch eine zerbrechliche RNA als Genom enthielten.

Der Befund führt zur Besorgnis, was denn da noch im Eis versteckt sein könnte. Die Autoren sind vorsichtig und nennen dieses Virus einen «safe indicator» für andere, potentiell gefährlichere Viren, eine Art Leitfossil. Bislang ist für keines der Gigaviren ein Zusammenhang mit Krankheiten festgestellt worden, sie gelten also bisher als sicher. Die Autoren verweisen aber zum Schrecken vieler Leser auf die Pockenviren. Diese gelten zwar als ausgestorben, sind den zuletzt gefundenen Gigaviren jedoch nicht unähnlich. Pockenviren wurden bisher nie zu den Gigaviren gezählt, doch mit ihren großen zirkulären DNA-Genomen, ihrer Ikosaederstruktur, ihrer Art, sich im Zellkern zu vermehren, gehören sie in diese Kategorie. Könnten sie auch im Frost ausgeharrt haben? Das größte Pockenvirus, das nach dem Kanarienvogel Canary Pox Virus heißt und in der Gentherapie als Impfvirus eine Auferstehung feiert, weist etwa 350 000 Basenpaare mit etwa 300 Proteinen auf. Auch so seltene Viren wie Asco-, Irido-, Phycodnaviren oder Asfarviren lassen sich in der Nähe der Pockenviren und Gigaviren ansiedeln. Die Entdeckung von drei so sonderbaren Riesenviren an drei extrem auseinanderliegenden Weltregionen, Australien, Kalifornien und Sibirien, innerhalb weniger Monate macht es unmöglich, an Zufall zu glauben; diese Viren müssen sehr weit verbreitet sein und extrem häufig vorkommen. Damit bricht ein neues Zeitalter der Virusforschung an. Vielleicht gibt es auch für die Entdecker ein Stelldichein in Stockholm!

Zwei Guinnessrekorde

Die Amöben gerieten als Wirte der Gigaviren ins Visier der Forscher. Sie sind riesige einzellige Eukaryoten, von denen es viele verschiedene Arten gibt. Sie leben bevorzugt im Wasser, in feuchten Böden oder im Moos. Ohne richtige Struktur, ausgestattet mit Scheinfüßchen, vermehren sie sich durch Teilung. Sie enthalten die größten Genome aller Organismen dieser Welt überhaupt. Mit 290 Milliarden Basenpaaren sind ihre Genome hundertmal größer als unsere – und Amöben beherbergen auch die größten Viren, die es gibt, die Gigaviren. Wieso zweimal ein solcher Superlativ? Die meisten Gene der Gigaviren stammen nicht aus den Amöben-Genomen, sondern durch Lateralen Gentransfer aus dem «Nahrungsangebot» innerhalb der Amöben, von anderen Mikroorganismen, die dort verdaut werden. Die Genome der Amöben bestehen aus zahlreichen Genrepetitionen, Pseudogenen, die nicht genutzt zu werden scheinen. Darin ähneln die Amöben einigen Pflanzen wie dem Mais oder Weizen, die mit riesigen Genomen auch viele Duplikationen aufweisen und unbeschadet Gene abstoßen können. Eigentlich verschlingen sie und verdauen sie auch Viren. Amöben sind den beim Menschen zirkulierenden Fresszellen, den Phagozyten unseres Immunsystems, verwandt, beweglichen Zellen, die herumwandern, um Krankheitserreger aufzuspüren und zu beseitigen. Sie können Fragmente, Zellabfall, Bakterien, Viren, Archäen, ja sogar Goldpartikel schlucken, was praktisch ist für ihren Nachweis im Elektronenmikroskop. Durch ihre vielseitige Nahrung werden sie zu einer Art Mischgefäß von Genen. Vermutlich besteht zwischen den beiden Riesen ein Zusammenhang, vielleicht durch das Überangebot an Genen. Wir trinken Amöben mit jedem Schluck Leitungswasser, meist sind sie harmlos, außer wenn

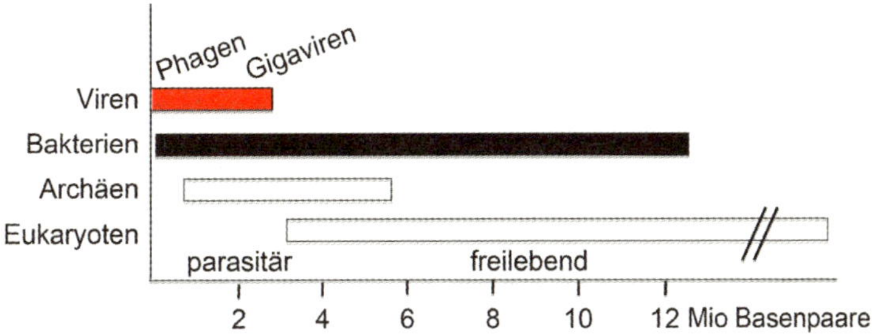

Abb. 14: Genomgrößen: Gigaviren sind größer als viele Bakterien.

sie mit den Bakterien der bereits erwähnten Legionärskrankheit infiziert sind. Auch können sie bei Fernreisen zur Amöbenruhr führen, die gefährlich und meldepflichtig ist und beinahe meinen Vater nach der Rückkehr von einer Reise zwang, seine Arztpraxis deswegen zu schließen. Obwohl es viele Amöbenarten gibt, wurde bei den Arcanthamöben, den Wirten der Gigaviren, bisher keine Krankheit gefunden.

Können Viren sehen?

Unsinnige Frage? Es sind die Gigaviren aus Algen und Amöben, die zu dieser Frage Anlass geben. Haben sie vielleicht die Augen erfunden? Diese Frage wird kein Leser ernst nehmen, und doch – Viren können gucken, jedenfalls so etwas Ähnliches. Sie haben einige Gene, die dazu nötig sind. Linsen haben sie zwar nicht und auch kein Gehirn. Aber sie reagieren auf Licht. Sie triggern die Wirtszellen, zum Licht zu schwimmen. Wie die Viren die Wirtszelle antreiben, ist allerdings noch unbekannt. Diese Leistung vollbringen Gigaviren, die Phycodnaviren, mit ihren Wirten, den einzelligen eukaryotischen Algen, aber auch die Mimiviren mit ihren Amöben. Die Gigaviren beherbergen einen Vorläufer des Sehrezeptors, Proteo-Rhodopsin. Das ist ein Siebentransmembran-Rezeptor, ein weitverbreiteter Signalüberträger, der sich mit sieben Helizes durch die Membran windet. Dieser hat bei den Gigaviren allerdings eine Punktmutation in der dritten Transmembranregion, Helix C, und kann das Licht deshalb nur aufnehmen, jedoch nicht weiterleiten ins Innere – wohin denn auch? Der Rezeptor ist nicht wie in unseren Augen eine Protonenpumpe, sondern ein Signalüberträger. Wenn der Rezeptor des Virus ein Lichtquant hv empfängt, veranlasst es die Wirtszellen, zum Licht zu schwimmen, zur Oberfläche, wo mehr Nahrung zu erwarten ist, Phototaxis genannt. Das garantiert dem Virus dadurch auch mehr Nachkommen. Es bevorzugt dabei grünes Licht. Sogar das weiß man mittlerweile. Das Gen ist eine bunte Mischung aus verwandten Genen aus Bakterien und Eukaryoten. Immerhin ist es fast zu 30 Prozent identisch mit bekannten Rhodopsingenen in Bakterien, Protisten und Pilzen. Bei der Augenentwicklung sind mehrfach einfache Augen komplizierter geworden. Auch einige Quallen haben schwarze Punkte am Quallensaum, die als Augenvorläufer gelten. Insgesamt bei fünf Virusarten fand man den Rhodopsinvorläufer. Haben die Viren das Proto-Gen erfunden und an ihre Wirte weitergereicht?

Laut den Untersuchungen des Augenforschers Walter Gehring aus Basel wurden die Augen in der Evolution nur einmal erfunden. Gehring kann auf Augenentwicklungen hinweisen, die das bestätigen. Da gibt es die sonderbarsten Augen, Punkte, ohne Linse, ohne Gehirn, Stilaugen, wandernde Augen wie beim Plattfisch. Ein Heft des *Spiegel*, 2012, zeigte einmal 40 Fotos der unterschiedlichsten Augen. Virenaugen waren (noch) nicht dabei. Das sei eine riesige Überraschung und vielleicht ein neues Forschungsthema für ihn, so sagte Walter Gehring, als ich von den Virusaugen während eines Seminars in Klosters berichtete – und verpasste prompt beim Studium der Publikation über die Augen der Gigaviren das Abendessen.

Manche mögen's heiß – Archäen und Viren

Manche Regionen sind extrem heiß, extrem dunkel, extrem kalt, extrem salzig, extrem sauer oder extrem basisch. Dort leben die Extremophilen. Wasser bis 400 Grad bei hohem Druck in der Tiefsee können sie aushalten, sogar pH 2 bis 12, und sehr viel Salz in Salzseen! Selbst im Permafrost oder in Bohrkernen aus Tiefen, in denen man kein Leben mehr vermutet, gibt es Beweise für das Leben von Extremophilen. Man hält es für ausgeschlossen, dass unter solchen Bedingungen Leben überhaupt existiert. Man darf die Überlebenskünstler nicht mehr Bakterien nennen, «Archäbakterien» – das ist vorbei! Sie heißen schlicht Archäen und gelten als eine eigene Domäne des Lebens neben den Bakterien und den Eukaryoten. Der Name Archäen suggeriert, dass sie die ältesten Lebensformen sind, vielleicht sogar der Anfang waren. Nach einigen Klassifikationen hält man sie jedoch für jünger als Bakterien; der Name ist also etwas irreführend. Entwicklungsgeschichtlich stehen sie zwischen den Bakterien und den Eukaryoten. Das könnte sich mit besseren oder anderen Klassifizierungsmethoden vielleicht noch einmal ändern. Die Archäen sind nicht nur mit den Eukaryoten verwandt, sondern auch mit den Bakterien. Auch 1 Prozent der Gene der Pandoraviren sind mit den Archäen verwandt.

Carl Woese entdeckte die Archäen 1977, also vor etwa 40 Jahren. Zu der Zeit konnte man Unterschiede zwischen diversen Lebensdomänen noch nicht so einfach feststellen. Woese wählte als Referenz eine RNA in den Ribosomen und fand dort ebenfalls Unterschiede, die zu der Einteilung in drei Domänen Anlass gaben (die 16/18S ribosomale oder rRNA in Pro- bzw. Eukaryoten). Die Sequenzen der 16S aus Prokaryoten dienen heute sogar zur Bestimmung von über einer Million diverser Arten, so spezifisch sind sie jeweils. Sie sind die Basis der bereits diskutierten Metagenomics-Daten. Die Archäen sind anscheinend vorzügliche Überlebenskünstler. Die Extremophilen sind an ihren ausgefallenen Lebensraum extrem gut angepasst und hoch spezialisiert, aber auch überraschend unflexibel. Sie haben sich wohl eher langsam angepasst und mussten dazu sogar ganze Stoffwechselwege neu entwickeln. Ihre Unflexibilität zeigt sich auch daran, dass man sie nicht transportieren und schwer züchten kann. Die hitzeliebenden Archäen sterben paradoxerweise, wenn man sie warm transportiert, sie vertragen nur ein schmales Fenster an Temperaturschwankungen. Die Sauerstoff ablehnenden Archäen bevorzugen gerade die Kombination von Kälte und Sauerstoff bei der Lagerung. So halten sie sich 10 Jahre im Kühlraum. Ab wann verfälscht man sie im Labor und untersucht gar nicht das, was man untersuchen will? Das Mikrobiom könnte dabei helfen, die Gesamtheit einer Population auf einen Streich zu sequenzieren, und zwar sofort, ohne Transport oder Zwischenschritte im Labor. Die Archäen sind ebenso weit verbreitet wie die Bakterien, jedoch weit weniger bekannt und erforscht.

Der kürzlich verstorbene deutsche Forscher Wolfram Zillig hat sich mit den Archäen befasst und die Einteilung dieser dritten Domäne des Lebens durch Ähnlichkeiten mit Vermehrungsenzymen unterstützt. In extremen Zonen der Welt hat er Archäen gesammelt, in Vulkanöffnungen, auf Island bei den Geysiren, im Yellowstone Park, in Salzseen etc. Er war ein Abenteurer, ein Sammler und Motor dieser Forschungsrichtung. Seine Proben werden noch immer viel benutzt. Heute erforscht

Karl O. Stetter die Archäen. Stetter spezialisierte sich auf einen Sonderling, einen besonderen Parasiten. Diese Parasiten haften wie kleine Bälle am Archäum. Sie verfügen über keinen Stoffwechsel, sind unselbständig, haben keine frei lebenden Verwandten, lassen sich nicht vom Wirt abtrennen – eben Parasiten. Ihre DNA umfasst 390 000 Basenpaare, etwa 400 Gene. Stetter beschreibt diese «Parasiten» als kleinste Zelle. Das entspricht einer Minizelle, die Craig Venter als kleinste Zelle zu konstruieren versucht. Der Wirt heißt *Ignicoccus hospitalis* und der kleine Parasit «tiny coccus» oder *Nanoarchaeum equitans,* «Reitender Urzwerg». Er liebt 100 Grad Celsius und 120 Meter Meerestiefe. Dieses Nanoarchaeum siedelt Stetter mit den Archäen ganz unten im Baum des Lebens an. Ist es nicht ein Virus, vielleicht gar ein Gigavirus? So kommt es mir vor. Dann hätte Stetter die Gigaviren entdeckt!

Archäen haben besondere Membranen, die es in der Natur ansonsten nicht gibt, sie sind ätherhaltig, vielleicht ein Vorteil beim Überleben unter extremen Bedingungen. Archäen machen uns nicht krank, sie kennen sich in unseren Zellen nicht aus und können deshalb vielleicht kein Unheil anrichten – oder sie haben sich uns angepasst, sind evolutionär sehr alt.

Ein Schüler von Zillig ist David Prangishvili vom Institut Pasteur aus Paris. Er untersucht die Viren der Archäen. 24 Virusfamilien hat er bereits gefunden. Erst einmal hat er sich auf die thermophilen Archäen und ihre Viren konzentriert, die mehr als 80 Grad bevorzugen. Ihre Viren sind schwer in eine Ordnung zu bringen. Sie sehen überhaupt nicht wie Viren aus, zweiarmige lange Gebilde mit runder Verdickung in der Mitte und Widerhaken an den Enden, wie das Acidianus Two-tailed Virus, ATV. Die Viren von Archäen haben Strukturen, die in den elektronenmikroskopischen Aufnahmen Limonen, Stangen, Spiralen oder Flaschen gleichen. Selbst an extrem verschiedenen Orten der Welt ähneln sich die Strukturen derjenigen Viren, die unter ähnlichen Bedingungen wachsen. Das heißt vielleicht, dass die betreffenden Bedingungen Anlass für die Formen gaben. Wir verstehen die Zusammenhänge nur noch nicht. «Form follows function» – das gilt weit verbreitet auch für die Biologie, nicht nur für Architektur oder Design. Alle Archäen und die meisten ihrer Viren enthalten bisher Doppelstrang-DNA. Vielleicht ist es den Extremophilen an vielen Stellen zu heiß oder anderweitig zu extrem, so dass eine RNA nicht stabil genug wäre. Für die Archäen scheint es jedenfalls sehr früh in der Evolution überlebensnotwendig gewesen zu sein, die stabilere DNA zu bilden. Die dazu nötige Reverse Transkriptase hat man auch bei Archäen gefunden. Einige der Sequenzen der Viren sind entfernt mit den heutigen Herpesviren verwandt.

Es gibt bei den Archäen auch Viren mit ikosaedrischen Köpfen und Schwänzen, die den Phagen von Bakterien oder Säugerviren ähneln. Sie stammen aus den Salzseen, nicht den heißen Quellen. Ob die hohe Salzkonzentration zur Ikosaederbildung beiträgt? Ikosaeder bei Phagen jedenfalls entstehen ohne besondere Umweltbedingungen. Aber diese Viren sind bei den Archäen in der Minderzahl. Archäen können aber auch ohne Extreme überleben, in unserem Darm gibt es sie auch. Wir fanden sie bei einer noch zu erwähnenden Analyse.

Die Archäen haben starke Verteidigungsmechanismen, die sich besonders gegen zerstörerische lytische Viren richten. Sie haben das CRISPR/Cas9-Verteidigungssystem gegen DNA-Feinde, ähnlich wie die Bakterien (s. u.).

Könnten Archäen und ihre Viren auch in zukünftigen Extremsituationen wie etwa im Fall von Katastrophen so erfolgreich sein? Vermutlich haben sie viel Zeit gebraucht, um sich so zu entwickeln, das geht nicht plötzlich. Wo kommen all die uns unbekannten Gene her? Die Zellen können sie nicht geliefert haben, denn da gibt es sie nicht. Die Archäen und ihre Viren mussten alles selbst ausprobieren. Die Viren sind die Evolutionsmaschinen der Zellen. Viren sind die Triebkräfte der Evolution. Sie sind Erfinder, Probierer von Möglichkeiten, sie sind die Anfänge des Lebens. Mein «ceterum censeo ...»

7. LAUTER TOTE VIREN

Viren zum Vererben

Howard Temin hat nicht nur die bereits beschriebene Reverse Transkriptase entdeckt, sondern auch die endogenen Viren. Er war einer der größten Vorreiter der Retrovirologie. Gegen alle Widerstände der Öffentlichkeit, sogar seiner eigenen Mitarbeiter, postulierte er, dass es eine vererbbare Form der RNA-haltigen Retroviren geben müsse, mit einer DNA-Zwischenstufe in unserem Genom. So fand er die DNA-synthetisierende Reverse Transkriptase, aber auch die «endogenen» Viren.

Es gibt die horizontal übertragbaren exogenen Viren, die sich in Körperzellen und von Lebewesen zu Lebewesen ausbreiten. Und dann gibt es endogene Viren, die Keimzellen infizieren können und vertikal von Generation zu Generation weitervererbt werden. Sowohl in den Körperzellen wie in den Keimzellen werden die Retroviren als DNA-Proviren ins Zellgenom integriert, aber nur über die Keimzellen vererbt. Sie sind dann in jeder Körperzelle des Nachgeborenen vorhanden. Meistens werden dort jedoch keine Viruspartikel mehr produziert. Manche Viren können beide Zellarten, Körperzellen und Keimzellen, infizieren, denn so entstehen aus exogenen Viren die endogenen Viren. Meistens sind es die Retroviren, die als DNA-Proviren in unserem Erbgut integriert werden, aber auch andere Viren können sich dorthin verirren. Das untersucht heute die Paläovirologie. Diese und der akute Übergang von äußeren zu inneren Viren wird später noch am Beispiel der Koala-Bärchen beschrieben.

Exogene Viren, vor allem die Retroviren, erhalten sich als integrierte DNA-Proviren so lange, wie die infizierte Körperzelle lebt. Im Fall von HIV sind das Lymphozyten mit einer Lebensdauer von etwa 60 Tagen. Dann gehen die Zellen mitsamt den integrierten DNA-Proviren zugrunde. Das ist keine Ewigkeit; Retroviren können sich jedoch in der Tat verewigen, wenn sie die Keimzellen des Wirts infizieren und auf diese Weise über Generationen weitervererbt werden. Das geht nachweislich schon seit 100 Millionen Jahren so, wahrscheinlich viel länger; nur ist das schwer zu beweisen, da die Virussequenzen über so lange Zeiträume durch Mutationen oder Deletionen bis zur Unkenntlichkeit verändert werden. Die Vererbung von endogenen Viren über die Keimzellen unterscheidet sich ganz wesentlich von den exogenen Viren. Die Keimzellen produzieren meistens mit der Zeit gar keine Viruspartikel mehr. Die Retroviren werden als DNA-Proviren im Genom der Mutter oder des Vaters wie eigene Gene auf das Kind vererbt.

Warum gibt es endogene Viren? Sie sind ja mindestens einmal aus einer richtigen Virusinfektion entstanden. Warum sitzen die DNA-Proviren für Millionen Jahre in unserem Erbgut fest? Aus Versehen? Will die Zelle sie loswerden, sie unschädlich machen durch Verinnerlichung? Dann müssten sie ja verschwinden. Vielleicht ist es auch umgekehrt, die Integration von Viren in Form eines Zellgens ist ein besonders guter Schutz für das Virus gegen die antivirale Abwehr der Wirtszelle. Dann würde die Integration zur Überlebensstrategie der Viren dienen. Ein endogenes Virus wird von der Zelle nicht mehr als fremd erkannt und vom Immunsystem nicht abgewehrt. Die Zelle wird jedoch das integrierte DNA-Provirus nie mehr ganz los. Es bleiben selbst beim «Rauswurf» immer Reste übrig. Das Virus kann seinen Anfang und sein Ende zusammenlagern und den mittleren Teil eliminieren, was häufig geschehen ist, doch übrig bleiben dabei immer die Enden vom Virus, die LTRs. So kommt es zu zahllosen Solo-LTRs und wenigen Proviren in unserem Erbgut. Im Gegensatz dazu kann bei den DNA-haltigen Phagen ein integrierter DNA-Prophage wieder ausgestoßen werden. Insbesondere bei zellulärem Stress wird er hinausgeschossen, wobei meist auch die Bakterienzelle zugrunde geht. Doch auch unsere Zellen wehren sich gegen die Retroviren durch deren Verkürzungen. So entstehen lauter verstümmelte Viren in unserem Erbgut, ein Prozess, der allerdings Millionen von Jahren dauern kann.

Eine andere Variante, die den endogenen Viren bei ihrer Verbannung ins Erbgut widerfährt, sind Mutationen. Sie entstehen mit der Zeit, meist als Stoppcodons, wenn die endogenen Viren nichts mehr nützen, dann verkümmern sie. Andererseits liefern endogene Viren ihren Wirtszellen auch Vorteile, denn sie können die Zelle gegen erneute virale Überinfektionen schützen. Die Zelle ist dann sozusagen «besetzt» und lässt dadurch ein zweites gleiches Virus nicht hinein. Auch Phagen können eine Zelle besetzen und verhindern, dass weitere Phagen von der Bakterienzelle aufgenommen werden. Selbst die evolutionär uralten Viroide, die nur aus nackter ncRNA bestehen, halten die Konkurrenten fern, indem sie neue eindringende Viren zerschneiden. Die Viren verteidigen also ihre Zelle meistens mit viralen Eigenschaften, indem sie neue Eindringlinge zerschneiden oder deren Eintritt mit viralen Proteinen versperren. Viele, wenn nicht alle Viren beherrschen solche Abwehrmechanismen. Das Phänomen wird auch Interferenz genannt, das klingt nicht zu Unrecht ein bisschen nach Interferon (s. u.). Die Viren wehren sich gegen Viren, indem sie antivirale Systeme aufbauen. Damit sind die Viren die Erbauer antiviraler Verteidigungssysteme, und das sind die Immunsysteme. Alle bekannten Immunsysteme wurden von Viren erbaut. Die Viren sind nützlich und deshalb sind sie nicht verschwunden, sondern über Millionen Jahre hinweg noch immer vorhanden.

Es herrschte weltweites Erstaunen, als man herausfand, dass unser Erbgut zu fast 50 Prozent aus meist degenerierten integrierten Retroviren besteht. Dieses ist eines der spektakulärsten wissenschaftlichen Ergebnisse unseres Millenniums. Es gilt für jedes eukaryotische Lebewesen.

Etwas Ähnliches gilt sogar auch für die Bakterien mit ihren Phagen, denn auch die Bakteriengenome bestehen bis zu 20 Prozent aus DNA-Prophagen. Proviren und Prophagen sind die Erbauer von Genomen.

Als Erstes gehen dabei oft die Hüllproteine Env verloren, die zur Verpackung und Ausbildung von Viruspartikeln dienen. Ohne Env-Hüllproteine können Viren die Zelle nie mehr verlassen und keine neue Zelle infizieren. Retrovirusähnliche Gene können dann zwar noch in der Zelle herumspringen, aber nicht mehr in Partikel verpackt und ausgeschleust werden. Unschädlich gemacht – wenn auch nicht hinausgeworfen – werden sie allerdings während der embryonalen Entwicklung. Das ist eine phantastische Einrichtung der Natur, gefährliche Gene während der Entwicklung eines Embryos zu unterdrücken. Ein «reset» der Natur, ein Neuanfang für ein neues Leben. Dabei werden die Viren im Embryo durch einen noch nicht lange bekannten Mechanismus zum «Schweigen» gebracht, «silencing» genannt. So werden sie dann stumm vererbt.

Phoenix aus der DNA

Im Erbgut gibt es etwa 40 000 Humaner Endogener Retroviren, HERVs, in Form integrierter DNA-Proviren. Die viralen Reste sind in jeder Zelle vorhanden und schweigen nicht notwendigerweise für immer. Wenn sie noch intakt genug sind, können endogene Retroviren durch Umwelteinflüsse wie ultraviolette (UV-)Strahlen, durch Hungern, durch zellulären Stress oder durch Botenstoffe (wie Interferon) wieder aktiviert werden. Eine Gruppe dieser HERVs, HERV-K genannt, ist noch immer aktiv, das heißt, sie produziert Proteine und in seltenen Fällen kommt es sogar zur Ausbildung von Partikeln, die sich im Elektronenmikroskop nachweisen lassen. Meistens sind diese Partikel dann nicht mehr infektiös, können sich also nicht ausbreiten. Einige solcher Viren wurden in Malignen Melanomen beschrieben. Man vermutet, dass diese HERVs eine Rolle bei der Krebsentstehung und anderen Krankheiten wie Arthritis spielen könnten, indem sie andere Gene beeinflussen.

Woher weiß man, dass die endogenen Viren wirklich von Retroviren abstammen, dass unser Erbgut ein Friedhof von fossilen Retroviren ist? Das schien so unglaublich, dass der Beweis dafür gleich zweimal geliefert wurde. Thierry Heidmann aus Paris untersuchte virale Sequenzen im menschlichen Erbgut und schrieb neun solcher fossilen endogenen Retrovirussequenzen untereinander. Diese waren vollgespickt mit Stoppzeichen und dadurch keineswegs mehr imstande, Viren zu produzieren. Jedoch befanden sich die Stoppcodons oder sonstigen Mutationen nicht alle an denselben Stellen, so dass er immer wieder Bereiche ohne Stoppcodons, offene Leseraster für intakte Proteine, finden konnte. Er rekonstruierte daraus ein intaktes Virusgenom. Die Sequenz synthetisierte er maschinell als DNA und brachte sie in eine Zelle. Diese produzierte tatsächlich Retroviren, die man im Elektronenmikroskop sichtbar machen konnte. Es waren in der Tat typische Retroviren! Mehr noch, das zusammengebastelte Virus war infektiös, es konnte Zellen infizieren und sich vermehren. Dies war ein schlagender Beweis, dass die toten endogenen Retroviren im Erbgut des Menschen von richtigen Viren abstammen. Es war die Auferstehung eines «Toten», das war unheimlich! Es wäre einen Aufschrei der Zeitgenossen wert gewesen, dass da ein Virus nach 35 Millionen Jahren reaktiviert worden war und wieder anstecken könnte. Überraschenderweise hat es keinen Protest gegen diesen Versuch gegeben. Wurde das Experiment von der Öffentlichkeit übersehen oder nicht verstanden? Die Autoren haben natürlich alle nötigen Sicherheitsauflagen erfüllt. Das Virus erhielt den Namen Phoenix, auferstanden aus der Asche, aus unserem Erbgut zum «lebenden Virus».

Auch Aris Katzourakis aus England hat die Sequenzen diverser HERVs verglichen, um eine Konsensus-Sequenz daraus herzuleiten, die für ein replikationsfähiges infektiöses Retrovirus nötig wäre. So ein «HERVcon» (für -consens) wurde mit dem Computer rekonstruiert und als Viruspartikel im Labor nachgebaut. Damit konnte auch er Zellen und sogar Tiere infizieren. Katzourakis hat auch sonst nach solchen Uraltsequenzen geschaut; so rekonstruierte er ein Kaninchen-Retrovirus aus endogenen Viren. Er nannte es doppeldeutig «RELIK», Rabbit Endogenous Lentivirus Type K. Es hat sich vor etwa zwölf Millionen Jahren in das Kaninchen-Genom eingeschleust und ist sogar ein kompliziertes Lentivirus, zu denen auch das HIV gehört. Diese Viren sind komplizierter gebaut als die gängigen Retroviren; bis zu RELIK dachte man, sie könnten nicht als endogene Viren vererbt werden. Dies gilt als Beweis, wie alt dieser HIV-verwandte Virustyp mindestens schon sein muss. Er ist vermutlich viel älter. Warum das nun gerade in Kaninchen-Genomen zu finden war, weiß keiner. Vielleicht haben Kaninchenzüchter die Sequenzierung des Kaninchengenoms finanziert. Könnte man im Erbgut nach Viren suchen, die dort ehemals eingedrungen sind, und dabei analog vorgehen wie bei Phoenix? Vielleicht würde man so auf unbekannte Viren schließen können. Schließlich suchen wir dringend nach Möglichkeiten, unbekannte Viren zu finden.

Wie kann man denn das Alter von toten endogenen Viren überhaupt abschätzen, wie tickt eine solche Uhr? Dazu vergleicht man die Sequenzen der Enden der Viren, die Promotoren, die erwähnten Long-Terminal-Repeats, LTRs, die das HERV-DNA-Provirus flankieren. Sie entstehen bei der Übersetzung der viralen RNA in DNA bei Retroviren an beiden Enden und sind durch den Entstehungsprozess der DNA-Proviren identisch. Im Laufe der Jahre können sich dort Mutationen ansammeln wie in jedem anderen Gen. Dabei entstehen auf beiden LTRs verschiedene Mutationsmuster, aus denen sich mit einer abgeschätzten Mutationsrate rückwärts schließen lässt, wie lange die beiden LTRs und das Provirus wohl schon im Erbgut der Zelle vorhanden waren und sich voneinander fortentwickelt haben. Einige HERVs sind 100 Millionen Jahre alt, für das von uns untersuchte berechneten wir ca. 35 Millionen Jahre.

Koala-Bärchen

Koala-Bärchen gehören zu dem beliebtesten Tieren Australiens. Die meisten Koala-Bärchen sterben dort bei Autounfällen. Darum gibt es für sie schon spezielle Unfallkliniken. Sie waren auch durch Jagen vom Aussterben bedroht. Um sie zu retten, wurden sie auf Inseln vor Austra-

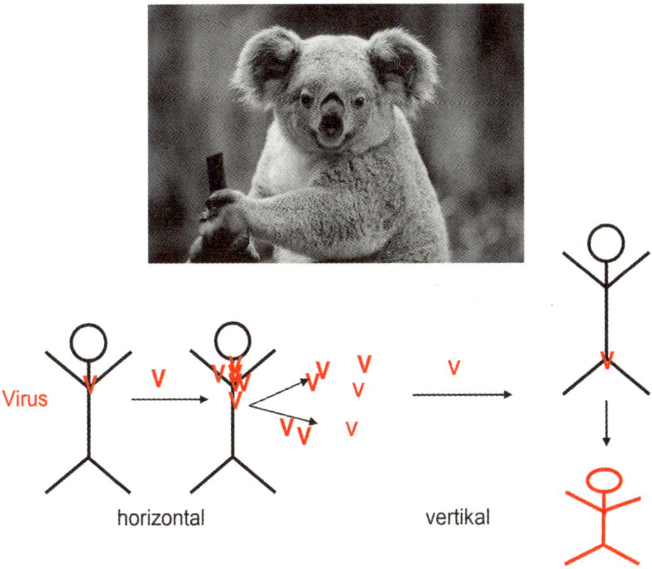

Abb. 15: Exogene Viren mit horizontaler Vermehrung und endogene Viren, die vertikal über Keimzellen vererbt werden – aktuell in Koalas.

lien isoliert angesiedelt, sozusagen in «Schutzhaft» genommen, damit sie sich dort erholten. Nun wurden sie von einem Affenleukämievirus, dem Gibbon Ape Leukemia Virus, angesteckt, an dem sie erkrankten und massenweise starben. Doch überraschenderweise haben sich die Koalas mit dem Affenvirus arrangiert und sterben nicht mehr oder werden nicht mehr krank. Bei genaueren Analysen fand man die unerwartete Antwort auf diese Resistenz, Sequenzen des Affenvirus fanden sich sowohl im Erbgut der frisch infizierten Körperzellen als auch im Erbgut aller Zellen des Koala-Bärchens. Die Vergleichskoalas wiesen keinerlei Anzeichen solcher endogenen Viren auf. Diese mussten also in etwa 100 Jahren entstanden sein. Das Virus konnte sowohl Körperzellen wie auch Keimzellen infizieren – gleichzeitig. Die Viren, die sich gerade im Vorgang der Endogenisierung befinden, lassen sich im Erbgut der Koalas an unterschiedlichen Stellen im Genom von einigen Körperzellen nachweisen, wohingegen die «älteren», bereits endogenisierten Viren an ein und derselben festen Position im Erbgut aller Zellen festsitzen. So wurden sie bereits geerbt. Das Virus sei sozusagen auf dem Weg vom exogenen zum endogenen Virus – so argumentieren die Fachleute. Deshalb dienen die Koala-Bärchen den Wissenschaftlern nun als Forschungsobjekt für den Prozess der Endogenisierung, der sich an ihnen in einer Art Realityshow verfolgen lässt. Diese endogenen Viren sind nicht mehr krankheitserregend, sondern harmlos. Sie sind zum «self», zu eigenen Genen, geworden.

Wie wehren die endogenen Viren die Neuinfektion der exogenen Viren ab? Das endogene Virus könnte den Zellrezeptor gegen neue Viren blockieren, um die Alleinherrschaft in der Zelle zu erlangen. Das lässt sich nun untersuchen.

Die kurze Zeitspanne von 100 Jahren oder etwa 10 Generationen für den Prozess der Endogenisierung bei den Koalas hat die Fachwelt überrascht; man hätte einen Zeitraum von Tausenden von Jahren erwartet. Kann dergleichen auch in Afrika mit HIV eintreten, würden dann die Menschen nicht mehr krank? Zehn Generationen beim Menschen entsprächen allerdings 300 oder 400 Jahren, das wäre immer noch schrecklich lange. Unser Erbgut besteht aus zahllosen toten endogenen Retroviren, die im Laufe der Evolution übrig geblieben sind, aber viel älter sind als 500 Jahre. RELIK, das Virus, das HIV am nächsten kommt, ist seit zwölf Millionen Jahren endogenisiert. Bei HIV ist bisher nicht einmal klar, ob es unsere Keimzellen infizieren kann, was die Voraussetzung einer Endogenisierung wäre. Untersuchungen der Keimzellen des Menschen zeigen, dass die speziellen Rezeptoren vermutlich fehlen, die für HIV-Infektionen nötig wären. Es kann also wohl nicht in vererbbarer Form in unser Erbgut eindringen. Vielleicht könnte es sich entsprechend verändern.

Eine solche HIV-Endstation wäre nicht abwegig, es gibt dafür bereits ein ausgefallenes Beispiel: das Foamyvirus, das wie HIV mehrere Hilfsgene für komplizierte Regelungsvorgänge besitzt, jedoch nicht pathogen ist. Affen und Menschen werden zwar infiziert, aber nicht krank. Nur im Affen kann es sich überhaupt noch vermehren, im Menschen dagegen nicht, wir sind die Endstation. Foamyvirus-Sequenzen fand man in Faultieren, einer Art Affen, die so faul sind, wie sie heißen. In den mit ihnen verwandten Ameisenbären oder Gürteltieren wurden hingegen keine endogenen Foamyviren gefunden. Aus diesem Unterschied versucht man auf den Zeitpunkt der Endogenisierung der Viren zu schließen. Das endogene Faultiervirus (SloEFV, Sloth Endogenous Foamy Virus (Sloth ist das Faultier)) ist das älteste bekannte komplexe Retrovirus und wurde auf 100 Millionen Jahre zurückdatiert. In solchen

Zeiträumen wird ja vielleicht auch HIV endogenisiert und damit harmlos für Menschen werden. Oder kann es auch schneller gehen, in 100 Jahren wie bei den Koalas? Vielleicht wurde so das Affenvirus SIV für Affen harmlos.

Virus und Wirt haben sich in diesen Fällen lange aneinander angepasst und die Viren verursachen keine Krankheiten mehr. Foamy bedeutet «Schaum», denn die Lungen von infizierten Tieren – und auch Zellen in Kultur – bilden Schaumbläschen.

Das Foamyvirus verwendet zwar für seine Replikation eine Reverse Transkriptase, jedoch erfolgt dieser Schritt der Umwandlung von RNA in DNA vor dem Verlassen der Zelle, so dass im Virus DNA verpackt wird. Retroviren verpacken sonst RNA in die Partikel und übersetzen diese erst beim Eintritt in die neue Zelle in DNA. Foamyviren ähneln darin den Pararetroviren, zu denen das Lebervirus HBV und ein Blumenkohlvirus aus Pflanzen gehören. Vielleicht gibt es viel mehr von diesen sonderbaren Einzelfällen, man hat sie nur noch nicht entdeckt. Sie alle sehen DNA-Viren täuschend ähnlich, wegen ihrer speziellen Replikation mit Hilfe der RT sind sie aber keine richtigen DNA-Viren, sondern Retroviren.

Auch bei Fischen findet man Retroviren in Körperzellen und zugleich in der Keimbahn. Sie kommen also gleichzeitig als exogene und endogene Viren vor. Vermutlich befinden auch sie sich noch mitten im Prozess der Endogenisierung, bis irgendwann nur noch endogene Viren übrig bleiben. Über Retroviren in Fisch-Zuchtanstalten ist wenig bekannt. Vielleicht wäre das ein Arbeitsgebiet für junge Virologen. Die deutsche Nobelpreisträgerin Christiane Nüsslein-Volhard hat 20 000 Zebrafische in ihren Aquarien in Tübingen, die sich zu Hunderten bis unter die Decke stapeln. Das sind Stars der medizinischen Forschung, denn sie sind durchsichtig, man kann Mutanten mit bloßem Auge sehen oder optisch selektionieren. Dafür hat die Wissenschaftlerin auf einem Kongress in USA stehenden Beifall des staunenden Publikums erhalten. Die Herrin der Fliegen wurde geehrt als neue Herrin der Fische. Vielleicht haben die Fische diese sonderbaren Viren.

Paläovirologie

Wie viele verschiedene Typen von endogenen Viren gibt es denn in unserem Erbgut? Bisher war die Rede von den Retroviren, zu deren Prinzip es gehört, eine DNA-Kopie im Genom der Wirtszelle einzubauen und mit der Keimzelle weitervererben zu lassen. Sind dazu auch andere Viren imstande? Bei der Untersuchung des Humangenoms wurden in unserem Erbgut Sequenzen gefunden, die nicht von Retroviren oder DNA-Viren stammen, sondern von zwei RNA-Viren, dem Bornavirus und dem Ebolavirus. Diese müssen sich «unerlaubt» in DNA-Viren umgewandelt haben. Da hat wohl eine ausgeliehene Reverse Transkriptase mitgeholfen, die beiden viralen RNAs in DNA umzuschreiben, so dass sich die Viren als DNA-Kopien ins Zellgenom integrieren konnten.

Unsere Zellen sind ja voller RTs, wie man jetzt erst lernt. Sie können von anderen Retroviren herrühren (oder von Retrotransposons) und dann sozusagen «fremdgehen». So kam es zur Integration der beiden RNA-Viren, Borna- und Ebolaviren, in Form von DNA. Vor 40 Millionen Jahren. Die Sequenzen einiger der Gene dieser beiden Viren haben sich seitdem überraschend wenig gewandelt, sie müssen demnach bis heute für irgendetwas gut sein, dass sie sich so konserviert haben. Sie schützen uns vor Neuinfektionen mit denselben Viren, so argumentieren jedenfalls die Forscher. Das würde bedeuten, ein Virus verbietet mit einem seiner Proteine die Aufnahme desselben Virus durch Interferenz. Auf diese Weise sind Menschen durch ihre endogenen Bornaviren gegen neue Bornavirus-Infektionen resistent und werden nicht krank. Dagegen wurden keine endogenen Bornaviren bei Pferden gefunden und sie erkranken tatsächlich. Bornaviren verursachen Krankheiten wie Depressionen – die gibt es tatsächlich bei Pferden! Depressionen beim Menschen werden jedenfalls nicht auf Bornaviren zurückgeführt. Die Pferdeviren stecken außerdem die Menschen nicht an. Ebolaviren in unserem Erbgut schützen anscheinend nicht, das Virus ist schon mal wieder in Afrika ausgebrochen, vielleicht gibt es dort keine endogenen Ebolaviren oder sie sind zu abgeschwächt. Inzwischen hat sich die Zahl der «unerlaubten» Viren im Erbgut des Menschen auf zehn erhöht. Dazu gehören Parvo- und Circoviren mit Einzelstrang-DNAs, deren Umwandlung in integrierbare Doppelstrang-DNA wohl einfach sein könnte. Aber auch Bunyaviren wurden entdeckt, und die enthalten immerhin drei RNA-Segmente, die zur Integration erst einmal illegal in

DNA umgewandelt werden mussten. Ein neues Forschungsgebiet eröffnet sich da.

Verstümmelte Viren

Etwa 50 Prozent unseres Erbguts besteht aus Resten endogener Retroviren oder retrovirusähnlichen Genen. Während der Evolution haben wir viele Retrovirusinfektionen durchgemacht und die haben Spuren in unserem Erbgut hinterlassen. Phoenix und RELIK beim Kaninchen wurden dafür als Beweise genannt. Mit der Zeit sind die Viren dort mutiert und manchmal kaum noch zu erkennen. Solche degenerierten Viren können nicht mehr auswandern, nicht in andere Organismen eindringen, sie bleiben innerhalb der Zelle, manche verharren sogar nur noch innerhalb der DNA einer Zelle. Alte Viren werden häuslich! Sie heißen dann statt Viren oft Transponierbare Elemente (transposable elements, TEs). Die Autoren nennen solche Viren «Fossilien» und unser Erbgut einen Friedhof früherer Virusinfektionen. Die «Gräber» sind etwa 35 Millionen bis vielleicht sogar 200 Millionen Jahre alt. Trotzdem können die Virusreste noch vielerlei. Sie können von einer Stelle der DNA zu einer anderen gelangen, was man vielleicht nicht ganz altersgerecht als «springen» bezeichnet, das klingt vielleicht etwas zu sportlich, dennoch können sie hinaus und hinein in Bezug auf das Erbgut, nicht in Bezug auf die Zelle. Das sind die sogenannten Transposons oder Springenden Gene. Die noch sportlichere Variante von degenerierten Viren kann einen Salto dazwischenschieben, dabei wird ein DNA-Stück in RNA übersetzt, diese wird in DNA zurückübersetzt und kehrt erst dann wieder ins Erbgut zurück. Ersteres heißt in der Computersprache «cut-and-paste» – das sind die Transposons; das zweite nennt man «copy-and-paste» – das sind dann die Retrotransposons. Im ersten Fall wird nur ein Stück Erbgut ausgeschnitten und verschoben innerhalb des Genoms in der Zelle; im zweiten Fall wird ein Stück kopiert und dann versetzt wieder eingebaut: dabei wird der genetische Text länger, genau um das übersetzte Stück. Das Gen wird dupliziert – ein Mechanismus, der für die Entstehung von Genomen extrem wichtig ist. Das Genom wächst dabei! Unser humanes Erbgut hat den einfachen Sprung, «cut-and-paste», lange verlernt, den beherrschen dafür die Pflanzen besonders gut. Immer noch – muss man vermutlich sagen. Die Pflanzen sind in vieler Hinsicht altmodischer oder etwas «zurückge-

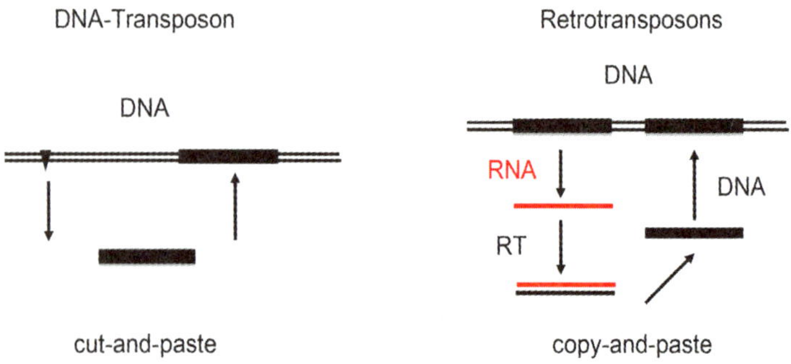

Abb. 16: Springende Gene führen zu Verschiebung oder Verdopplung von Genen.

blieben», langsamer im Stoffwechsel und weniger adaptierfähig. Das «cut-and-paste» hat unser humanes Erbgut vor etwa 35 Millionen Jahren aufgegeben und stattdessen auf «copy-and-paste» umgeschaltet. Man kann diese Elemente außer TEs auch Transposons oder Springende Gene nennen, doch es ist präziser, zwischen DNA-Transposons und Retrotransposons zu unterscheiden.

Eigentlich ist das Gesagte ganz einfach – es zeigt sich das uns allen vertraute Verhalten von Viren mit der einen Einschränkung, dass alles nur innerhalb einer Zelle ablaufen darf, endogen, nicht exogen, also nicht zwischen den Zellen, nicht zwischen Organismen, nicht zwischen Menschen, Pflanzen oder Tieren. Diese Gefangenschaft der Springenden Viren kann man auch noch anders interpretieren: So war vielleicht der Anfang der Evolution, nicht das Spätstadium. Vielleicht konnten die ersten Viren nur im Erbgut herumspringen und haben erst später den Übergang von Zelle zu Zelle oder von Organismus zu Organismus gelernt. Dafür spricht, dass das Env-Protein, das Hüllprotein von Retroviren, später erworben wurde als die anderen Gene, welches eine Voraussetzung für Verpackung und Wanderschaft der Viren ist. Nur mit Hülle können sie eine Zelle verlassen und in neue Zellen eindringen. Vielleicht ging das Hüllprotein auch verloren. Denkbar wäre auch beides, Evolution und Degeneration, also gefangene Viren werden beweglich oder bewegliche Viren werden zu Gefangenen. Einen gemeinsamen Vorfahren kann man auch nicht ausschließen.

Wie man all die Ex-Viren, die in unserem Erbgut hocken, gefunden hat, zeigte ein spektakuläres Paper, mit dem unser Millennium begonnen hat und das für Jahrzehnte neue Forschungsrichtungen vorgeben wird. Als man vor 100 Jahren zu Max Planck sagte, die Physik sei zu Ende, kamen die Quanten und eröffneten für ein halbes Jahrhundert eine neue Physik. Die Suche nach der Antwort, was die Sequenzen in unserem Erbgut bedeuten, könnte uns auch wieder ein halbes Jahrhundert beschäftigen. Wenn diese Zeitspanne denn reicht.

Das vielleicht wichtigste Paper dieses Jahrhunderts erschien im Jahr 2001 in *Nature* und eröffnete unerwartet neue Forschungsrichtungen. Es waren 20 Gruppen beteiligt, zusammengefasst als International Human Genome Sequencing Consortium, mit Eric S. Lander als erstem Autor, sowie Gruppen aus aller Welt, inklusive zweier deutscher Gruppen aus dem MPI Berlin und der GBF (Gesellschaft für Biologische Forschung) aus Braunschweig. Der Titel lautet: «Initial sequencing and analysis of the human genome», ein riesiges Paper, mit mehr als 60 Seiten und mehr als 40 Abbildungen, das größte, das ich je in der Zeitschrift *Nature* gesehen habe. Kein Mensch hat sich vorstellen können, woraus unser Erbgut besteht. Aus Viren!! Aus mehr oder weniger vollständigen Viren, Ex-Viren oder virusähnlichen Elementen. Nicht zuletzt deshalb schreibe ich dieses Buch. Das wollte ich weitererzählen und erklären.

Die Autoren teilen den biologischen Fortschritt im 20. Jahrhundert in vier Quartale von je 25 Jahren ein: 1. Quartal, die Wiederentdeckung der Chromosomen und Vererbung, Erinnerung an Mendels Gesetze; 2. Quartal, die Entdeckung der Doppelhelix als Grundlage der Vererbung; 3. Quartal, die rekombinante DNA-Technologie und das Klonieren von Genen; und das 4. Quartal, die Entzifferung von Genen und Genomen. Bis 2001 waren 599 Viren und Viroide sequenziert, 205 natürlich vorkommende Plasmide, 185 Organellen, 31 Eubakteria, 7 Archäen, ein Pilz, zwei Tiere und eine Pflanze. Dann kam diese Studie, und da ging es erst richtig los! Etwa 95 Prozent des humanen Genoms wurde in gerade einmal 15 Monaten sequenziert, das waren fast zehnmal mehr als alle vorher erstellten Sequenzen zusammen. Das Buch des Lebens des Menschen umfasst 3,2 Milliarden Nukleotide. Was steht darin? Das meiste ist unbekannt, wir erkennen die vier Buchstaben, aber nicht, was sie sagen. Der erste Schrecken bestand darin, dass wir nur etwa 22 000 Gene besitzen, also Bereiche, die für Proteine kodieren (die Autoren rechneten noch 30 000 aus, diese Zahl wurde inzwischen nach unten korrigiert). Auf Grund der Gesamtzahl der Bausteine hatte man zehnmal mehr erwartet. Der Mensch ist etwas Besonderes. Denkt der Mensch. Nun zeigte sich, er hat zwar ein langes Genom, aber nicht mehr Gene als viele andere Organismen auch. Was macht uns denn als Menschen aus? Ich verrate schon mal so viel: Unsere Gene sind länger, so kam die Fehleinschätzung zustande, sie sind außerdem zerhackt und durch Spleißen kombinierbar. Die Fähigkeit zum Kombinieren macht uns groß. Nicht die Zahl unserer Gene.

Der nächste Überraschungseffekt bestand darin, dass unsere Gene nicht einmalig sind für den Menschen, sondern unser Erbgut aus einem Potpourri besteht von Genen aus Bakterien, Archäen, Viren, Pilzen und Unsinn, Abfall, auch «Junk» genannt – an Letzteres wollen viele nicht glauben. Wir wissen noch nicht, ob es wirklich «Abfall» gibt. Die Information in unserem Genom kommt durch Gentransfer aus Bakterien, Pilzen, Viren, aus allen mit uns lebenden Mikroorganismen zustande. Etwa 10 bis 20 Prozent unserer Erbmasse sind identisch mit der von Bakterien und fast 50 Prozent unseres Erbguts besteht aus Retroviren oder retrovirusähnlichen Elementen, 5 Prozent stammen aus Genen von Pilzen. Es kommen sicher auch Gene von Archäen hinzu. Einige Gene sind noch nicht zugeordnet. Wir sind alle Verwandte, «Brüder und Schwestern» – alle Lebewesen! Ich muss immer daran denken, wenn ich aus Versehen einen Regenwurm totgetreten habe. Daraufhin wurde mir von dem Komponisten Thomas Larcher ein Musikstück gewidmet: «Don't step on the Regenwurm!»

Den spektakulären Befund über die Zusammensetzung unseres Erbguts und die Verwandtschaft aller Lebewesen hat sich sogar der damalige Papst Benedikt XVI. erklären lassen! Das *Nature*-Paper wäre vor dem Vatikanischen Konzil wohl auf dem Index gelandet. Der Mensch ohne Alleinstellungsmerkmal? Doch völlig entthront ist der Mensch damit nun auch wieder nicht, denn wir sind die komplexesten Lebewesen.

Fast 50 Prozent unseres Erbguts bestehen aus fossilen retroviralen Elementen, je älter, umso verkümmerter sind sie. Daraus folgt eine einfache Einteilung entsprechend deren Längen: Von lang nach kurz gibt es Namen wie: HERV, LINE, SINE und DNA-Transposon. Letztere fallen aus der Reihe der immer kürzeren Retroviren etwas heraus, sie sind wohl entfernter verwandt mit den Retroviren und nicht unbedingt nur kürzer. Diese viralen Elemente sind nicht nur Bestandteile unseres Erbguts, sondern in mehr oder weniger ähnlicher Weise in allen Genomen von allen Spezies enthalten, in Huhn, Maus, Platypus (Schnabeltier),

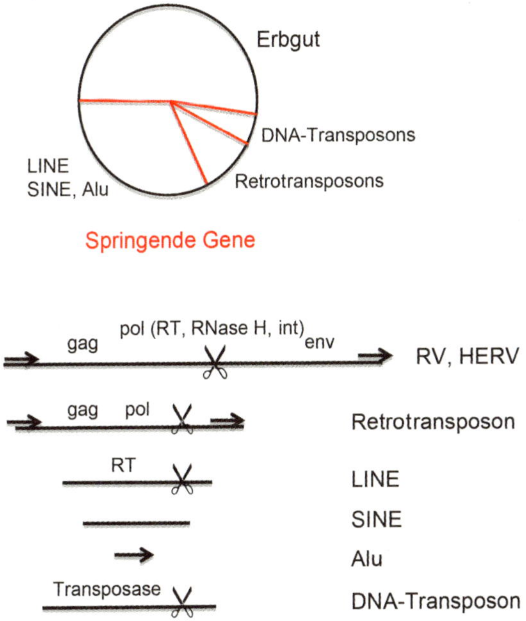

Abb. 17: Verstümmelte Retroviren (RV) im Erbgut (fast 50%) sind verschieden lang.

Opossum, Pilzen, Pflanzen. Bei all diesen Genomen wurden die Anteile der diversen Springenden Gene kürzlich aufgelistet: die Endogenen Viren ERVs, die LINEs, SINEs, DNA-Transposons. All diese Elemente sind in unterschiedlichen Mengen in allen Genomen vorhanden. Das sagt etwas über die Entstehung von Genomen im Allgemeinen. Es ist verblüffend, wie sich die Bilder in den so unterschiedlichen Spezies gleichen. Doch es gibt auch Unterschiede, Menschen haben mehr LINEs, Hühnchen haben keine SINEs, Platypus (das Schnabeltier) dafür umso mehr, Reis und Pilze haben mehr Retrotransposons. Niemand weiß bisher, warum es sich gerade so und nicht anders verhält. Sind die Unterschiede wichtig? Nicht einmal das weiß man. Ich fragte einen der Autoren des Papers, Michael Kube, derzeit am MPI Berlin, nach dem Genom von Platypus. Er hatte die Daten miterhoben. Auch er wusste keine Interpretation, die kann noch niemand liefern. Wie kamen wir zu unserem Erbgut und alle anderen zu derart ähnlichen Genomen? Durch eine gemeinsame Vergangenheit, einen gemeinsamen Ursprung und dann durch Gentransfers und diverse Infektionen. Eine Virusinfektion ist für das Erbgut ein großer Innovationsschub, da kommt mit einem Schwung ein Satz an Genen zum vorhandenen Erbgut hinzu. Das bringt Neues, zumal Viren die größten Erfinder sind. Sie sind der Motor der Evolution. Man merkt schon, worauf das hinausläuft: Die Viren, die Mikroorganismen haben uns gemacht! Das ergibt ein neues Weltbild.

Krebs und Genies durch Viren?

Hier folgen ein paar Details: HERVs, Human Endogenous Retroviruses, sind die längsten endogenen Retroelemente. Unser Erbgut besteht zu 8 Prozent aus solchen Retroviren, 450 000 gibt es davon. Richtig intakte Retroviren gibt es nur an die 40 000, sie umfassen zwei LTRs als Promotoren vorne und hinten, Gag für die Struktur und Pol für die Replikation. Pol umfasst eine virale Protease, Reverse Transkriptase mit RNase H und Integrase, alles Enzyme, die nötig sind zur Replikation vollständiger Viren. Das Hüllprotein Env ist nicht immer vorhanden. Die meisten der HERVs sind inaktiv und voller Mutationen. Nur einige Vertreter von HERV-K sind noch aktiv. Einige können Zellen noch verlassen, aber wohl nicht mehr neue Zellen infizieren. Die HERVs, die wir noch finden, haben sich bevorzugt in den Zwischen-Gen-Bereichen, den Introns, eingenistet, das richtet weniger Unheil an als die Integration in eines von unseren 22 000 «richtigen» Genen, die für Proteine kodieren. Nur Zellen mit diesen harmlosen Integrationen scheinen überlebt zu haben, die anderen sind zugrunde gegangen; man findet sie jedenfalls nicht mehr. Die Integration dieses HERV-K fand nach unseren und den Berechnungen anderer vor 35 Millionen Jahren statt. Man fragt sich, was denn vor 35 Millionen Jahren los war. Meteoriteneinschlag, Vulkanausbrüche, Klimaveränderungen, Sonnenwinde, Supernovae, Erdachsenverschiebung werden diskutiert.

Ein Mitarbeiter von mir, Felix Bröcker, konnte kürzlich zeigen, dass ein integriertes endogenes Virus, HERV-K, zu Krebszellen führen kann. Die integrierten Retroviren können «richtig» oder «falsch» herum integriert sein, das heißt in Richtung der Nachbargene oder in Gegenrichtung. Wenn die virale mRNA von einem endogenen Virus bis in das Nachbargen fortgesetzt wird, entstehen womöglich Konflikte mit den mRNAs der Nachbargene. Die beiden mRNAs können sich addieren, wenn sie in derselben Orientierung liegen, oder sich gegenseitig aufheben bei entgegengesetzter Orientierung. Wird durch Aufheben ein essentielles Protein wie ein Tumorsuppressor ausgeschaltet, ist das katastrophal, und die Zelle wird zur Tumorzelle. Wir konnten einen solchen Effekt unter Laborbedingungen bei kultivierten Zellen nachweisen. Ist das aber auch eine Krebsursache beim Menschen? Das wollten die Gutachter von *Nature Communications* von uns wissen. Wie häufig kommt das vor? Welche Tumore sind davon betroffen? Wir wissen es nicht. Selbst die Bioinformatiker aus Princeton, die mithelfen, haben nicht genügend große Datensätze für solche Analysen. Wir werden die Antwort schuldig bleiben. Sogar ein großes internationales Krebskonsortium hat die Frage, ob HERVs generell an der Entstehung von Tumoren beteiligt sind, noch nicht klären können.

Es gibt viele verkümmerte HERVs, die bis auf LTRs zusammengeschrumpft sind. Sie entstehen aus den Viren durch Rekombination der beiden identischen LTRs, nur die bleiben übrig, während die anderen Gene verloren gegangen sind. Das minimale Ende eines Retrovirus. Aber andere Gene anschalten, das können die LTRs noch.

Die nächstkürzeren Verwandten der Retroviren sind die LINEs, Long-Interspersed-Nuclear-Elements, auch Retrotransposons oder manchmal auch Retroposons genannt, eine Untergruppe davon sind die L1-Elemente. Diese Retroelemente sind den Retroviren noch ziemlich ähnlich, sie kodieren für eine RT und eine molekulare Schere (Endonuklease); nur typische retrovirale Verstärker, LTRs, fehlen. Sie können keine Partikel bilden und die Zelle nicht verlassen, aber als Retrotransposons nach dem «Copy-and-paste»-Verfahren springen und das Genom mit Genduplikation vergrößern. Die Retrotransposons sind bis heute aktiv, jedenfalls einige davon. Sie machen 21 Prozent unseres Erbguts aus und jedes ist fast etwa 10 000 Nukleotide lang. Das menschliche Genom enthält etwa 850 000 Kopien von LINE/L1-Elementen. Sie sind im menschlichen Genom doppelt so häufig vorhanden wie in Affen. Das trägt vielleicht zum Unterschied von Affen und Menschen bei.

LINE/L1-Elemente haben sich über 80 Millionen Jahre vermehrt und das menschliche Genom beeinflusst. Nur etwa 100 von den 850 000 LINE/L1-Retroelementen sind heute besonders im Gehirn von Embryonen aktiv. Wie gezeigt wurde, bewegen sich diese Elemente im Gehirn von embryonalen Mäusen. Sie können durch so einen Ortswechsel im Erbgut andere Gene regulieren und stören und damit signifikante Veränderungen verursachen. In einer humanen Hirnerkrankung, dem

Rett-Syndrom, springen die L1-Elemente häufiger als in gesunden Gehirnen, wie Fred Gage, ein Hirnforscher aus den USA, beschrieben hat. Es sind etwa 60 Fälle bekannt, bei denen durch die LINE/L1-Retroelemente neue Insertionen in unserem Erbgut stattfinden, die mit Krankheiten in Verbindung gebracht werden wie Hämophilie, Hirnerkrankungen oder Krebs. Nach neuesten Diskussionen wird sogar die altersbedingte Alzheimererkrankung von Fred Gage mit Springenden Elementen in Zusammenhang gebracht. Die Aktivierung der Retroelemente wird durch Zellstress hervorgerufen. Das können Einflüsse durch ultraviolettes Licht, chemische Gifte oder DNA-schädigende Stoffe sein. Wenn diese Zahl nicht die Spitze eines Eisbergs darstellt, ist es eine extrem kleine Zahl im Vergleich mit dem ganzen Genom. Kommt das alles vielleicht sehr selten vor?

Haben diese Elemente beim Einfügen, also dem «paste», im Erbgut für Unruhe gesorgt? Unsere Körperzellen halten das «Springen» unter strengerer Kontrolle als Embryonen, bei denen es anscheinend noch leichter möglich ist – und das hat dann erhebliche Konsequenzen. Kann so außer Krebs, Hämophilie, Autismus und Hirnerkrankungen ein Mozart, Newton oder Einstein entstanden sein – Krebs oder Genie? Die Entstehung von Autismus und Morbus Asperger auf diesem Wege wird diskutiert – diese Erkrankungen hatten einige der eben aufgelisteten Genies. Die Retrotransposons sollen vielleicht dazu beigetragen haben, dass der Mensch sprechen lernte, soziales Verhalten und Bewusstsein entwickelte. Die Springenden Gene sind bei Genomanalysen nicht so leicht zu entdecken, weil sie sich nicht immer an denselben Stellen befinden und deshalb nicht auf das Referenzgenom passen. Bei solchen Vergleichen schaut man meistens nur auf die konservierten Ähnlichkeiten. So werden die Springenden Gene wie die richtigen Viren leicht übersehen oder als unwichtig – eben weil nicht konserviert – ausgesondert. Sie werden deshalb unterschätzt und sind vielleicht doch die effizientesten Erneuerer in den Genomen vieler Spezies bis heute. Auch Pflanzen sollen auf diese Weise «gelernt» haben, Insekten anzulocken zur besseren Vermehrung durch Genaustausch. «Lotus» heißt der schöne Name der Retrotransposons in blühenden Pflanzen.

Die Retrotransposons sorgen für Genduplikationen. Diese sind beim Menschen sehr häufig und werden für unsere Besonderheit verantwortlich gemacht, etwa durch den Neandertaler-Forscher Svante Pääbo aus Leipzig, dem Begründer der Paläogenetik, der die Rolle der Gene während der Evolution untersucht. Kollegen fanden im Neandertaler-Genom endogene Retroviren und LINEs. Eine Genduplikation besteht sozusagen aus einem Standbein und einem Spielbein, Letzteres kann Neues ausprobieren, gewissermaßen ohne Risiko, weil das Standbein als Sicherheitskopie bestehen bleibt. Die Genduplikation scheint deshalb in expandierenden Genomen besonders wichtig zu sein. Die Duplikate können auch verkümmern und bleiben dann manchmal als Pseudogene übrig. Mais kann die Hälfte seiner Gene verlieren. Sogar ganze Genome, nicht nur einzelne Gene können sich verdoppeln. Das Genom einer Hefe etwa hat sich vor 100 Millionen Jahren insgesamt verdoppelt. Rekordhalter ist der Weizen, dessen Genom sich versechsfacht hat. Darum ist es nun so riesig. Traurige Rekorde halten die Tumorzellen, denn viele Onkogene sind mindestens verzwanzigfacht, das myc-Gen ist bei Hirntumoren sogar tausende Male amplifiziert, was als Ursache für die hohe Aggressivität dieser Tumore gilt.

Die nächstkleinere Gruppe der TEs beinhaltet die SINEs, Small Interspersed Nuclear Elements, die noch viel kleiner sind und fast gar nichts mehr können. Sie spuken jedoch in unserem Genom herum und beeinflussen andere Gene. Das ist ihr wichtigstes Merkmal. Sie benutzen die RTs der größeren LINEs, denn sie besitzen keine eigene. Fremden RTs verdanken sie auch ihre Existenz, denn vermutlich sind SINEs aus kurzen RNAs entstanden, in DNA übersetzt worden durch RTs und als SINE-DNAs integriert worden. Kurze RNAs sind tRNAs, 5S-RNA oder andere kleine RNAs aus dem Zellkern. SINEs verfügen nicht über die viralen LTR-Promotoren. Der Anteil der SINEs beträgt 13 Prozent in unserem Erbgut, jeweils nur an die 100 bis 300 Basenpaare groß. Davon gibt es allerdings 1,5 Millionen.

Dazu gehören auch die allerkleinsten Elemente, die Alu-Sequenzen, 300 Basenpaare groß mit repetitiven DNA-Sequenzen. Ich würde Alu-Sequenzen ja am liebsten hier gar nicht erwähnen, denn es wird nun langsam zu kompliziert. Aber es gibt von ihnen mehr als 1 Million Elemente in unserem Genom. Diese 10 Prozent unseres Genoms können nicht unerwähnt bleiben. Sie kommen außerdem nur in den Genomen von Primaten vor, kodieren nicht für Proteine, enthalten aber einen internen Promoter. Dieser hat als Haupteigenschaft regulatorische Fernwirkung auf andere Gene, denn über eigene Gene verfügen die Elemente nicht. Die Alu-Elemente verdanken ihren Namen einem Restriktionsenzym mit dem Namen Alu, hergeleitet vom Bakterium *Arthrobacter luteus*. (Die Abkürzung Alu hat also nichts mit Aluminium zu tun! Aber es ist eine Merkhilfe.) Die DNA-Stücke tragen eine vom Alu-Enzym erkennbare Sequenz. Man kann sie mit dem namengebenden Enzym schneiden und auf diese Weise finden.

Die Alu-Elemente können wie die SINEs nur mit einer ausgeliehenen RT herumspringen. Die von diesen Elementen hergeleiteten RNAs tragen zur Fülle an regulatorischen RNAs im humanen Genom bei. Reguliert wird nicht nur lokal, sondern mit Fernwirkung. Und doch hat nicht der Mensch die meisten SINEs/Alus. Kein Lebewesen ist so reich an SINEs wie das Schnabeltier Platypus. Und niemand weiß, warum!

Hat unser gesamtes Genom einmal ausschließlich aus Viren bestanden, zu 100 Prozent statt nur zu 50 Prozent? Vielleicht erkennen wir heute nur noch 50 Prozent, ältere Viren hingegen nicht mehr. Außerdem ist 50 Prozent auch heute keine Grenze, sondern ein statistischer Mittelwert. Die viralen Elemente sind nicht etwa brav nebeneinander, sondern in allen Leserastern übereinander angeordnet, einander stark überlappend. Einzelne Gene bestehen auch beim Menschen sogar aus bis zu 80 Prozent Retroelementen. Ein Mitarbeiter, Felix Bröcker, hat ein solches Gen analysiert, einen Proteinkinase-B-Inhibitor, der die Kinase Akt reguliert. Bei Drosophila befinden sich sogar 75 bis 90 Prozent Retroelemente im Genom. Von 90 bis 100 Prozent ist es zwar noch ein großer Schritt, aber vielleicht keine prinzipielle Hürde. Könnten es also einmal 100 Prozent Viren gewesen sein, die unser Erbgut ausmachten? Gibt es eine obere Grenze, aus wie vielen Springenden Genen ein Genom bestehen kann? 1,5 Millionen Elemente mit je 10 000 Nukleotiden, die einem Retrovirus heute entsprechen, würden die Länge unseres gesamten Erbguts fast um den Faktor 10 übertreffen. Vielleicht waren ja auch nicht alle Viren gleichzeitig und vollständig da. War also unser gesamtes Erbgut einst vorwiegend retroviral? Das vermute ich – aber da würden vielleicht einige Kollegen Zweifel anmelden! Ausreichend Information fanden die Viren jedenfalls vor auf der Welt. Die Menge an Information ist viel umfangreicher, als sie in allen Lebewesen zusammen je genutzt wird.

Die nachweisbaren endogenen Retroviren lassen sich nicht mehr weiter zurückverfolgen als etwa 100 Millionen Jahre. «Homos» gibt es seit etwa 200 000 Jahren. Lucy aus Ostafrika, vielleicht unsere Urmutter, lebte vor etwa 3 Millionen Jahren. Das Leben hingegen begann vor etwa 3,9 Milliarden Jahren. Was war denn in der Zwischenzeit? Da klafft eine riesige Lücke. Es gibt keinen Grund anzunehmen, dass in der Zwischenzeit keine Retroviren oder deren Verwandte das Erbgut der Bakterien, Pflanzen, Tiere und Menschen aufgefüllt haben sollten. Bei Hydra, Platypus, Hefe, dem Ackerblümchen – überall finden sich ähnliche Erbgut-Zusammensetzungen wie bei uns! Vermutlich sind ältere Gene oft nur nicht mehr als Viren erkennbar. Auch beim Computer versagen Suchprogramme nach Sequenzen oder Korrekturprogramme, wenn ein Text zu sehr abweicht von verstehbaren Worten.

Freeman Dyson, dem ich all das in seinem mit Büchern bis an die Decke vollgestapelten Büro in Princeton erklärte, Viren hätten uns gemacht – und «Viruses do not make us sick, they make us fit!» –, lachte. Er war sofort interessiert, je widersprüchlicher eine Aussage, umso lieber ist sie ihm. «Schreiben Sie das auf jeden Fall auf!» Er spricht Deutsch. «By any means», fügt er hinzu. Auch wenn er es vermutlich nicht so sieht. Schließlich ist er der Autor eines Buches mit dem sehr ermutigenden Titel «The Scientist as Rebel».

Die nächste Gruppe besteht aus DNA-Transposons. Sie sollen nicht mit Retroviren verwandt sein, wird gesagt. Wirklich nicht? Vielleicht doch. Ihnen fehlt zwar eine richtige Reverse Transkriptase, so lautet das Argument, aber ihr Enzym, die Transposase, hat Ähnlichkeit mit Retrovirusproteinen. Die Transposons vollziehen den «Cut-and-paste»-Mechanismus zum Schneiden und Kleben mit einer der RNase H verwandten Nuklease und Integrase. Sie springen in Pflanzen und anderen Organismen, nur im Menschen tun sie das nicht mehr. DNA-Transposons sind seltene Fossilien in unserem Humangenom. Wir haben davon nur 3 Prozent, d. h. 300 000 Kopien. In Fliegen bestehen 25 Prozent, in den meisten Pflanzen 50 Prozent, im Mais 85 Prozent und in Würmchen sogar fast 90 Prozent der Genome aus DNA-Transposons. Dabei vermehren sich diese Elemente eigentlich normalerweise nicht, in der Regel ändern sie nur ihren Integrationsort ohne Verdopplung oder Erhöhung der Kopienzahlen. Doch auch Transposons können sich bei der Replikation vermehren; sie werden dann replikative Transposons genannt. Das ist oft nicht bekannt, es ist aber wichtig, denn damit erklären sich viele Genduplikationen in der Mehrzahl der Genome. Vielleicht sind sie ein Kennzeichen von «alten» Organismen. Transposons waren wohl eine starke Triebkraft bei der Anpassung von Genomen an neue Bedingungen. Die Transposons wurden vermutlich in der Evolution von den Retrotransposons abgelöst, denn die Retrotransposons sind komplizierter und mit ihrer RT wohl später aufgetaucht. Auch spricht die Aktivität der Transposons in Pflanzen eher für etwas Atavistisches. Pflanzen haben mehr fossile Eigenschaften in ihren Genomen als Mensch und Tier.

Auf der Startrampe und dem Landeplatz von Transposons vor und nach dem Sprung kann das Genom Mutationen erleiden, das Springen ist dann vielleicht nützlich, aber ebenso gut auch toxisch für die Zelle. Die Wechselwirkung mit der Zelle muss daher optimiert sein, zu viel Springen destabilisiert das Genom mit der Folge, dass die Zelle zugrunde geht. Andererseits, wird im Genom zu wenig gesprungen, lernt die Zelle nicht genug! Nur in der eukaryotischen Hefe hat man bestimmen können, wie oft dort gesprungen wird, so springt das Hefetransposon Ty-1 in einer von 20 000 Zellen.

Die Landung eines Transposons kann innovativ wirken durch Insertionsmutagenese, durch Veränderungen der Genexpression in der Nachbarschaft. Das sind die erwähnten genotoxischen Ereignisse, die zu Krebs oder Genies führen können. Dabei ist ein Transposon für das Genom doppelt so gefährlich wie ein Retrotransposon, denn Ersteres wird ausgeschnitten und erneut eingefügt – also mit zwei Störungen im Genom –, Letzteres wird nur kopiert und dann insertiert, dabei erfolgt nur eine einmalige DNA-Schädigung. Wegen dieser Gefährlichkeit und Mutagenität werden die Transposons unterdrückt oder sind bei uns ganz abgeschaltet.

Unsere Zellen benutzen zur Abwehr von Transposons und zur Reduktion von deren Sprungaktivität unser Immunsystem. Jetzt kommt eine große Überraschung: Das Immunsystem gegen Transposons ist aus Transposons entstanden. Die Springenden Elemente haben sich selbst abgeschafft. Dazu haben sie selbst in der Zelle ein Abwehrsystem aufgebaut. Es besteht aus repetitiven DNA-Elementen, die den Transposons verblüffend ähneln. Die Transposons haben die Immunabwehr aufgebaut und dieses System wendet sich dann gegen die Erfinder. Das ist ein negativer Feedback-Mechanismus, mit dem sich die Transposons selbst unterdrücken.

Nicht nur eukaryotische Zellen, auch Bakterienzellen wehren sich gegen zu viele der gefährlichen Transpositionen. Transposons müssen mit der Zeit inaktiv werden und Mutationen ansammeln. Transposons sind nicht nur in Pflanzen noch immer sehr aktiv, bei Fliegen springen sie sogar an die Enden der Chromosomen zum Schutz vor deren Erosion bei

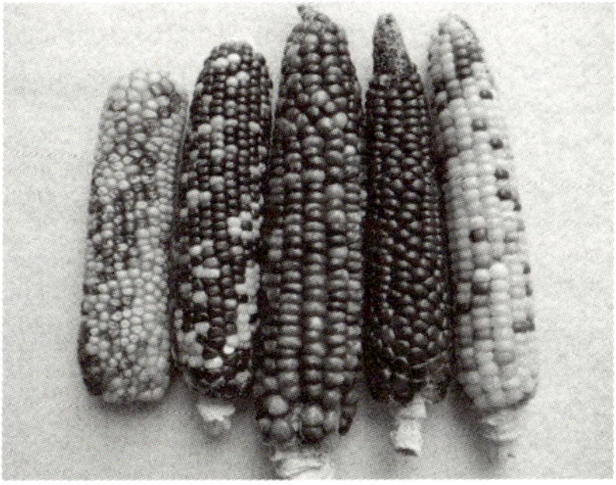

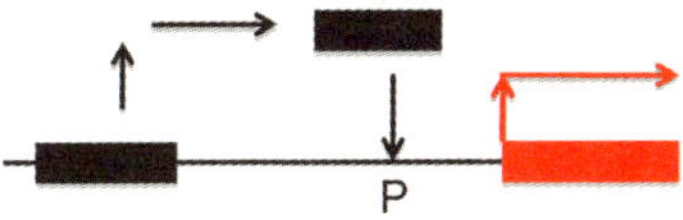

Abb. 18: Springende Gene verursachen als «Kontrollgene» Farbänderungen im Mais (P = Promoter).

der Zellteilung. Sie sind mithin Verwandte und so etwas wie Vorläufer der Telomerasen, die unsere Chromosomenenden bei der Zellteilung vor Verkürzungen schützen. Transposons sind also Verwandte von Retrotransposons und Retroviren vielleicht deren Vorläufer – oder Nachfolger.

«Frau Mendels» Mais

Die Genetikerin Barbara McClintock untersuchte die farbigen Maiskörner und wunderte sich über die vielen Farben. So wurde sie zur Entdeckerin der Springenden Gene im Mais, der Transposons. Damit brachte sie ein Dogma ins Wanken. Sie rüttelte an der Statik und Stabilität des Erbguts, noch bevor die DNA-Doppelhelix 1953 überhaupt entdeckt war. So lange ist das her. Doch die Mendel'schen Gesetze stimmten nicht bei den Farben der Maiskörner, die Barbara McClintock untersuchte. Sie entdeckte Instabilitäten in der DNA vom Mais und führte diese auf das Springen von Genen zurück, die dabei die Farben beeinflussen. Nur so konnte sie die vielen Farbschattierungen der Körner in den Maiskolben erklären, mit den Mendel'schen Gesetzen nicht. Mit genetischen Studien dazu begann sie schon 1948, ihr Vortrag darüber im Jahr 1951 stieß nicht nur auf Unverständnis, sondern sogar auf offene Ablehnung. Ihre Erkenntnis grenzte an Ketzertum. Für ihre Entdeckung der Instabilitäten der DNA, der Springenden Gene, kann man McClintock «Frau Mendel» taufen, so hoch ist diese Erkenntnis nach Gregor Mendels Gesetzen einzustufen. Sie war ihrer Zeit um 50 Jahre voraus!

Die von ihr entdeckten DNA-Transposons oder Springenden Gene wurden dann in den nächsten zwanzig Jahren überall gefunden – in der Hefe, in Bakterien, in allen Lebewesen wird gesprungen, auch im Humangenom, wenn auch auf etwas kompliziertere Weise. Bei uns springen mit Hilfe der Reversen Transkriptase die Retrotransposons, keine DNA-Transposons mehr, die sind beim Menschen inaktiv.

DNA-Transposons können in die Nähe von Genen springen und verändern dadurch die Regulation der Farbgene und deren Expression. Barbara McClintock nannte die Springenden Gene Kontrollgene. Andere sahen darin Pathogene! Die Sprünge können überallhin erfolgen, aber sehen kann man nur den Sprung in die Regulationsregionen von Farbgenen, der zu buntfarbigen Körnern führt. Es ist selten, dass man derart komplexe Phänomene mit dem bloßen Auge beobachten kann. Dann muss man sie aber auch noch verstehen lernen. Das brauchte das Genie einer Barbara McClintock. Sie hielt Vorträge, die kein Mensch verstand. Die Kompliziertheit der Pflanzengenetik hat selbst noch vor wenigen Jahren dazu geführt, dass der Pflanzenspezialist David Baulcombe beim Nobelpreis übergangen wurde. Er hat zuerst bei Pflanzen den antiviralen Mechanismus, das Gene-Silencing, entdeckt. Den Nobelpreis erhielten aber Andrew Fire und Craig Mello für das Silencing bei Würmchen. Baulcombe wurde übergangen, obwohl es noch einen freien dritten Platz gegeben hätte. Vermutlich hatte man seine Arbeiten nicht verstanden.

McClintock hat man auch nicht verstanden, aber sie ging zum Glück nicht leer aus. Und doch, eigentlich hat auch sie einen ersten Nobelpreis verpasst! McClintock hatte nämlich durch ihre Kenntnis der Regulation der Farbgene im Mais sowie durch ihr Konzept von Kontrollgenen entscheidend zum Modell über die Genregulation von Bakterien beigetragen. Den Nobelpreis für das sogenannte Operon-Modell in Bakterien erhielten 1965 zwei Kollegen aus Paris, François Jacob und Jacques Monod. Sie war dabei zumindest eine geistige Patin gewesen.

McClintock musste über Jahrzehnte die bittere Erfahrung machen, dass man ihr die eingereichten wissenschaftlichen Arbeiten abgelehnt zurückschickte. Bereits Anfang der fünfziger Jahre gab sie es auf, Vorträge zu halten und zu versuchen, ihre Ergebnisse zu publizieren. Das ist eigentlich das Ende einer wissenschaftlichen Tätigkeit, einer Karriere sowieso. Nur einer schien seinerzeit zu begreifen, dass sich hier etwas Wichtiges abspielte – James D. Watson. Er erwies sich als Visionär, indem er B. McClintock einen Dauer-Arbeitsplatz im Cold Spring Harbor Labor ermöglichte. Dort forschte sie bis zu ihrem Lebensende. Ihr Büro bestand aus Papierstapeln bis unter die Decke. 1983 erhielt sie den Nobelpreis für ihre Entdeckung der Springenden Gene, der Transposons – ganz allein, das ist einmalig. Da war sie 81 Jahre alt. Noch nie habe jemand in ihrem Auto neben ihr gesessen, sagte sie im Interview. So eine Einzelgängerin. Kurz nach ihrem 90. Geburtstag starb sie, im Jahre 1992. Sie bewohnte eines der weißen Häuschen, die vielleicht aus der Zeit der Walfänger stammen, wenn sie sich in Cold Spring Harbor frisches Wasser von den Quellen holten. Über ihrer Wohnung gab es im ersten Stock von Hooper House einige spartanische Zimmer wie Klosterstübchen für Kongressteilnehmer. Das war immer meine Wunschadresse während der Symposien. In dem Häuschen ist die Zeit stehen geblieben, immer war dasselbe Türschloss der Toilette defekt, man hielt die Tür jahrzehntelang von innen mit dem Fuß fest! Alles war einfach; einige Zimmer erlaubten den Blick auf die kanadischen Gänse und das Wasser im Hafen mit Ebbe und Flut. Morgens lief McClintock dort über den nassen Rasen, dicke Söckchen an den Füßen. So stellt man sich einen Wallfahrtsort oder den Olymp vor, mit dem *spiritus loci* einer Nobelpreisträgerin. Und nur Jim Watson, der damals das Labor leitete, hat die Bedeutung ihrer Arbeiten lange vor allen Zeitgenossen erkannt.

Interessanterweise hätte McClintock das Phänomen der Springenden Gene nicht im menschlichen Genom entdecken können; dort wird nicht mehr gesprungen, zumindest nicht auf diese Weise! Pflanzen haben die beweglichsten Genome. Besonders der Mais mit seinen farbigen Körnern war ideal. Mais bietet noch immer Überraschungen, er kann bis zu ein Drittel seines Erbguts auf einen Streich verlieren. Die Mais-Genome sind so groß wie die des Menschen, 85 Prozent davon bestehen jedoch aus DNA-Transposons, beim Menschen sind es hingegen lediglich an die 3 Prozent und diese sind alle inaktiv. Der «Cut-and-paste»-Mechanismus der Transposons wurde von McClintock nicht im Mais, sondern in Bakterien mit Hilfe von Phagen analysiert, da springen Gene vom

Phagengenom zum Bakteriengenom extrem häufig hin und zurück. Dieser springfreudige Phage heißt Mu, weil er das Erbgut der Wirte mutiert. Mu auszunutzen zum Verständnis des Springens war wiederum ein Geniestreich von McClintock. Einige Transposons springen, andere führen beim Springen zu Verdopplungen als weniger bekannte replikative Transposons (mittels homologer Rekombination).

Nicht der so berühmt gewordene Mais, sondern die unscheinbare «Ackerschmalwand», *Arabidopsis thaliana*, wurde zuerst zur Sequenzierung einer Pflanze ausgewählt, weil sie nur 130 Millionen Basenpaare umfasst, zwanzigmal weniger als Mais. Auch sie weist Springende Gene auf, jedoch wenige.

Die beim Springen des Phagen Mu notwendige Integrase ähnelt derjenigen von Retroviren so sehr, dass die Firma Merck die Integrase von Mu als Schnelltest zur Suche nach Hemmstoffen gegen die HIV-Integrase aufbaute. Mu diente als Muster für die Integration von retroviraler DNA in ein Bakteriengenom. Dabei ist sogar ein klinisch relevanter Hemmstoff gegen die HIV-Integrase entstanden, das Medikament Raltegravir. Die verblüffende Ähnlichkeit des Phagen Mu mit den Springenden Genen im Mais und den Retroviren deutet auf erstaunliche Konserviertheit hin, vom Phagen zum Mais bis hin zu HIV. Ich habe mich sehr gewundert, dass die Wissenschaftler der Firma Merck diese flotte Idee hatten und damit einen Therapieerfolg erzielten. Treffender lässt sich doch die Ähnlichkeit zwischen Retrovirus und Phage nicht beweisen als zwischen HIV und dem Phagen Mu!

Eine weitere Überraschung bestand darin, dass der Phage Mu auch als Vorbild für die Gentherapie diente, nämlich dafür, wie ein Fremdgen ins Erbgut integriert werden kann: durch einen Stufenschnitt, der durch das eingefügte Fremdgen wieder aufgefüllt wird. Die Art der Integration des Phagen Mu und der Retroviren ähnelt sich bis in kleinste Details und wurde an Mu analysiert.

Vor 50 Jahren gab es noch eine weitere Überraschung bei Untersuchungen am Mais: 1956 entdeckte R. A. Brink, ein kanadischer Genetiker, eine neue, unerklärliche Vererbung. Hatte McClintock die Epigenetik entdeckt, die Veränderung der Regulation der Gene, nicht der Gene selbst, so wurde nun das neue Gebiet der Paragenetik eröffnet, auch Para-Mutation genannt oder transgenerationale Vererbung – die Vererbung erworbener Eigenschaften, auch wieder ohne direkt veränderte Gene, doch diese bleiben erhalten in nachfolgenden Generationen. Was da los ist, wird im letzten Kapitel als Zukunftsperspektive aufgezeigt. (Ich verrate schon mal etwas: vererbt werden die Regulatoren – RNA!!)

Und «sehen» kann man das alles an den farbigen Maiskörnern. Ein Blick auf meine Zinnschale mit den farbigen, aber seltenen Maiskolben, ein Geschenk eines Freundes vom Wochenmarkt aus Graz, erinnert an McClintocks Springende Gene. Das alles hängt nämlich zusammen: die Transposons, Retrotransposons, Retroviren bis hin zu den antiviralen Immunsystemen. Diese Milliarden Jahre lange Geschichte verraten ein paar farbige Maiskörner. Jeder sollte zu Hause ein paar solcher herrlichen Maiskolben aufbewahren, die bunten aus Graz, nicht die gelben Maiskolben, keinen Mais aus der Büchse – da sieht man nichts!

Wer bis hierher gelesen hat, darf mir schreiben, ob er einen Fehler entdeckt hat oder etwas geändert werden muss: Dann erhält er ein Freiexemplar dieses Buches von mir mit Widmung!

Dornröschen, Fisch und Schnabeltier

Wieder gab es die Auferweckung eines Toten: Ein Transposon aus einem Lachsfisch mit dem treffenden Namen «Mariner» ist aus einem inaktiven fossilen Transposon im Labor «wiederbelebt» worden und erhielt den Namen «Sleeping Beauty», Dornröschen. Es wurde auferweckt aus dem Dornröschenschlaf wie im Grimm´schen Märchen. Die Wiederbelebung erfolgte nach einem ähnlichen Strickmuster wie bei Phoenix, dem erwähnten reaktivierten endogenen Retrovirus, das wieder infektiös wurde nach 35 Millionen Jahren «Schlaf». Dies Dornröschen schlief etwa für 10 Millionen Jahre. Nach demselben Verfahren wurden Stoppcodons ersetzt und das Transposon wiederbelebt, so dass es wieder springen konnte. Das SB-Transposon wurde 2009 in den USA zum «Molekül des Jahres» erkoren, was eine große Auszeichnung ist. Nun warten wir auf Erfolge für die Gentherapie.

Voll von Springenden Genen ist ein Exot, der Quastenflosser, ein Fisch, so lang wie ein ganzer Esstisch. Der Quastenflosser (Afrikanischer Coelacanth) ist eine Rarität, man hielt ihn schon für ausgestorben. Eine Museumsleiterin in Südafrika erkannte ihn in einem Fischfang. Brava! Inzwischen fischte man weitere Exemplare, etwa zwei Dutzend. Sein Bild zierte die Frontseite der Fachzeitschrift *Nature* (2013). Quastenflosser leben seit 400 Millionen Jahren und gelten als das älteste lebende Fossil. Der Fisch wächst sehr langsam, er wächst selbst in 20 Jahren praktisch nicht messbar und wird mehr als 100 Jahre alt – das zeigen seine besonderen Gleichgewichtsorgane, die Jahresringe wie die von Bäumen aufweisen! Sein Genom wurde im Jahr 2013 komplett entschlüsselt und ist mit 2,9 x 10^9 Basenpaaren unerwartet groß, aufgrund vieler repetitiver Sequenzen, die sich stark vermehrt haben, bis zu 60 Prozent, und nicht sehr abwechslungsreich sind. 23 Prozent sind DNA-Transposons, 13 Prozent SINEs, 10,6 Prozent LINEs, 2,2 Prozent Retrotransposons. Axel Meyer aus Konstanz, Spezialist für die Buntbarsche im Viktoriasee, ist Koautor der Genomanalyse dieses Urfisches. Selbst er weiß keine Erklärung, warum sich das Genom so wenig verändert hat. Vielleicht fehlten Feinde? An diesem Fisch interessiert besonders, wie er laufen lernte, ob man das an den Genen erkennen kann.

Ein weiterer Exot ist das Schnabeltier Platypus, ein in Australien vom Aussterben bedrohtes Unikum, ein Übergang vom Vogel zum Säugetier. Es ist ein Plattfüßler mit flachem Entenschnabel, einem dicken Pelz, einem wuchtigen Schwanz, der zur Speicherung von Fettvorräten dient, legt Eier und produziert Milch. Die Männchen sprühen Schlangengift. Es lässt sich ca. 100 Millionen Jahre zurückdatieren. Man hält so ein Wesen für Science-Fiction! Oder einen Witz wie die «Eier legende Wollmilchsau»! Das Genom ist eine kunterbunte Mischung diverser Spezies. Sein Erbgut wurde unter Beteiligung des Max-Planck-Instituts für molekulare Genetik, Berlin, komplett entschlüsselt. Auch Platypus hat 50 Prozent TEs in seinem Genom, einige davon sind einander sehr ähnlich. Extrem viele SINEs wurden gefunden, die sich ungewöhnlich stark vermehrt haben müssen. Kein anderer bekannter Organismus hat so viele SINEs. Gründe dafür sind nicht bekannt.

Wir haben selbst Schuld

Exogene Viren bei den Kois, japanischen Zierkarpfen, sorgten in Japan für große Aufregung, als 2005 innerhalb weniger Wochen Hunderttausende von Kois plötzlich in einem See bei Tokio starben. Es sind riesige Karpfen mit Symbolcharakter, eine japanische Variante der heiligen Kühe Indiens, eben heilige Fische. Die Zucht dieser besonderen, bunt gemusterten, großen Fische existiert schon lange. (Vielleicht fragt sich jetzt ein aufmerksamer Leser, ob denn diese Farben auch durch Springende Gene entstehen.) Sie werden für zigtausend Dollar in die ganze Welt verschickt als Zierde für Luxusteiche. Warum starben sie plötzlich?

Sie starben an Virusinfektionen durch veränderte Umweltbedingungen. Die Viren waren schuld – oder? Die Kois starben an Koi-Herpesviren, KHV, Viren mit großen DNA-Genomen, 250 000 bis 300 000 Nukleotiden. War die Populationsdichte bei der Anzucht zu hoch, gab es veränderte Umweltbedingungen, hatte ein neu eingeschleuster infizierter Fisch die anderen angesteckt? Nein, alles nicht. Der Mensch war schuld. Er kam zuerst, dann die Viren. Es ist ein gutes Beispiel für selbstverschuldete Viruserkrankungen; Eingriffe in die Natur aktivieren Infektionskrankheiten! Zuerst waren die Ufer des Sees der Kois begradigt worden, das Schilf fehlte, das Laichen war erschwert und die Bewässerungskanäle, um hinaufzuschwimmen, fehlten. Es gab also neue Umweltbedingungen. Stress für die Kois! Das beeinträchtigte ihr Immunsystem und führte zur Aktivierung der Herpesviren. Für unsere Lachse müssen jetzt auch Lachstreppen neben Kanälen angebaut werden, damit die Lachse dort zum Laichen hochspringen können. Auch unsere Karpfen haben ähnliche Probleme wie die Kois.

Lattenzaun mit Zwischenraum

Nur 2 Prozent unseres Erbguts kodieren für Proteine. Wozu sind die anderen 98 Prozent gut? Ganz einfach: Sie sorgen dafür, dass die 2 Prozent alles richtig machen! Wirklich 98 Prozent – so viel? Proklamiert hat das seit vielen Jahren der Australier John Mattick. Von HUGO, der Humangenom-Organisation, erhielt er dafür kürzlich einen Preis in Heidelberg. Danach musste sich nicht nur Mattick, sondern auch HUGO beschimpfen lassen, so umstritten waren die Befunde und die Preisverleihung. Mattick zeigte 2004 in einem *Scientific-American*-Artikel in einer Abbildung, wie die regulatorische RNA prozentual von Bakterien zu Einzellern, Pilzen, Pflanzen, Invertebraten, Vertebraten bis zum Menschen zunimmt, von null bis vielleicht 98 Prozent der gesamten RNA pro Genom.

Unser Genom verfügt wie viele andere Organismen auch über etwa 22 000 Gene. Einige seltsame Ausnahmen gibt es: Bananen weisen 35 000 Gene auf, Reis oder Mais kann sogar 50 000 Gene anhäufen, die Ackerschmalwand *Arabidopsis thaliana* hat etwa 24 000 Gene und die Würmchen *Caenorhabditis elegans* 16 000 Gene. In Bezug auf die Zahl der Gene kommt uns also keinerlei Sonderstellung zu. Ja, wir haben sogar weniger Gene als das popelige Ackerblümchen, der Reis, die Ba-

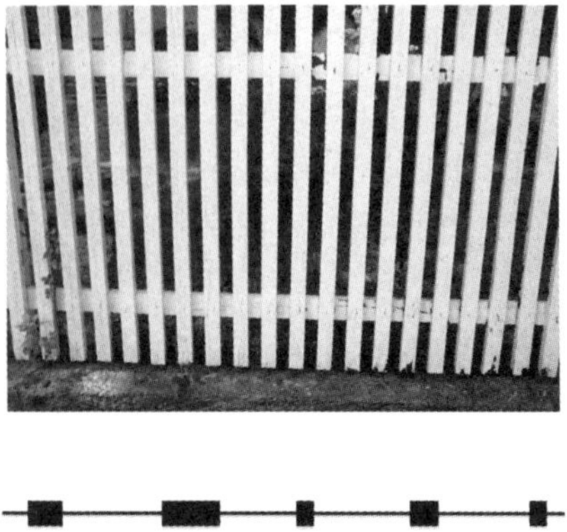

Abb. 19: Gene sind wie ein Lattenzaun mit Zwischenraum (Exons und Introns in der DNA).

nanen und die Amöben, doch ähnlich viele Gene wie Affe und Maus. Worin besteht dann unsere Besonderheit? Unsere Gene sind nicht zahlreicher, aber größer, alle anderen Spezies haben kürzere Gene. Der Mensch hat die längste DNA pro Gen, im Durchschnitt 150 000 Basenpaare. Mäuse, Reis und Bananen verfügen zwar über mehr Gene als wir, jedoch sind ihre Gene weniger informativ und kürzer, Reis hat bis 50 000 Basenpaare, doch die bestehen aus Durchschnittslängen von 10 000 Basenpaaren, sind also etwa zehnmal kürzer als unsere Gene. Bakteriengene umfassen etwa 1400 Basenpaare, die meisten Viren verfügen über etwa 1000 Basenpaare pro Gen, was man sich merken sollte.

Doch es gibt Ausreißer, Systeme mit viel größeren Genomen als unserem. Sechsmal größer als unser Genom ist das einer skandinavischen Tanne, dem ältesten bekannten Baum. Doch die Zahl ihrer wirksamen Gene ist auch nicht größer als beim Ackerblümchen. Es geht in ihrem Genom sogar langweilig zu. Langweilig lebt länger! Viele Gene sind nur Anhäufungen von gleichen Genen, sie beinhalten nichts Neues. Da wurde nicht aufgeräumt im Erbgut; innerhalb von 9500 Jahren sammelten sich Gene ohne Neuwert an. Besonders gut im Aufräumen in ihrem Erbgut sind – für alle ganz unerklärlich – ausgerechnet die Fliegen, sogar mit «house-cleaning» wird diese Eigenschaft in der Wissenschaft umschrieben. Aufräumen kostet Energie. Ist «Junk» dabei – DNA-Abschnitte, die möglicherweise sinnlose Sequenzen enthalten? Vielleicht auch. Wenn ich an meinen Keller denke, wo dringend aufgeräumt werden müsste, unterlasse ich doch lieber das Wegwerfen, so hoch sind die Heizkosten nicht. Ich weiß ja nicht, wofür all der «Abfall» noch gut sein könnte. Aufräumen wäre mühsamer.

Was verbirgt sich in unseren besonders großen Genen, wenn nicht Information zum Kodieren für zusätzliche Proteine? Antwort: Regieanweisungen! Kombinatorik! Introns! Sie sind die Zwischenräume im Lattenzaun und exprimieren die regulatorische RNA, die non-coding/ncRNA, die nicht für Proteine zuständig ist. Die Latten entsprechen den Exons für die Proteine. Die Gene des Menschen bestehen aus durchschnittlich sieben Exons und dazu den Introns, die zum Teil hundertemal länger sein können als die Exons – also ein Zaun mit großen Lücken –, die durch das Spleißen kombinierbar sind. Dann gibt es noch die Zwischen-Gen-Bereiche, etwa ein Gartentor, um beim Bild des Zaunes zu bleiben. Nur Viren haben keine Introns.

Als die DNA entdeckt wurde, dachte man, ein Gen sorge für ein Protein und sonst nichts. Das stimmt selbst bei Viren nicht ganz, denn sogar die Viren vermitteln Regieanweisungen über ihre regulatorische ncRNA an die Zelle. Dieses Prinzip der Genregulation durch ncRNA gibt es von Viren bis zum Menschen. Bei Viren beträgt die ncRNA ein paar Prozent, bei Bakterien etwa 10 Prozent (in einigen Arbeiten steht null Prozent für Bakterien), bei der Hefe 30 Prozent, beim Würmchen 70 Prozent, bei der Fliege 85 Prozent, bei Maus und Mensch etwa 98 Prozent. Die proteincodierende Information macht also nur 2 Prozent unseres Erbguts aus, bei Viren fast 100 Prozent. Wird bei Viren also fast nichts reguliert, werden dort nur Proteine exprimiert? Nein, auch dort wird reguliert, nur das Erbgut wird bei Viren mehrfach genutzt, die regulatorische RNA ist zugleich auch kodierend, in einem anderen Leseraster. Auch in dieser Hinsicht beeindrucken die Viren wieder einmal als Minimalisten und Erfinder von Mehrfachfunktionen.

Überspitzt kann man sagen, unsere 2 Prozent proteincodierenden Gene werden von bis zu 98 Prozent unseres Erbguts reguliert. Die 2 Prozent sind die Exekutive und bis zu 98 Prozent die Legislative, die ncRNA. Damit haben wir eine extrem «kopflastige» Verwaltung unserer Gene. Es geht jedoch ähnlich zu wie in der Politik. Sieben Leute repräsentieren in der Schweiz die Exekutive, 200 hingegen die Legislative/«Regulative». Anscheinend entspricht unsere Genregulation dem Proporz einer der besten Demokratien der Welt, der Schweiz. So sagen die Schweizer! Die Legislative, die Intron RNA, bestimmt die Programme, die für zeitliche und räumliche Koordination sorgen, für embryonale Entwicklung, Differenzierung, Spezialisierung, Wachstum, zelluläre Todesprogramme (Apoptose), Anpassung, Immunantworten, Erfindergeist, Höchstleistungen. Kombinatorik macht uns besonders, die Verknüpfung von Exons über die Introns hinweg. Das ist unsere Stärke.

ENCODE zur Aufklärung der «Junk-DNA»

Was ist los in den 98 Prozent nicht proteincodierenden DNA-Bereichen, von denen die ncRNA abgelesen wird, fragten sich Genomforscher und starteten ein gigantisches Projekt, ENCODE genannt, Encyclopaedia of DNA-Elements. Das ENCODE-Projekt versucht zu klären, was sich in den «Wüstenbereichen» verbirgt, in den «desert genes», in dem besagten Zwischenraum beim Lattenzaun, um «durchzuschaun». Das wichtigste neueste Ergebnis von ENCODE ist, dass nun fast 80 Prozent des Humangenoms regulatorischen Funktionen zugeordnet werden können – nicht Proteinen, sondern Funktionselementen. Es zeichnet sich also ab, was dort los ist: Da wird reguliert. Über die Funktionselemente wissen wir noch ziemlich wenig. Da, wo «nichts» ist, also keine Erbinformation für Proteine, sucht man nach Promotoren, Verstärkern (Enhancern), nach Einflüssen (Prozessanweisungen), nach RNA für chemische Modifikationen (Methylierungen) – insgesamt nach dreizehn Prozessen, die auf unsere Gene wirken. Ewan Birney, der das Projekt leitet, war an Großforschungsaufgaben gewöhnt, hatte er zuvor doch den Large Hadron Collider, den gigantischen Teilchenbeschleuniger in Genf, zwischen fast 50 internationalen Forschungsteams koordiniert, um die Higgs-Teilchen zu finden, für deren Entdeckung es 2013 den Nobelpreis für Physik gab. Man stelle sich einen 15 m hohen Berg Papier vor oder 35 km lange Papierausdrucke, auf denen immer nur die vier Buchstaben G, A, T, C in irgendeiner Reihenfolge stehen, die Gensequenzen mit insgesamt 15 Terabytes (15×10^{12} Bytes oder 15 000 Gigabytes). Nun soll daraus ein Text werden mit Worten, Sätzen, Kapiteln, Überschriften, Abschnitten.

Es handelt sich um die Fortsetzung des Humanen Genom-Projektes, HGP. Dabei hatte man 3,2 Milliarden Basenpaare als Sequenzen aufgelistet, aber davon sind lediglich 2 Prozent kodierend für unsere 22 000 Gene. Was ist los in der «Wüste» dazwischen, so nennen die Autoren die Bereiche. Nun hat ENCODE nach 9 Jahren in 30 Publikationen etwas Licht ins Dunkel gebracht. Es gibt in den Zwischenbereichen 70 000 Promotoren, also Startsequenzen und Regulationsbereiche für Gene. Sie sitzen als Schaltelemente meist direkt vor dem Anfang eines Gens. Dann gibt es Verstärker, Enhancer, Regionen, die auf große Abstände hinweg noch Gene regulieren können. 400 000 wurden davon gefunden. In den Wüstenregionen, wo reichlich regulatorische ncRNA produziert wird, sollen sich auch die Mutationen von Krankheiten häufen. Man fand bereits einige defekte Regulationsvorgänge, die zu Krankheiten führen können. Also sind diese Bereiche vielleicht gerade besonders wichtig. Fehlregulation kann Krebs bedeuten. Aber alles ist erst zu etwa 10 Prozent erforscht. 440 Wissenschaftler in 32 Gruppen operierten nach 24 Standardprotokollen und führen an 147 Zelltypen 1648 Experimente durch.

Will man Gendiagnostik betreiben, so muss man berücksichtigen, dass sich zwei «normale» Menschen in ihrem Erbgut in 1,3 Millionen Basenpaaren von insgesamt 3,2 Milliarden unterscheiden. Gegen diesen Hintergrund muss man dann die Krankheitsgene herausfinden, das ist nicht so einfach. Um dieses Signal-Rausch-Verhältnis aufzulösen, müssen neue Techniken entwickelt werden. Es könnte ja wieder Abkürzungen für die Aufklärung der Fragen geben wie die von Craig Venter bei der Analyse des Humangenoms, bei der er mit seinem genialen Ansatz die Zeit um Jahre und die Kosten um viele Größenordnungen reduzierte. Alle Daten sind öffentlich zugänglich, jeder kann mithelfen – wenn er kann!

8. STAMMEN WIR VON VIREN AB?

Am Anfang war die RNA

Am Anfang des Lebens waren nicht Adam und Eva, sondern nach dem ersten Satz des Johannesevangeliums: «Am Anfang war das Wort.» Das trifft überraschend gut unsere heutigen Vorstellungen vom Anfang des Lebens; denn an dessen Anfang standen immerhin Buchstaben, wenn auch noch nicht gleich Worte. Die ersten Biomoleküle vor vielleicht 3,9 Milliarden Jahren bestanden aus kurzen RNAs. Und die Bestandteile von RNAs sind die Nukleotide, die durch vier Buchstaben, A, U, G, C abgekürzt werden, das entspricht den Namen der Basen, die Teile der Nukleotide sind.

Wenn man noch weiter zurückschauen möchte, muss man fragen, wo denn die Nukleotide, also die Buchstaben, herkamen. Sind sie durch Blitz und Donner entstanden in einer Ursuppe oder tief unten im Ozean am Rand von «Schwarzen Rauchern», den unterirdischen Vulkanen? Dort können bei Druck bis zu 400 Grad Celsius herrschen. Wissenschaftler tüfteln noch immer an den Bedingungen, die zur ersten RNA geführt haben könnten. Chemisch sind die Nukleotide heute schwer synthetisierbar, so dass sie für manche Wissenschaftler als Anfang des biologischen Lebens nicht in Frage kommen können. Doch vielleicht lassen sie sich «heute» nur schwer rekonstruieren. Es gibt eine weitere Theorie, dass nämlich die RNA aus der Kälte kam, aus dem Eis. Denn warme oder gar heiße Tümpel fördern die Zerstörung der RNA-Bausteine. Forscher aus dem MPI in Göttingen lassen RNA inzwischen jahrelang im Gefrierschrank sitzen und untersuchen ihr Verhalten. Wächst sie? Kam das Leben aus dem Eis?

Wenn man nicht weiterweiß, bringt man «überirdische» Kräfte ins Spiel. In diesem Fall sind es außerirdische Kräfte: Waren Meteoriten beteiligt? Mars wird diskutiert, er könnte uns das Problem abgenommen haben. So kam es zur Iridium-Anomalie, ungewöhnlich großen Mengen an Iridium aus dem All. Kam die erste RNA, also der Anfang biologischer Moleküle und des Lebens, vielleicht mit einem Meteoriten-

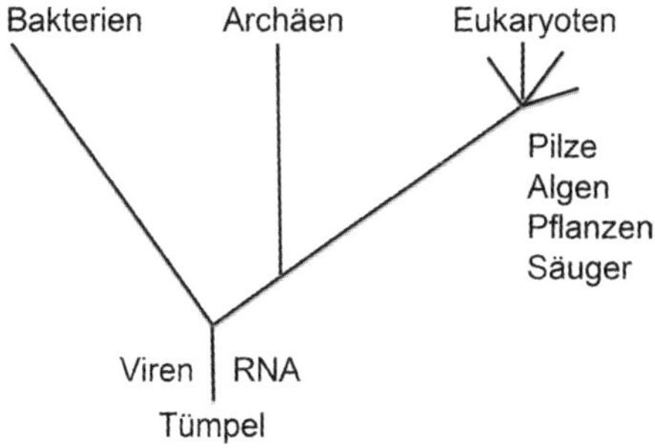

Abb. 20: Baum des Lebens

einschlag zur Erde? Joseph Kirschvink vom California Institute of Technology schlug das Freeman Dyson zu dessen 90. Geburtstag vor. Hat er es vielleicht nicht ganz ernst gemeint? Als Alternative zur RNA wurden auch Aminosäuren als erste Bausteine des Lebens diskutiert, sie sind einfacher synthetisierbar.

Aminosäuren lassen sich jedoch nicht selbständig verdoppeln, und ohne Vermehrung kann kein Leben entstehen.

Chemische Reaktionen können unten im Meer ablaufen mit Energiezufuhr aus der Umgebung. Es gibt keine Reaktion und kein Leben ohne Energiezufuhr; denn es gibt kein Perpetuum mobile – aber die Energie braucht nicht notwendigerweise von einer Zelle geliefert zu werden. Zellen kamen viel später, doch hinter dieser Erwähnung steht die Frage: Wer kam zuerst, die Viren oder die Zellen? Die weitverbreitete Auffassung ist, Viren brauchen Zellen. Nein, Viren brauchen Energie – aber die muss nicht zwingend aus Zellen stammen. Das ist eine mir wichtige Unterscheidung, die aber auch nicht alle Kollegen teilen.

Wir denken immer zuerst an die Sonne als Energiespender. Jedoch ab 200 m Tiefe im Meer herrscht Dunkelheit. Licht war da unten also nicht die erste Energiequelle, sondern es war wohl chemische Energie, die in chemischen Verbindungen steckt, oder thermische Energie. Die ersten RNA-Moleküle waren kurz; denn je länger die RNA wird, desto instabiler wird sie auch. Manfred Eigen berechnete, wie sich die Fehlerrate bei der Verdopplung der RNA mit der Länge die Waage hält: Länge × Fehlerrate ergibt 1 (z. B. 100 Nukleotide mit 1 Prozent Fehlerrate ergibt 1, 10 000 Nukleotide erlauben dann eine Fehlerrate von 0,01 Prozent etc.). Zu viele Fehler führen nach Eigen zur «Fehlerkatastrophe» und beenden die Entwicklung, wohingegen zu wenige nicht genug Neues ergeben. Der Sequenzraum für eine RNA von 50 Nukleotiden Länge ist immens, bei 4 verschiedenen Nukleotiden sind 4^{50} oder 10^{30} verschiedene Sequenzen möglich. Das Poliovirus mit 1100 Nukleotiden hat theoretisch 4^{1100} Sequenzen zur Auswahl. Das sind mehr als Atome auf unserem Planeten oder Sterne am Himmel – davon gibt es «nur» 10^{25}. Es gibt also mehr Sequenzen, als bisher je irgendwo in der Natur ausgenutzt wurden.

Es ist noch eine weitere Spezialität der RNA zu nennen: Es gibt keine homogene RNA, keine definierte Spezies, sondern nur ein Gemisch diverser RNAs mit verschiedenen Sequenzen: Ein Schwarm, der zu einem Begriff geführt hat, den Manfred Eigen prägte, die Quasispezies. Die hohe Mutationsrate von RNA-Molekülen bei der Replikation führt nicht zu einem bestimmten Molekül, sondern zur Quasispezies, bestehend aus vielen Mutanten. Dieses Gemisch sorgt bis heute für Probleme bei RNA-haltigen Viren wie HIV und Influenza. Es gibt nicht ein einziges Virus, sondern eine Population verschiedener Sequenzen. Welche Subpopulation soll man therapieren? Zum Glück gibt es meistens einen besonders fitten dominanten Virus-Anführer, und den behandelt man zuerst. Doch sobald dieser unterdrückt wird, holen die anderen Populationen auf, meistens wachsen sie etwas langsamer. Unterdrückt man nun diese wiederum mit Medikamenten, kann sich der erste Virus-Spitzenläufer erneut durchsetzen. Das kann überraschend schnell gehen, bei HIV in etwa acht Wochen. Darüber haben sich viele Wissenschaftler gewundert. Dann muss dieser Sieger erneut therapiert werden, manchmal gelingt das wieder mit dem ersten Medikament. Die Therapieschemata gegen HIV sind eine Wissenschaft für sich geworden. Bei über 30 Medikamenten und deren Kombinationen gibt es über tausend Möglichkeiten; dazu muss man dann noch die Art der Resistenzen im HIV-Genom des Patienten zum jeweiligen Zeitpunkt kennen und kann dann die neue Therapie erwägen. Das errechnen heute Computer.

Henne oder Ei – weder noch!

Es gibt RNA mit ganz besonderen Eigenschaften, das ist die katalytische RNA, Ribozym genannt – ein Wort, das an Enzym erinnert, und das ist Absicht, denn das Ribozym verhält sich wie ein Enzym, nur besteht es nicht aus Protein, wie die meisten Biokatalysatoren, sondern aus RNA.

Diese ist nicht nur Informationsträgerin, sie tut auch etwas: Sie kann andere RNAs aufspalten und wieder zusammenfügen. Es ist typisch für ein Enzym, katalytisch aktiv zu sein, Reaktionen zu wiederholen, ohne sich selbst zu verbrauchen.

Erst vor ganz kurzem ist es in Kalifornien gelungen, zwei katalytische RNA-Moleküle in ein Reagenzglas einzusperren, wo sie sich verdoppeln, schneiden und verschließen und auch mutieren können. Der Nachweis gelang Jerry Joyce aus La Jolla in Kalifornien, der jahrelang nach den dafür geeigneten Bedingungen gesucht hatte. Er hat die RNA im Reagenzglas vermehrt und die schnelleren Partner für die nächste Verdopplungsrunde selektioniert. So ging die Replikation nach zahlreichen Wiederholungen immer zügiger voran. Das entspricht einer Evolution im Reagenzglas. Eigentlich ist das der Übergang von der chemischen zur biologischen Evolution: RNA kann sich verdoppeln und «verbessern», also evolvieren. Das ist vielleicht noch kein Leben, aber doch auf dem Weg dorthin. Ein Sandkorn kann das jedenfalls nicht. Also weniger tot, eben lebendiger als ein Sandkorn, ist so ein Ribozym allemal.

Entdeckt wurde die katalytische RNA von Tom Cech und Sidney Altman. Katalytische Aktivität war seinerzeit ausschließlich das Privileg von Proteinen. An RNA dachte da niemand. Inzwischen gelten Ribozyme als die bedeutendsten Bausteine zu Beginn der Evolution. Cech und Altman erhielten für diese fabelhafte Entdeckung 1989 den Nobelpreis. Die von Altman entdeckte katalytische RNA kann sogar sich selbst ein Stückchen herausschneiden, das Stückchen verwerfen und die Schnittstelle wieder flicken, d. h. spleißen. Ein Stückchen RNA kann all das ganz alleine mit sich selbst! Unsere Zellen brauchen dazu fast 100 Proteine, so kompliziert geht es dort zu! Darum denke ich, ja, die Ribozyme waren unser aller Anfang.

Nun gab es eine neue Antwort auf die immer wieder gestellte Frage, wer zuerst da war, die DNA oder die Proteine, die Frage nach der Henne und dem Ei. Die Antwort lautet: keiner von beiden. Es war die RNA! Das steht sogar in der Pressemitteilung des Nobelpreiskomitees für Cech und Altman für die Entdeckung der katalytischen RNA. Wirklich entthront sind die Proteinenyzme nicht – jedenfalls sind sie meistens viel effizienter als katalytische RNAs. Proteinenzyme sind die Basis unseres gesamten Stoffwechsels in all unseren Zellen.

Ribozyme entwickeln sich im Laufe der Evolution zu Proteinenzymen, dieser Trend von RNA zu Proteinen ist sozusagen ein Fortschritt in der Evolution.

Viroide – die ersten Viren?

Heinz Ludwig Sänger war Professor im Institut für Virologie an der Universität in Gießen und verlor fast seinen Job, weil ihm trotz jahrelanger Forschung «nur» die Isolierung der Viroide aus Blättern gelungen war. Das war vor etwa 40 Jahren den Gutachtern der Deutschen Forschungsgemeinschaft (DFG) nicht genug. Dabei war es die dringende Voraussetzung zum weiteren Erforschen und Verständnis der Viroide. Die Isolierung glückte auf fast lächerlich einfache Weise, durch Erhöhung der Temperatur des Gewächshauses in Gießen! Das klingt trivial, aber es gab ja so viele Möglichkeiten, warum die Viroide nicht wachsen wollten, und diese war nur eine von vielen – zugegeben, eine einfache, aber eben die richtige. Beinahe hätten die Gutachter der DFG Sänger deshalb «abgesägt». Wortgewaltig rettete ihn damals der Leiter des Sonderforschungsbereichs, der Virologe Rudi Rott! Sänger war in der Nähe von Gießen in einer großen Gärtnerei aufgewachsen und beobachtete, dass im Sommer bei höheren Temperaturen die Blätter von Pflanzen nicht an Wassermangel litten und trotzdem erkrankten. Woran? Er war den Viroiden auf der Spur, Pathogenen von Pflanzen (die ich zu den ersten Viren zählen möchte). Vielleicht inspirierte ihn die Beobachtung der kranken Blätter später zur rettenden Temperaturerhöhung in den Gewächshäusern der Universität. Bei ihm roch es immer schauderhaft nach Phenol, der Substanz, mit der seine Mitarbeiterin die virale RNA aus den Blättern isolierte. Als würde die gesamte Viroid-Forschung nur aus Phenolextraktion bestehen! Irgendwann gab es genug Viroid-RNA, so dass sie von Detlev Riesner und Kollegen sequenziert werden konnte. Das war lange vor dem Zeitalter des Hochdurchsatz-Sequenzierens, da waren schon die 365 Nukleotide der Viroid-RNA eine technische Höchstleistung. Das geschah klammheimlich, um zu verhindern, dass der rettende, aber dominante Institutsleiter schon mal vorzeitig plauderte! Die RNA wurde nicht nur sequenziert, sondern auch noch als Ring identifiziert. Das konnte man aus dem ungewöhnlichen Laufverhalten des Viroids in der Gelelektrophorese schließen. Auch Konkurrenten von Sänger sahen die zirkuläre RNA im Elektronenmikroskop. Dieser Befund war jedoch so unglaubwürdig, neu und unverstanden, dass die anderen Autoren, Dino Diener und Kollegen, diesen Teil von der Abbildung abschnitten und nicht mitpublizierten! Wie die sich wohl hinterher geärgert haben!

All das war neu und der Zeit voraus! Eigentlich wäre das alles schon einen Nobelpreis für Sänger und Kollegen wert gewesen. Es gab außer der von Dino Diener noch zwei weitere Gruppen. Sie entdeckten die Viroide praktisch gleichzeitig und voneinander unabhängig. Der Preis blieb bis heute aus und Sänger wurde zwar Max-Planck-Direktor in München, aber dann zum Esoteriker.

Detlev Riesner setzte seine Bemühungen um Isolierung und Reinigung kleinster RNA-Mengen fort. Er suchte nach RNA bei Prionen, wo auch er sie bis heute nicht nachweisen konnte. Er legte mit Isolierungsverfahren von Nukleinsäuren den Grundstein zur erfolgreichsten Biotechfirma in Deutschland, Qiagen. Egal in welchem Land der Erde ich ein Labor betrat, in Korea, China, Ägypten – überall waren die blauen Qiagen-Kartons nicht zu übersehen. Auch meine Mitarbeiter kauften für alles und «nichts» immer nur Qiagen-Kits, fertige Verpackungen mit Fläschchen, deren Inhalte man nur noch zusammenkippen musste. Sogar ein Fläschchen mit sterilem Wasser war immer dabei. Das betrachtete ich als «nichts», und da hörte dann auch meine Nachsicht, so etwas zu kaufen, auf! Wie bei Instantkuchen – «add water and stir», so hieß der Slogan in den USA. Riesner hat auch jenseits der Pensionsgrenze immer noch Gründerfieber, gerade gründete er eine neue Firma über «Spiegelmere» in Berlin und sitzt mit in den Aufsichtsräten von 15 Biotechfirmen, näher an der Biotechnologie als an seinem Oldtimer-Hobby. In einer seiner Firmen war ich als Mitgründerin dabei. Und hat er den Nobelpreis verpasst? Seine Antwort lautete: «Mehrmals!»

Analphabetische Alleskönner

Cadang Cadang, so nennen Eingeborene die Krankheit ihrer Kokospalmen. Viroide sind die Ursache. Wir saßen am Frühstückstisch in Busan, Korea, während eines World Virology Summits, zu dem nur 50 Teilnehmer weltweit erschienen waren. Das angekündigte Gipfeltreffen war das nun nicht! Aber selbst die Koreaner wussten ja nicht, wie viele – oder wie wenige Forscher ihrer Einladung folgen würden. Allerdings war der Kongress eine Erfahrung wert, denn die wenigen Teilnehmer redeten mehr miteinander als auf einem 25 000-Leute-HIV-World-Summit.

So erzählte ein 80-jähriger Pflanzenvirologe, wie er vor 50 Jahren von Politikern aus den Philippinen um Hilfe gebeten worden war, weil die Palmen alle abstarben. Vom Flugzeug aus wurden ihm die verwüsteten Plantagen gezeigt. Er fand heraus, dass die Eingeborenen, die auf die Bäume kletterten und die Früchte abschlugen, immer dieselben Messer benutzten und dabei, ausgehend von einem infizierten Baum, alle anderen infizierten. Im Saft dieser Pflanzen befanden sich Viroide. Sie können großen ökonomischen Schaden verursachen, sie befallen Palmen, Kartoffeln, Ananas oder Chili. Kontaminierte Spritzen sind wie die Messer bei den Palmen auch die Übertragungswege bei HIV und anderen Viren.

Viroide sind katalytisch aktive Ribozyme, Pflanzenpathogene, sie infizieren Pflanzen, vermehren sich und verhalten sich wie Viren – aber sie heißen nicht so! So wagte sie keiner zu benennen, denn nackte RNA passte nicht zur gängigen Vorstellung von Viren. Man wich aus und nannte sie Viroide, virusähnliche Elemente. Viroide sind zirkuläre katalytische RNAs ohne Protein-Verpackung, die nur aus nackter RNA bestehen. Damit gelten sie bis heute nicht als «richtige» Viren. Die Viroide beherrschen auch den genetischen Code nicht, *noch* nicht – so urtümlich sind sie. Sie halten sich bis heute als genetische «Analphabeten» auf der Erde. Es gibt die Viroide noch heute in Pflanzen, als Zeugen und Zeitzeichen der Anfänge des Lebens. Sie sind die ältesten Vertreter und Überbleibsel der RNA-Welt. So werden sie kaum gewürdigt. Sie müssen älter sein als die Entstehung des genetischen Codes, denn ihre RNA ist non-coding, nicht-sinntragend, nicht für Aminosäuren und Proteine programmierend. Ist sie zugleich non-sense? Niemals! Sonst wäre sie längst verschwunden. Information muss selbstverständlich auch in den Viroiden vorhanden sein, gewiss in der Struktur der RNA, vielleicht auch in der Sequenz. Sie besteht nicht nur aus Buchstabensalat, nicht etwa aus beliebig angeordneten vier RNA-Buchstaben, sondern trägt Information für Startsignale für die Replikation, zum Schneiden und zur Ausbildung von Haarnadelstrukturen.

Manche der RNAs sind zu 70 Prozent selbstkomplementär, also partiell doppelsträngig mit dazwischenliegenden einzelsträngigen Ausbuchtungen, die mit anderen Molekülen der Zelle reagieren. Diese Struktur ist stabiler als Einzelstrang-RNA – die für jeden Biochemiker im Labor ein Albtraum ist, weil sie sehr leicht zerstört wird. Alle Instrumente, Gefäße und Lösungen müssen vor Experimenten mit RNA sterilisiert werden, durch Behandlung mit Diethylpyrocarbonat (DEPC) nicht nur keimfrei, sondern nukleasefrei gemacht werden – frei von RNA-zerstörenden Bestandteilen. Am sichersten ist sogar ein abgetrenntes Labor für RNA. Vor den Nukleasen warnte ja schon Darwin, indem er vorhersagte, dass unter heutigen Bedingungen der Ursprung des Lebens experimentell nicht nachgeahmt werden könne. Wir wissen ja nicht, was damals für Bedingungen herrschten. Aber er hat auch gesagt, dass wir nicht ausschließen können, dass alle Lebewesen auf der Erde in einem einzigen Vorläufer («precursor») ihren Ursprung haben. Vielleicht sind das die Viroide. Sie weisen noch eine Besonderheit auf, den eben beschriebenen Ringschluss, sie sind also ohne Anfang und Ende. Nukleasen bevorzugen Enden, so etwas bieten die Viroide nicht! Am Anfang des Lebens war das sicher ein Schutz gegen zerstörerische Umweltbedingungen. Also, Viroide sind Ribozyme, kollabierte geschlossene Ringe, partiell doppelsträngig, katalytisch aktiv. Sie haben vor kurzem ganz unerwartete Gesellschaft bekommen – durch die circRNA, die gleich beschrieben wird.

Die RNA gehört zum Ursprung des Lebens, zum Übergang von der Chemie in die Biologie. RNA besitzt das, was Freeman Dyson in seinem Büchlein mit dem Titel «Origins of Life» forderte, nämlich zwei Ursprünge des Lebens, Software und Hardware zugleich zu sein. Dazu inspirierte ihn einer der Gründerväter der Computerwelt, John von Neumann, sein Kollege in Princeton. Die RNA ist beides gleichzeitig. Sie ist das einzige Molekül auf der Welt mit einer derartigen Doppelfunktion. Sie ist sowohl Träger von Information – Software – als auch eine Maschine, ein Enzym – Hardware – zur eigenen Verdopplung. Wenn das keine gute Voraussetzung für den Anfang war! Als ich Freeman Dyson in Princeton fragte, ob er immer noch an seinen zwei «Origins of Life» festhalten wolle, sagte er schlitzohrig: «I do not say they exist, it is just a possibility!» Sind dann beide Funktionen in einem einzigen Molekül vorhanden, einer RNA mit Doppelfunktion? Viele denken so, doch Dyson meinte mit den beiden Anfängen eigentlich etwas anderes: Stoffwechsel (Metabolismus), also Proteine, einerseits und Nukleinsäuren als Informationsträger andererseits.

Nur mit RNA – so einfach und elegant könnte doch das Leben begonnen haben, ohne die komplizierten Proteine. Und diese Moleküle, katalytische RNA, die Überbleibsel der frühesten RNA-Welt, gibt es bis heute, nicht einmal selten, sondern überall zuhauf, in all unseren Zellen, nicht nur in jedem Salat! Was machen diese RNAs in den Pflanzenzellen – und wie zum Teufel machen sie denn krank, wo sie nur aus nackter RNA bestehen? Vorab: Sie machen meistens nicht krank. Wenn Sie wüssten, wie viele Viroide Sie täglich unbeschadet mit Ihrem Salat essen! Die Viroide kennen sich in menschlichen Zellen nicht gut aus, darum schaden sie uns nicht. Doch es gibt eine einzige, sehr überraschende Ausnahme, die circRNA.

Eigentlich sind die Ribozyme/Viroide nicht nur mit einer Doppelfunktion, sondern noch einer dritten Funktion ausgestattet: mit einer Art Immunsystem, einer antiviralen Verteidigung gegen ihre eigenen Virustypen. Wenn ein solches Viroid erst mal eine Zelle bewohnt, lässt es andere Artgenossen nicht mehr hinein, sondern verteidigt sich und die Zelle und sichert sich so die Alleinherrschaft innerhalb der Wirtszelle. Es zerschneidet die Eindringlinge nach demselben Verfahren, wie es sich vermehrt. Viren sorgen selbst für antivirale Abwehr – das ist eine extrem wichtige Erkenntnis. Denn auf diesem Prinzip beruhen all unsere Immunsysteme. Die Viren haben sie erfunden.

In der Ursuppe war das Viroid alles gleichzeitig: Es konnte schneiden, sich verschließen, sich verdoppeln, Fehler zulassen, sich anpassen, mit Zellkomponenten kommunizieren, sich verteidigen und die Zelle immunisieren gegen andere Viren. All diese Funktionen erfolgen durch ein Stück ncRNA. Diese meist kurzen RNAs sind analphabetische Alleskönner! Unglaublich!

So könnte es am Anfang gewesen sein. Erst im Laufe der Evolution gab es eine Zunahme an Komplexität und die Aufspaltung solcher Multifunktionseinheiten in viele Einzelteile. Aus einem einzigen Schweizer Armeemesser mit Dutzenden von Funktionen wurde ein riesiger Handwerkskasten voller Spezialwerkzeuge.

RNA-Zirkel

Die neu entdeckte zirkuläre RNA ist fast wie ein Rückgriff in die Mottenkiste der RNA-Vergangenheit. Ring-RNAs sind bisher in diesem Buch nur einmal aufgetreten in Form der evolutionär uralten Viroide. Die Viroide haben Gesellschaft bekommen durch die brandneuen circRNAs. Jahrelang hat man sie übersehen, weil man im Experiment nach Anfang oder Ende von RNAs gesucht hatte, aber die gibt es hier nicht. Die Ringe sind geschlossen, eben Zirkel. Zu all den neuen regulatorischen ncRNAs kommt also eine weitere. Bald ist das Dutzend voll. Die RNA-Welt steht mehr im Zentrum denn je zuvor. Wozu gibt es diese circRNA? Sie dient als «Back-up» für andere regulatorische RNAs, sie ist also Aufpasser für den Aufpasser. Die Regulation muss demnach sehr wichtig sein, dass so ein zweistufiges Sicherheitssystem entstanden ist. Und so wimmelt es in unseren Zellen von RNA-Ringen, insgesamt 25 000 an der Zahl pro Zelle. Die Ringe sind gar nicht viel größer als die Viroide, so um 1500 Nukleotide, also etwa dreimal so groß. Unsere heutigen Zellen sind sozusagen voll von Verwandten von Viroiden, es gibt so etwas keineswegs nur in Pflanzen, nein, bei uns in jeder Zelle. Die Zirkel haben riesige Vorteile, sie werden nicht angeknabbert, sind also sehr stabil und langlebig. Und jeder Ring kann Hunderte von kleinen regulatorischen ncRNAs wegfangen. Wie ein klebriger Fliegenfänger in Großmutters Küche absorbiert jede circRNA viele andere kleine microRNAs. Die Autoren sprechen von der circRNA als einem «Schwamm», der andere regulatorische microRNAs aufsaugt.

In Mäusegehirnen wurde eine weggefischte microRNA, miR-7, schon nachgewiesen, und die Konsequenzen für Krebs werden gerade untersucht. Die neuen Zirkel-RNAs sind zwar totale Analphabeten, also ncRNAs, aber sie können mit ihrer Struktur und Sequenz andere Reaktionen beeinflussen. Sie entstehen auf spezielle Weise, durch das Ausspleißen nicht von Introns, sondern von Exons, auch «backsplice» genannt. Muss man sich nicht wundern, dass die älteste vorkommende RNA in unseren heutigen Zellen derartig tonangebend ist? Vielleicht doch nicht, denn vielleicht ist die Ring-RNA wegen ihrer vielen Qualitäten nicht verschwunden und noch immer nützlich, sozusagen nicht tot zu kriegen. Die heutige circRNA erklärt uns vielleicht auch, was es mit den uralten Viroiden auf sich hat, sie sind Wechselwirkungspartner von anderen Partnern. Das reicht für die Auslösung der vielfältigsten Phänomene, inklusive von Krankheiten. Schade, dass der Viroid-Forscher Sänger aus Gießen nicht mehr erfährt, dass die von ihm gefundene Ring-RNA nun 50 Jahre später zu einem allgemeinen Prinzip geworden ist. Die heutigen circRNA-Forscher scheinen sich an die Viroid-RNA ungern oder gar nicht zu erinnern, danach gefragt, kam die Antwort, ach, das sei ja so lange her! Sehr lustig. Ich habe es selbst gehört. Sogar in einem großen öffentlichen Vortrag. Zitiert wurden Sängers Arbeiten jedenfalls nicht.

Wer bewegt die Häkelnadel – von der RNA zu Proteinen

Wie entstehen Proteine? Cech und Altman hatten Ribozyme ins Zentrum der Forschung gerückt. Und dann gab es wieder einen Nobelpreis, beinahe nochmals für Ribozyme: für Tom Steitz (2009). Er fand, dass die Ribosomen, die Maschinen für Proteinsynthese in den Zellen, anders funktionierten als gedacht. Man hielt, besonders in Berlin, die Proteine selbst für die Hauptakteure bei der Proteinsynthese. Die Ribosomen bestehen aus 100 Proteinen, die 20 Jahre lang am MPI in Berlin untersucht wurden. Für jedes Protein ein Mitarbeiter, das machte 100 Wissenschaftler und eine lange Telefonliste und mindestens 100 Schafe für die Antikörpergewinnung auf dem ausgemusterten Tempelhofer Flughafen, wo sie grasten und die Rasenmäher ersetzten. Wir haben den Schäfer bestochen und durften ein paar von unseren Schafen zur Antikörperproduktion gegen Onkoproteine dazugesellen.

Die Proteinsequenzierung war nirgendwo erfolgreicher als bei den Ribosomenforschern, den Wittmanns in Berlin. Frau Brigitte Wittmann-Liebold war darin eine Weltkoryphäe. Sie selbst konstruierte dafür sogar neue Maschinen. Man berichtete, dass sie die Fraktionssammler mit den getrennten Proteinen im Labor nachts von ihrem Bett aus fernsteuern konnte! Vielleicht hatte sie auch nur einen Wecker. Jedenfalls sind in diesen Ribosomen nicht die Proteine die tonangebenden Elemente, sondern die darin versteckte katalytische RNA. Die zeitgenössische Proteingläubigkeit war erschüttert, als Tom Cech den griffigen Slogan prägte: «ribosomes are ribozymes». Die RNA ist das Arbeitspferd, die Proteine sind nur Sklaven, die Stützen der RNA. Nicht zuletzt dafür ging Tom Steitz 2009 nach Stockholm. Mit ihm ging Ada Yonath aus Israel, oft Gast in Berlin, die mit den 100 Proteinen aus Berlin das Ribosom kristallisierte und in der Mitte dieses Konglomerats ein Loch oder eine Art Tunnel entdeckte, wo die wachsende Proteinkette hindurchrutscht. Als Kinder gab es für uns einen roten Pilz aus Holz mit Nägeln, an denen man Maschen knüpfen konnte, die dann unten aus dem Pilz als Schlauch herauswuchsen. Das Verknüpfen übernimmt das Ribozym (wir mit Häkelnadel) und der rote Pilz entspricht dem Ribosom, es sieht sogar im Modell etwas ähnlich aus. Die Aufnahme der Kristallstruktur vom Ribosom mit dem Loch zierte dann die Frontseite der Zeitschrift *Nature*. In ihrer Nobelpreisrede und in Vorträgen weist Ada Yonath darauf hin, dass das Loch aus RNA gebildet wird, nicht durch Proteine. Dahinter verbirgt sich ein einfaches Proto-Ribosom, ein Vorläufer in der Evolution: Der Anfang war auch hier RNA. Die uns heute rettenden Antibiotika besetzen dieses Loch und verhindern so die Proteinsynthese. Damit sterben die Bakterien ab. Nicht mitgehen nach Stockholm konnte der inzwischen verstorbene Wegbereiter, Hans-Günther Wittmann aus Berlin. Doch sein Lebenswerk war die Basis. Er lieferte die 100 Proteine alle einzeln, hochgereinigt, ein Mitarbeiter brachte sie nach Hamburg, wo Frau Yonath am DESY, dem Deutschen Elektronen-Synchrotron, sowie in Israel die Röntgenstrukturanalysen durchführte. Ich erinnere noch, wie dazu im MPI Archäen eingeführt wurden zum Isolieren der 100 Ribosomenproteine, weil die Ribosomen stabiler sind, 90 Grad Celsius aushalten und sich eher kristallisieren lassen. Die Archäenproteine halfen bei der Strukturaufklärung der Ribosomen. Selbst ein Flug der Proteine ins All sollte bei der Kristallisation helfen. Auch meine Reverse Transkriptase durfte mitfliegen, doch ohne Erfolg. (Tatsächlich wurde die RT später aus Archäen, den Pyrococcus, kristallisiert. Sie aus Archäen zu isolieren, hätte mir ja auch einfallen können. Das habe ich verpasst!)

Als Hans-Günther Wittmann um 1965 aus dem Nichts die Ribosomenforschung am MPI in Berlin anfangen wollte, hielt ihn sogar seine Frau für «verrückt», das schien ihr völlig unmöglich, nicht nur eine Nummer zu groß. Adolf Butenandt, seinerzeit Präsident der Max-Planck-Gesellschaft, streckte dafür sogar private Forschungsmittel vor. Frau Wittmann trug dann entscheidend zu diesem gigantischen Projekt bei. Mit 85 Jahren sprudelt es noch aus ihr heraus über die damaligen Ionenstärken ihrer Analysen, und sie erinnert sich mit diebischer Freude genau, wo und warum die Konkurrenten damals Sequenzierfehler gemacht hatten!

Der Zusammenhang von Ribozymen und Proteinen lässt sich überraschenderweise noch heute an einigen Proteinen feststellen, die ein RNA-Schwänzchen tragen, als wäre es da vergessen worden! Ein Überbleibsel aus evolutionär uralten Zeiten? Die erste Proteinsynthese begann wohl andersherum, mit RNA und einigen angehängten Aminosäuren. Es endete dann mit fertigen «Nur-Proteinen», doch kurz vorher gab es Proteine mit anscheinend übrig gebliebenen RNA-Zipfelchen! Zu solchen Chimären gehören das Vitamin B12 und auch das Acetyl-CoA. Diese beiden sehr wichtigen Proteine tragen noch heute RNA-Anhängsel und verraten, wie sie entstanden sind. Es sind vielleicht evolutionär besonders alte Proteine, die sich frühe RNA-Reste bewahrt haben – darin ein wenig an unseren Blinddarm erinnernd? Solche Zwischenstufen sind faszinierend und von elementarer Bedeutung, denn sie verraten etwas über unsere Vergangenheit und die Entstehungsprozesse während der Evolution, also in diesem Fall den Übergang von RNA zu Proteinen.

Wie kam es zur DNA? Die Proteinsynthese läuft über RNA, ohne DNA. Kam die DNA also nach den Proteinen auf die Welt? Sicher kann ein Protein-Enzym heute von der RNA den Sauerstoff entfernen, die Ribonukleotid-Reduktase; so entstehen DNA-Bausteine, Desoxyribonukleotide. Ob und wie sie allerdings ohne Enzym entstanden sind, weiß man nicht genau. Es gibt Desoxyribozyme, katalytische kleine DNAs – sie können, ganz ähnlich wie die Ribozyme, schneiden und katalysieren ohne Proteine. Der oft erwähnte Nobelpreisträger Jack Szostak sucht danach. Wird er damit die Frage nach dem Ursprung der DNA beantworten? Ansonsten kann die RT aus RNA DNA synthetisieren, und die RTs sind weit verbreitet. War das der Anfang der DNA? Keiner weiß es. Den Desoxynukleotiden fehlt, wie der Name sagt, ein Sauerstoff – und die Chemiker sagen, genau diesen brauchen die Ribozyme für die katalytische Aktivität, deshalb könne es keine Desoxyribozyme geben. Der Forscher Patrick Forterre aus Paris hat sich drei RNA-haltige Zellen vorgestellt, Bakterien, Archäen und Eukaryoten, in denen jeweils nur RNA enthalten ist und in denen dreimal die DNA erfunden worden sein soll. Wie denn? Das klingt kompliziert. Die Frage nach dem Ursprung der DNA ist offen. Eines ist sicher: Seit es die Reverse Transkriptase gab, war sie die treibende Kraft für den Übergang von der RNA zur DNA. Viele Forscher halten sie für das allerwichtigste Schlüsselenzym in der gesamten Evolution.

Kleeblatt

Eine der markantesten RNA-Strukturen ist das Dreikleeblatt, ein Kreuz mit drei Ausbuchtungen an den Enden und einem Stiel, so lässt es sich, stark vereinfacht, jedenfalls auf Papier aufmalen. Die Struktur ist außerordentlich stabil. Ob sich die Kleeblattstruktur deshalb von der molekularen bis zur makroskopischen Struktur auf unseren Wiesen erhalten hat? Das ist eine ernst gemeinte Frage! Kleeblattstrukturen werden ausgiebig von Pflanzenviren genutzt, als Ersatz für Knoten, um die Enden der RNA-Genome vor Abbau zu schützen. Telomere an unseren

Chromosomenenden mit ihren RNA-Pseudoknoten sind ähnliche Schutzvorrichtungen mit nicht ganz unähnlichen Strukturen wie die RNA in den Viren. Auch bei Phagen und Humanviren wie Hepatitis-C-Viren, HCV, und Polioviren gibt es diese endständigen Knotenstrukturen. Das ist ein allgemeiner Schutzmechanismus von Viren für ihre Enden. Es gibt sogar ein Virus, das lediglich aus einer Kleeblatt-RNA und einer einzigen Aminosäure besteht. Ein anderes Virus, Narnavirus aus der Bäckerhefe, besteht nur aus einem halben RNA-Kleeblatt, sonst nichts. Noch weniger geht fast nicht! Waren vielleicht die RNA-Viren die Erfinder und Vorläufer solcher Kleeblattstrukturen? Die Kleeblätter sind wohl aus drei Haarnadelstrukturen entstanden. Diese RNAs sind um die 75 bis 90 Basen lang und, da teilweise doppelsträngig, entsprechend stabil. Jetzt muss ich endlich den offiziellen Namen dieser Struktur vorstellen: Sie heißen tRNAs, weil sie bei der Proteinsynthese die Aminosäuren zum Ribosom transportieren. So wurden sie zuerst entdeckt. Aus einer tRNA und einer Aminosäure wurden im Laufe der Evolution 60 Sorten von tRNAs und 20 Aminosäuren in unseren Zellen. Das sind die Bestandteile für die Proteinsynthese der Ribosomen in der heutigen Zelle. Den Anfang dazu könnten die Viren geliefert haben, da sie tRNAs schon benutzten, bevor es die Proteinsynthese gab. Viren der Bäckerhefe wirken wie erste Stufen der Proteinsynthese.

Man kann das Argument auch umdrehen, dann hätten die Viren die tRNAs und die Aminosäuren aus der Zelle stibitzt. So steht es heute in den Virologiebüchern. Heute vielleicht! Doch am Anfang waren die Viren die Erfinder von Bausteinen, die Erbauer von Zellen, heute sind sie deren Nutznießer.

RNAs werden von der Biotechnologie genutzt. RNA kann allein durch ihre Faltung die gleichen Eigenschaften annehmen wie Proteine. Aus vier verschiedenen Buchstaben der RNA lassen sich Ketten bauen, die ein Protein vortäuschen. Proteine würden hingegen 20 verschiedene Aminosäuren als Bausteine beanspruchen. Eine synthetische RNA ist also viel einfacher herstellbar als Proteine. Sie kann sich außerdem so verknäulen, dass sie wie ein Proteinersatz auf einen Rezeptor passt und einen spezifischen Proteinliganden vortäuscht, Aptamere genannt. Solche RNA-Stücke lassen sich im Labor durch immer bessere Anpassung optimieren, mit einer als SELEX bezeichneten Methode, ein Evolutionsverfahren im Reagenzglas. Kein Geringerer als der Nobelpreisträger für katalytische RNAs, Tom Cech, hat diese Idee für die Gründung einer Firma genutzt.

Manfred Eigen hat zwei sehr erfolgreiche Firmen gegründet, Evotech und Direvo. Die Namen verraten die Zielsetzungen, Evolutionstechnologie in der Chemie oder «Directed Evolution», also zielgerichtete Evolution. Damit werden auf geniale Weise durch künstliche Evolution im Labor neue Substanzen entwickelt. Manfred Eigen übertrug biologische Optimierungsverfahren auf chemische Substanzen im Reagenzglas. Das führte zu schnelleren Enzymen, effizienteren Prozessen, zur besseren Nutzung von Biomasse, zu neuen biologischen Chemikalien. Damit war Eigen seiner Zeit weit voraus – Begründer einer neuen Chemie!

Ein Protein als Anstandsdame

Ein Mitarbeiter wollte ein Virusprotein von HIV charakterisieren, das die virale RNA abdeckt und schützt sowie in vielen RNA-Viren vorkommt. Bei HIV heißt es Nucleocapsid-Protein NCp7 und bei Influenzaviren Nukleoprotein NP. Solche RNA-Bindungsproteine sind stark positiv geladen und können mit der Ladung negative Ladungen der RNA neutralisieren. Sie tragen die Bezeichnung «Chaperone». Unsere Großmütter kannten Chaperone als Anstandsdamen. Diese Aufpasserinnen mussten damals die jungen Mädchen begleiten, wenn sie ausgingen. Alle RNA-Viren nutzen Chaperone für ihre RNA. Das sind höchst vielseitige Proteine, sie halten Abstand – das war für die jungen Mädchen wichtig –, dann schmelzen sie aber auch RNAs auf und erhöhen deren Wechselwirkung (wussten das die Großmütter nicht?) und bügeln Falten in der RNA, sog. Sekundärstrukturen, aus. Damit lässt sich eine sehr stabile Kleeblattstruktur wie die tRNA aufwinden und ein so frei gewordener Arm auf die virale RNA zu Beginn der Virusreplikation als Starthilfe, als Primer platzieren. Auch die Vermehrung der RNA verläuft erheblich besser in Anwesenheit der Chaperone. Sogar das Vermehrungsenzym, die Reverse Transkriptase, findet dann eine Art RNA-Rutschbahn vor, geglättet durch die Chaperone. Intuitiv hatten wir erwartet, dass die RNA-Bindungsproteine bei der Replikation von HIV für die RT eine «Straßensperre» bilden würden, aber im Gegenteil, sie bereiten der Polymerase den Weg und steigern ihre Aktivität. Die Proteine sind wegen ihrer positiven Ladung sehr klebrig, manchmal kamen sie aus der Pipette nie wieder heraus, sondern hafteten an der Glasinnenwand.

Das wollte ich dem Mitarbeiter erst einfach nicht glauben, als er mir damit die Probleme seines Projekts erklärte! Doch es stimmte. Ein solches Chaperon von Retroviren setzten wir einem Ribozym hinzu, worauf die Reaktion wie geschmiert ablief, tausendfach schneller. Dann fuhr der Doktorand auf Weltreise, das Projekt klemmte, und die Chefin kochte vor Wut. Als er nämlich wiederkam, konnte er «seine» Ergebnisse in *Science* lesen. Peter Dervan hatte dasselbe herausgefunden – aber schneller publiziert. Wir zimmerten noch ein paar andere Ergebnisse zusammen und machten eine Publikation in großer Eile fertig, andere Mitarbeiter halfen, und so erschienen unsere Resultate auch noch in einem respektablen Journal.

An die Bedeutung dieser Ergebnisse für den Anfang des Lebens denke ich erst, während ich dies hier schreibe – seinerzeit überhaupt nicht. So könnte es doch auch am Anfang des Lebens gewesen sein, Ribozyme mit ein paar positiv geladenen Aminosäuren – und schon lief die Katalyse tausendmal schneller ab. Außerdem waren Aminosäuren in der Urwelt leicht synthetisierbar. Vielleicht kamen ja auch ein paar mit Meteoriten zu uns. Aus einer wurden dann mehr und mehr Aminosäuren, zuerst vorwiegend basische, versteht sich, passend zur sauren RNA. So sind die RNA-Bindungsregionen der Chaperone noch heute beschaffen. Diese Chaperone gehören zu den ältesten konservierten Proteinen der Welt und enthalten oft besondere Zink-«Finger»-Strukturen, spezielle Strukturen zum Absuchen der passenden RNA-Regionen. Chaperone findet man auch als Stützen von DNA und Proteinen. Sie schützen in der Proteinwelt vor Stress und heißen «Heat-shock»-Proteine, also Schutz gegen Hitze. Die Chaperone halfen bei den Anfängen der Proteinbiosynthese und der Replikation von Retroviren! Sind die Viren die Imitierer? So steht es in den Lehrbüchern. Wer hat da abgeguckt, wer von wem gelernt? Ich halte ja die Viren für die Entdecker und die Lehrmeister des Lebens. Vielleicht sind sie die Erfinder der Proteinsynthese und brachten diese dann den Zellen bei. So könnte man sich das vorstellen.

Vom Salat bis in die Leber

Wie oben bereits angekündigt, gibt es eine Ausnahme bei den Viroiden, die sonst nur in Pflanzen auftauchen. Ein einziges Viroid ist in menschliche Zellen vorgedrungen. Irgendwann hat es sich aus einer Salatmahlzeit in unsere Leber verirrt und wurde zum Hepatitis-Delta-Virus,

HDV. Die Viroide landen normalerweise nach einer Mahlzeit in unserem Verdauungssystem und werden mit dem Stuhl wieder ausgeschieden. Sie bleiben dabei sogar intakt und infektiös – für andere Pflanzen. Eine solche Stabilität einer RNA habe ich für ausgeschlossen gehalten. Für uns Menschen gelten die Viroide als total ungefährlich – mit dieser einen Ausnahme. Eine Viroid-RNA muss aus Pflanzen auf wundersamen Wegen in unsere Leber statt in den Darm gewandert sein. Dort entstand aus einem Viroid ein Lebervirus, das Hepatitis-Delta-Virus, HDV. John Taylor vom Fox Chase Cancer Center in Philadelphia, USA, hat den Ursprung dieser Viren aus Pflanzen untersucht. Das heutige HDV ist ein katalytisch aktives Hammerhead-Ribozym, wegen der Hammerstruktur, die es – auf Papier gemalt – annimmt, umgeben von einer Proteinhülle. Diese stammt von einem anderen Lebervirus, dem Hepatitis-B-Virus, HBV, ist also ausgeliehen, nicht selbst hergestellt. Die beiden Viren treffen sich in der Leber. Das HBV teilt dort seinen Mantel mit dem HDV wie der heilige Martin in der christlichen Legende, zu sehen am Baseler Münster und vielen anderen Kirchen. Das hat eine wichtige Konsequenz, denn mit der Hülle des HBV kann die HDV-RNA als Partikel die Zelle verlassen und weitere Leberzellen infizieren. Ribozyme bestehen eigentlich nur aus ncRNA. Nach Meinung der Forscher jedoch hat sich das HDV außer dem geliehenen Mantel auch noch ein Gen aus der Leber aufgeschnappt, das bei der Vermehrung hilft.

Ist ein Mensch zugleich mit HBV und HDV infiziert, erleidet er eine besonders schwere Lebererkrankung und Krebs mit einer zwanzigprozentigen Todesrate. Zusammen mit einer HIV-Infektion ist dieser Patient dann noch mehr bedroht. In Deutschland wurden letztes Jahr 18 Krankheitsfälle durch solche HBV/HDV-Doppelinfektionen gemeldet, vielleicht deshalb so wenig, weil die HBV-Impfung von der Bevölkerung sehr gut angenommen wird. Einer der drei Nobelpreisträger für Telomerasen, Jack Szostak, forscht an katalytischen Nukleinsäuren, so auch am HDV. Er hat sehr viele HDV-ähnliche Ribozyme ausfindig gemacht – in Bakterien, Insektenviren, Pilzen und in Pflanzen. Ein zweites Viroid wie das HDV hat er bisher nicht entdeckt. Bislang kennen wir nur das eine Viroid beim Menschen, und ein Pflanzenviroid, das sich in unsere Leber verirrt, ist extrem selten, und das ist doch tröstlich, denn es gibt keinen Grund, deshalb zum Salatmuffel zu werden.

Jetzt folgt ein erwähnenswertes Mischvirus, ein Retroviroid, halb

Retrovirus, halb Viroid, sozusagen «nicht Fisch und nicht Fleisch», nicht in der menschlichen Leber, sondern in der Nelke! Das Nelkenretroviroid nimmt zwei Entwicklungsstufen mit einem Satz, vom Viroid zum Retrovirus. Vermutlich ist es in der Nelke aufgefallen, weil ein wirtschaftliches Interesse an den Nelken besteht. Pflanzenviren kennen wir nur, weil sie zu Krankheiten bei Nutzpflanzen oder, wie in diesem Fall, in Zierpflanzen führen. Vielleicht hat ein Nelkenzüchter die Forschung gesponsert. Das Nelkenvirus, CarSV, Carnation Small Viroid, wird von einer ausgeliehenen Reversen Transkriptase in DNA übersetzt und integriert. Wieder hilft eine Art Retrovirus wie in der Leber. Das Nelkencaulimovirus, ein Pararetrovirus, gehört zur selben Familie wie auch das Lebervirus HBV, das dem Leberviroid HDV aushilft. Also, zwei etwas schwächliche Viroide erhalten Flankenschutz durch Pararetroviren, einmal in der Leber durch einen Mantel und das andere Mal in der Nelke durch die RT. Das Nelkenviroid ist sogar besonders lahm, es hat das Schneiden verlernt, eine gar nicht so seltene Degenerationserscheinung der Viroide. Sind solche Zwitter Einzelfälle? Was bedeuten sie? In der Viruswelt wird alles ausprobiert. Eine freundliche Welt mit viel gegenseitiger Hilfe. Viren zeigen also soziales Verhalten.

Ich habe als Retrovirologin überall herumgefragt, wo es Retro-Elemente gibt. Zwei sehr seltene Fälle über Retroviroide in der Leber und der Nelke wurden eben genannt. Und sonst? Gibt es außer Retroviroiden auch Retrophagen, wo doch die Phagen mit ihrer Fähigkeit zu integrieren den Retroviren so sehr ähneln? Ja, auch wieder nur einen einzigen! Er kodiert für eine Reverse Transkriptase. Man kennt diesen Phagen wohl nur deshalb, weil er das Keuchhustenbakterium *Bordetella pertussis* infiziert, das Kleinkinder erkranken lässt und manche Mutter das Fürchten lehrt. Der Retrophage hat nicht einmal einen eigenen Namen. Die Reverse Transkriptase, die viele Fehler macht, erlaubt es dem Phagen, sich andere Bakterien als Wirte zu suchen. Das dabei mutierte Gen heißt «Tropismusgen» (MTD, Major Tropism Determinant). Dieses Beispiel ist deshalb erwähnenswert, weil es zeigt, wie Viren neue Wirtszellen finden: durch die Mutationsrate der Reversen Transkriptase, durch geänderten Tropismus. Das ist ein treffender Beweis für die Viren als Antreiber der Evolution. Dieses Wissen nützt den Müttern der kranken Kinder leider gar nichts.

Pflanzenviren im Tabak

Als vor 30 Jahren die Gesellschaft für Virologie gegründet wurde, gab es keinen einzigen Pflanzenvirologen in Deutschland, der als Mitglied in Frage gekommen wäre. Dabei stammte das allererste Virus, das gefunden wurde, aus Pflanzen, das Tabakmosaikvirus, TMV. Martinus Beijerinck zeigte 1898 den infektiösen Filterdurchfluss, der sich auf Tabakblättern vermehrte, sie krank machte. Er verwendete das Wort «Virus» dafür, um es von den größeren Bakterien zu unterscheiden. TMV lagert sich in Zellen an wie ein Haufen von Holzstämmen im Wald. Die Viren bilden längliche Stäbchen, parakristalline Strukturen, eine der Kristallwelt nah verwandte Proteinwelt.

Die erste elektronenmikroskopische Aufnahme eines Virus gelang 1930 Helmut Ruska in Berlin mit dem TMV. Nicht er jedoch, sondern sein Bruder Ernst erhielt viele Jahre später den Nobelpreis für Verbesserungen von Elektronenmikroskopen. Aus diesem Anlass saß Ernst Ruska hochbetagt inmitten seiner drei ehemaligen Frauen, die er belustigt vorstellte, auf dem Podium in seinem Institut in Berlin und schaffte es gerade noch gesundheitlich, den Preis in Stockholm entgegenzunehmen. Sein Institut wurde auf Zement gebaut, denn sein Mikroskop brauchte, bedroht durch die Nähe der U-Bahn, eine erschütterungsfreie Basis.

TMV kristallisiert praktisch von alleine und liefert damit ein Beispiel für die höchst effiziente Selbstorganisation von Viren. Für deren Strukturaufklärung erhielt Wendell M. Stanley aus New York 1946 den Nobelpreis. Er zeigte auch, dass das Virus sogar als Kristall noch infektiös ist. Das ist ein schönes Beispiel für die Nähe von toter kristalliner und biologischer lebendiger Natur – am Beispiel eines Virus. Die infektiöse RNA sitzt im Inneren einer rigiden Proteinstruktur, wo sie besonders gut geschützt ist. Eine Schülerin von Stanley war Rosalind Franklin. Sie spekulierte, dass das Innere der TMV-Stäbchen hohl sei und dort die RNA verpackt sein müsse. Sie hatte damit recht, eine Einzelstrang-RNA wird ringförmig von Proteinen umwickelt. Von ihr stammte später das bereits erwähnte Foto 51, ihre Röntgenstrukturaufnahme der kristallisierten DNA, welche die Basis der Strukturaufklärung der DNA-Doppelhelix wurde, ohne dass sie selbst davon erfuhr.

Wendell M. Stanleys Nobelpreis 1946 war ein Weckruf für Adolf Butenandt, den damaligen Präsidenten der Max-Planck-Gesellschaft, um die Virologie auch in Deutschland zu begründen. Es gab Max-Planck-Institute, deren Thematik man nach dem Krieg nicht fortsetzen wollte. Dazu gehörte das ehemalige Kaiser-Wilhelm-Institut für Anthropologie, menschliche Erblehre und Eugenik in Berlin. Da kam ein Themenwechsel wohl gerade recht. Man berief den deutschen Chemiker Heinz Schuster aus Pasadena nach Deutschland zurück und den bereits erwähnten Hans-G. Wittmann aus Tübingen. In Tübingen am MPI hatten beide gemeinsam mit anderen die Identität des Erbguts von TMV aufgeklärt. Bestand das Erbgut aus Nukleinsäure oder Proteinen – das war Mitte der Fünfzigerjahre eine umstrittene Frage. Die beiden Forscher rieben Tabakblätter mit Tabakmosaikviren ein und behandelten sie dann mit Nitrosaminen, um so Nukleinsäuren zu mutagenisieren. Damit änderten sie das Erbgut der Viren und bewiesen, dass die Nukleinsäure und nicht die Proteine die Träger der Erbinformation sind. Haben sie bei diesen Experimenten vielleicht auch das eigene Erbgut mutiert? Hat das Mutagen später am MPI für molekulare Genetik in Berlin, wo sie Direktoren waren, bei beiden zu Krebs und frühem Tod geführt? Jedenfalls wurde für Heinz Schuster die Diagnose eines berufsbedingten Tumors gestellt.

TMV wurde wohl als erstes Virus entdeckt, weil es so weit verbreitet und so extrem stabil ist. Zwar wurde das TMV in Tabakpflanzen gefunden und danach benannt, es kann aber durchaus ganz verschiedene Pflanzen infizieren, an die 350 Arten. Es gehört zur großen Gruppe der Tobamoviren. Die ersten Viren sind im Wesentlichen an Kulturpflanzen untersucht worden, wo sie Schaden anrichten können. Anfangs war man sogar der Meinung, Viren kämen überhaupt nur bei Kulturpflanzen vor und würden nur sie krank machen, in gesunden Wildpflanzen hingegen gäbe es sie gar nicht. Was für eine absurde Vorstellung! Viren sind überall!

Die Pflanzenviren haben gegenüber den Viroiden eine Fortentwicklung geschafft. Sie sind nicht mehr nackt. Um sich in eigene Proteine zu kleiden, mussten sie den genetischen Code entwickeln. Woher der Code kommt, weiß man bis heute nicht so genau. Vielleicht sind die Viren durch ihr vieles Ausprobieren selbst die Erfinder des Codes. So entwickelten sich Viroide mit ihrer ncRNA von Analphabeten sozusagen zu Erstklässlern, die das Buchstabieren lernten, den Triplettcode für die Proteine. Die Zuordnung des genetischen Codes zu den Aminosäuren wurde auch in der Forschung gerade am Beispiel des TMV aufgeklärt. Bei TMV entstehen vier Proteine, ein Vermehrungsenzym, die RNA-abhängige RNA-Polymerase, wohl die Mutter aller Replikationsenzyme. Ein weiteres Protein liefert den Mantel, und dann fördert ein drittes Protein den Übergang von einer Zelle zur nächsten, ein Movement-Protein. Ein viertes, kleines Protein hilft der Polymerase. Eine tRNA als Knoten am Ende der viralen Einzelstrang-RNA sorgt für Schutz vor knabbernden Nukleasen. Die Polymerase entsteht auf höchst einfache Weise aus dem kleineren Protein durch unerlaubte Verlängerung von 136 auf 186 Aminosäuren. Der Trick besteht in einer Schummelei, durch Verzählen, das Auslassen eines Nukleotids und der dann folgenden neuen Triplettordnung. Der Triplettcode gerät aus dem Tritt. So verliert ein Stoppzeichen seine Wirkung. Damit entstehen zwei Proteine mit gleichen Anfängen, aber verschiedenen Enden. Das Motto heißt, aus eins mach zwei – durch Verlängerung. Viren sind darin Weltmeister, denn das Verfahren, das «Verzählen», die Verschiebung des Leserasters, ist sehr sparsam. HIV benutzt genau dasselbe Prinzip für seine Polymerase Pol, die durch Verlängerung der Strukturproteine Gag und Rasterverschiebung entsteht. Nicht nur die Längen, sondern auch die Mengen werden so gleichzeitig reguliert, denn der Lesefehler tritt hundertmal seltener auf. Es gibt daher hundertmal mehr Gag- als Pol-Proteine. Elegant!

Eine weitere Besonderheit der Tobamoviren besteht darin, dass sie sich nicht so stark verändern wie sonst RNA-Viren. Die hohe genetische Stabilität der TMV-RNA steht im krassen Gegensatz zu der hochvariablen RNA von etwa Influenzaviren oder HIV. Der Grund dafür könnte darin liegen, dass die Pflanzenviren nicht autonom genug sind und mehr von der Pflanze abhängen. Sie müssen sich der Zelle anpassen, statt ihr auszuweichen wie etwa HIV. Pflanzenviren sind persistierende Viren, die in Pflanzen überdauern, meistens ohne Partikel nach außen freizusetzen. Sie sind hartnäckig, denn sie überstehen Temperaturen bis zu 90 Grad Celsius, können in Säften oder eingetrocknet auf Oberflächen lange ausharren sowie im Erdboden, in Wasser und sogar in den Wolken! Auch Bestrahlung mit UV-Licht ertragen sie.

Selbst wenn der Pflanzenwirt stirbt, können sie in einer trockenen Dauerform monatelang durchhalten. Sie «leben auf Toten»! Dann, bei besseren Wachstumsbedingungen, können sie wieder aktiv und infektiös werden. Die hohe Stabilität von Tobamoviren ist ein Zeichen für die Robustheit evolutionär uralter Viren in feindlicher Welt. Vermutlich sind sie zusammen mit den Viroiden die evolutionär ältesten Viren, die es gibt. Eine lange Koevolution zwischen Viren und Pflanzen hat sie dem Menschen vielleicht entfremdet, sie kennen sich in menschlichen Zellen nicht mehr aus und verursachen deshalb keine Krankheiten beim Menschen. TMV kann grammweise produziert werden und ist fast zu einer Chemikalie im Labor geworden und damit gut geeignet für Forschungszwecke. Die TMV-Stäbchen werden heute als neuartige leitfähige Kabelteile in der Nanoelektronik eingesetzt.

Tobamoviren sind in der Landwirtschaft zuerst als Pathogene aufgefallen und bis heute eigentlich nur als solche untersucht worden – und noch viel zu wenig auf ihren Beitrag zu gesunden Ökosystemen. Insekten wie Grashüpfer oder sogar der Zigarren rauchende Mensch können das Virus verbreiten. Menschen helfen unfreiwillig bei der Übertragung über Hände, Geräte und bei der Aussaat. Tobamoviren verursachen Mosaikmuster («mottles») auf den Pflanzenblättern. Pflanzenviren sind langsame Viren, mit langen Replikationszeiten. Der Virologe Eckard Wimmer aus Stony Brook in den USA gab bei der Verleihung der Robert-Koch-Medaille in Berlin kürzlich zu, das habe ihm zu lange gedauert mit der Anzucht der Pflanzenviren. So erforschte er lieber Polioviren und wurde zum Frontrunner und Preisträger in der Poliovirusforschung. Ein 80-jähriger Bekannter aus der Schweiz erinnert sich an die dort längst vergangene Zigarrenherstellung per Hand, Bäumli-Stumpen genannt – da durfte das äußerste Tabakblatt nicht verfärbt sein, also nicht durch eine TMV-Infektion verunziert sein. Man nutzte sogar Puder dagegen als Make-up für die Stumpen von außen! Von einem TMV wusste er allerdings nichts, es sah einfach nicht gut aus!

Chilisauce voller Viren

Pflanzenviren gelangen mit dem Salat in Magen und Darm und werden im Stuhl wieder ausgeschieden. Pflanzenviren wie das TMV sind nicht nackt wie die Viroide, aber ähnlich robust und tragen Proteinhüllen. Immerhin die darf man nach den Schulbüchern nun wirklich Viren nennen. Allerdings ähneln sie den Viroiden auf wirklich verblüffende Weise – ich finde, sie gehören zusammen. Die Zahl der Pflanzenviren, die wir mit dem Salat aufnehmen, ist gewaltig. 10^9 Viren kommen auf ein Gramm Salat und etwa ebenso viele werden mit dem Stuhl wieder freigesetzt, sind infektiös und können andere Pflanzen wieder erneut infizieren! Heißt das, wir stecken die Pflanzen an? Ja, eigentlich schon, nur haben die Pflanzen Schutzmechanismen entwickelt, so haben Bäume dicke, undurchdringliche Borken. Die Viren brauchen Insekten, Nematoden (Würmchen), Pilze oder Bakterien als Überträger durch Wunden oder in die Wurzeln. In Kalifornien sowie auf den Philippinen hat man im Stuhl von Menschen Pflanzenviren nachgewiesen, vor allem ein Pfeffervirus: Pepper Mild Mottle Virus, PMMV. Das persistierende Virus verbleibt intrazellulär in den Pflanzen und verlässt sie nie. Waren die Menschen alle Pfefferesser? Nein, die Chilisauce reicht, dort sind die PMMV noch in infektiöser Form vorhanden. Viren im Salatdressing in Kalifornien, wer hätte das gedacht? Harmlos – egal, wo und wie die Sauce hergestellt wurde. Vielleicht aus Chili auf den Philippinen? Jedenfalls kommt das Virus heil durch unseren Verdauungstrakt und kann Pfefferpflanzen anstecken. Doch es ist auf Pfefferpflanzen spezialisiert und ändert sich nicht so leicht. Gut für uns!

Zwillingsviren und wieder ein Exot

Besonders ausgefallene Viren sind die Geminiviren. Es sind eine Art siamesischer Zwillinge, aus zwei Ikosaedern zusammengewachsene Viren, die sich eine Seite teilen. Jedes der beiden Ikosaeder beherbergt eine zirkuläre Einzelstrang-DNA, A und B, die komplementär zueinander sind, also wie ein zerlegter DNA-Doppelstrang, für jeden sein eigenes Häuschen. Ein Verpackungsproblem oder missglückte Teilung könnte man sich bei den Geminiviren vorstellen. Sie gehören zu den Begomoviren, von denen es 200 Sorten gibt. Also, sie sind häufig! Man kennt sie wieder nur, weil sie Schaden anrichten in Gemüse, Auberginen, Bohnen und Baumwolle. Eine Virologin aus den Philippinen wies auf dieses Problem hin, es war ein Hilferuf. Auch in Südafrika erforscht man diese Viren genau wegen dortiger großer Schäden am Mais. Die Geminiviren sind einmalig in der Welt der Viren. Einzelstrang-DNA-Viren sind selten genug in Pflanzen – und nun diese sonderbare halbfertige Zwischenform auf dem Entwicklungsweg von Einzelstrang- zu Doppelstrang-DNA-Viren. Doppelstrang-DNA-Viren sind viel stabiler und «sicherer», aber auch sie kommen in Pflanzen fast überhaupt nicht vor. Dort herrschen die RNA-Viren vor.

Die Geminiviren repräsentieren eine Art Übergang oder Zwischenstufe von nackter Plasmid-DNA zu Einzelstrang-DNA, verpackt in fast richtigen Hüllen. Viren beim Übergang von einem biologischen System zum anderen. Damit sind sie besonders informativ. Die Vorform aus DNA-Plasmiden in Pflanzen heißen Phytoplasmen, die manchmal auch als unfertige Bakterien betrachtet werden. Plasmid-DNA kennen wir ja aus der Welt der Phagen in Bakterien, nur in Pflanzen kennt sie fast keiner. Doch wir alle sehen deren Folgen: Sie lassen nämlich Blätter vergilben, befallen Obstbäume, Weinreben, Reis und Palmen. Was bedeuten die gelben Blätter am Apfelbaum in meinem Garten? Ich habe ihn doch an Martin Luther denkend gepflanzt. Soll ich eine PCR in Auftrag geben? Und dann? Mit und ohne PCR-Analyse sind Sprühmittel gegen Insekten oder Abholzen sowieso die einzigen Optionen zur Bekämpfung. Ich brauche also keine PCR, gegen Phytoplasmen kann man nichts machen. Die waren auch mir als Virologin völlig unbekannt, aber der Pflanzen-Bioinformatiker Michael Kube vom MPI in Berlin hat mein Interesse geweckt. So entstand ein gemeinsames Projekt über eine Genomanalyse. Kurz gesagt, wir lernten, dass aus dieser Plasmid-DNA mit Hilfe von Pflanzengenen letztlich die Geminiviren als «Bewohner von Doppelhaushälften» entstanden sind. Erwähnenswert ist hier, dass sich die Grenzen zwischen Bakterien, Parasiten, genetischen Elementen und Viren verwischen – und das alles spielt sich ab in meinem Apfelbaum.

500-DM-Note

Die gestreiften Tulpen in meinem Garten – in jedem Garten – gehören auch in das Pflanzenviruskapitel. Sie entstehen durch richtige Viren, das Tulip Breaking Virus, nicht durch die Springenden Gene wie im Mais oder durch siRNA wie in den Petunien. Die Streifen verursacht einfach ein Virus. Aber im Endeffekt übt das Virus doch wohl auch einen Einfluss auf die Regulation der Farbgene aus; Viren und Springende Gene sind miteinander verwandt, doch über die Tulpen steht noch nichts in den Lehrbüchern, sie dienen nur gerne Virologiebüchern als Titelmotiv. Eine der Ersten, die gestreifte Tulpen gemalt hat, war die von mir hochverehrte Maria Sibylla Merian. Tulpen waren zu ihren Lebzeiten ein Haus wert. Ein Haus für eine Tulpe – das war die erste Immobilienblase. Eine Tulpe hätte sie beinahe ins Gefängnis gebracht; denn sie hatte sie gestohlen, um sie zu zeichnen. Auf dem alten 500-DM-Schein, den ich aufbewahrt habe und hüte, sieht man Maria Sibylla Merian mit Locken auf der einen und auf der anderen Seite eine Art Löwenzahn mit Schmetterling und Raupe. Diese drei zusammenzubringen – das ist ihre große

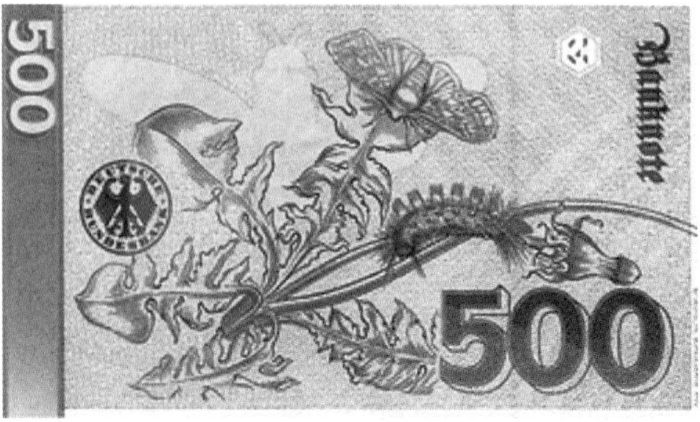

Abb. 21: Maria Sibylla Merians Löwenzahn mit Raupe und Schmetterling und einem «Virus»

wissenschaftliche Leistung, über die künstlerische hinaus. Auch als Kupferstecherin hat sie es zur Meisterschaft gebracht. Das Handwerk hatte sie bei ihren älteren Brüdern in Basel gelernt, die mit ihren Ansichten die Städte ihrer Zeit dokumentierten. Schaut man genau hin, sind auch gekräuselte kranke Blätter auf der 500-DM-Note zu sehen: Sie sind krank durch Viren! So genau hat sie beobachtet, während ihre Zeitgenossen an Gase und Miasmen glaubten. Was allerdings das Ikosaeder-Virus oben rechts bedeutet, weiß ich nicht – ein Scherz? Ein Wasserzeichen gegen Falschgeld? Mit wissenschaftlicher Akribie und Korrektheit verfertigte sie die Bilder einer Tulpenviruserkrankung – und das ist 370 Jahre her! Sie hat in der holländischen Kolonie Surinam in Südamerika das Gelbfieber überlebt und den Europäern mit ihren Stichen die südamerikanische Pflanzenwelt nahegebracht. Mit ihrem Schwiegersohn gelangten ihre Dokumente nach Moskau. Ein deutsches Forschungsschiff ist nun zu meiner Freude auf ihren Namen getauft worden. Lange hat sich niemand an sie erinnert. Sie ist eine einmalige Wissenschaftlerin und Künstlerin gewesen, und ich weiß nicht, was ich mehr an ihr bewundern soll.

9. VIREN UND ANTIVIRALE VERTEIDIGUNG

Schnelle und langsame Abwehrtruppe

Fast jeden Samstag kam Jean Lindenmann, mein Vorgänger am Institut für medizinische Virologie in Zürich, zum Frühstück ins Institut. Weit über 80 Jahre alt, traf er seine früheren Mitarbeiter. Dort wurde er mit selbstgebackenen Keksen und frischen Eiern von seiner fast 90-jährigen früheren Laborantin versorgt, die gerade von ihrem norwegischen Skiurlaub zurückkam oder von anderen Fernreisen berichtete. Lindenmann redete nicht von alten Zeiten, sondern fragte mich immer wissbegierig nach Neuigkeiten aus der Wissenschaft. Manches fand Niederschlag in seinen Aufsätzen für die Leser der NZZ. Auch bei seiner Dankesrede zur Verleihung des Preises der Gesellschaft für Virologie an seinem 80. Geburtstag schlug er den jungen Zuhörern Forschungsfragen vor, die ihn noch immer beschäftigten. Er schaute nach vorne, nicht zurück.

Jean Lindenmann entdeckte zusammen mit seinem damaligen Chef Alick Isaacs 1957 in England das Interferon mit einem einfachen Experiment: Zellen, die mit Influenzaviren infiziert worden waren, sonderten etwas in den Kulturüberstand ab, das gesunde Zellen vor einer erneuten Virusinfektion schützte. Im Medium befand sich ein Faktor, der mit der Virusinfektion «interferierte». So wurde das «Interferon» als Bestandteil des Überstands entdeckt, als ein Botenstoff, ein Zytokin. Das Interferon wird von infizierten Zellen nur in sehr geringen Mengen produziert, so dass es Schwierigkeiten bereitete, es in ausreichender Menge aus den Kulturüberständen für weitere Untersuchungen zu isolieren. Jahrzehnte später erst wurde das Interferon – auf Vorschlag von Jean Lindenmann – von Charles Weissmann bei der Biotechfirma Biogen, einer der Ersten dieser Art, in Genf sequenziert. Es entspann sich ein aufregender Wettlauf mit Konkurrenten; am Heiligen Abend 1979 wurde die Sequenz von einem Japaner, einem Mitarbeiter von Weissmann, fertiggestellt. Damit wurde die rekombinante Herstellung von größeren Mengen von Interferon in Bakterien oder Zellen möglich, das rIFN.

Man besaß nun ein Medikament, doch man wusste nicht recht, wozu. Nur gegen Influenzaviren? Ich erinnere mich, dass die Zeitungen schrieben: «Krankheit gesucht». Heute steht es als Medikament gegen Hepatitis-B- und Hepatitis-C-Viren, Multiple Sklerose, Lymphome, Leberkrebs, Malignes Melanom u. a. auf der Therapieliste aller Kliniken. Es wirkt erstaunlicherweise nicht nur gegen Viren, sondern auch gegen Krebs. Nur den Nobelpreis erhielten die Entdecker nicht dafür, denn Isaacs verstarb früh. Lindenmann hätte ihn für das neu entdeckte Prinzip, das vielen Menschen das Leben gerettet hat, verdient. Neben seinem Zürcher Kollegen Rolf Zinkernagel und Peter C. Doherty hätte er als Dritter auf der Nobelpreisliste für Immunologie im Jahr 1996 noch Platz gehabt.

Interferone, es gibt mehrere davon, sind Wächter der Zelle gegen Virusinfektionen, gegen verschiedene Viren. Es muss nicht dasselbe Virus sein, das abgewehrt wird. Die einzige Voraussetzung ist, dass die Viren RNA enthalten und vorübergehend eine Doppelstrang-RNA ausbilden. Diese tritt auf, wenn sich die virale RNA über eine Doppelstrang-RNA als Zwischenstufe vermehrt. Dadurch erst wird das Interferonsystem aktiviert. Die infizierte Zelle ist alarmiert, schüttet IFN als Botenstoffe aus und warnt damit die umliegenden Zellen. In diesen wird eine Signalkaskade, JAK-STAT genannt, angeschaltet, die wiederum «Interferon-Response»-Gene aktiviert. Eine RNase L zerstört die viralen RNAs und beendet so die Vermehrung des Virus. Damit wird die Zellpopulation gerettet unter Verlust nur der ersten Zelle, die nach dem Ausschütten der Warnsignale zugrunde geht, während sich die anderen zur Verteidigung rüsten. Dieses Abwehrsystem gehört zum angeborenen oder «innaten» Immunsystem des Organismus. Ein antiviraler Schutzmechanismus würde gegen Tumorerkrankungen, die nichts mit Viren zu tun haben, nichts ausrichten. Dort verläuft die Wirkung des Interferons auf andere Weise. Interferone aktivieren «Natürliche Killerzellen», sog. NK-Zellen, die spezifische Oberflächenstrukturen auf den Tumorzellen erkennen und sofort einsatzbereit sind, um die Tumorzellen zu eliminieren. Ein einziges Medikament sowohl gegen verschiedene Viren wie auch gegen verschiedene Krebsarten – das ist in dieser Breite einmalig.

Zusätzlich zu unserem angeborenen Immunsystem verfügen wir über ein zweites Immunsystem, das adaptive oder erworbene Immunsystem, das zu spezifischen Antikörpern führt, den Immunglobulinen. Die Antikörper richten sich mit höchster Präzision gegen Proteine, die Antigene, die von Antigen-präsentierenden Zellen (APCs) dargeboten werden, egal, ob sie von eindringenden Viren oder Zellen stammen. Die Antigen-Antikörper-Bindung gehört zu den stärksten Wechselwirkungen, die wir in der Biologie kennen.

Es stehen nur 1000 Gene für Antikörper zur Verfügung, aber durch Kombinatorik werden daraus 2,6 Millionen und durch weitere Mutationen bis zu 260 Millionen verschiedene Antikörper. Ein so effizientes Verstärkungssystem ist fast unvorstellbar. Zur Gewinnung dieser Vielfalt von Antikörpern werden DNA-Segmente aus den Genen ausgeschnitten und an einer anderen Stelle in der DNA wieder eingebaut, rearrangiert. Das entspricht in etwa dem mehrfach erwähnten «Cut-and-paste»-Mechanismus, der uns an McClintocks Transposons und die farbigen Körner im Mais erinnert.

Die Antikörpervielfalt ist tatsächlich durch Transposons, durch Springende Gene, entstanden. Transposons sind ja entfernte Verwandte von Viren, die über Enzyme für «cut-and-paste», Schneideenzyme und Integrasen verfügen. Beim Immunsystem sind genau dieselben Enzyme vorhanden, sie heißen nur anders, denn an Transposons und Retroviren dachte anfangs niemand bei der Erforschung des Immunsystems. So nannte man dessen Schneideenzym RAG, Recombination-Activating-Gen. Es gibt zwei davon, RAG1 und 2. Beide sorgen für die Rekombination der Immunglobulin-Gene, die als V(D)J-Rekombination bezeichnet wird, für Variable (V), Diversifying (D) und Joining (J). Inzwischen weiß man, dass RAG1- und -2-Rekombinasen aus Transposasen, den Enzymen der Transposons, entstanden und analog gebaut sind. Die beim Schneiden entstandenen offenen DNA-Enden werden in diesem System ausnahmsweise geschlossen, darin besteht ein kleiner unwichtiger Unterschied zu den Transposons. Transposons haben eine Abwehr aufgebaut, die sich gegen sie selbst richtete, eine negative Rückkopplung. Aus einer Art Virus, den Transposons, entstand in der Evolution ein Verteidigungssystem gegen Viren; jedoch keineswegs nur gegen Viren, sondern gegen jedes als «fremd» erkannte Antigen. Diese Entwicklung hat vor Millionen von Jahren stattgefunden. Unser einmalig kompliziertes Immunsystem ist in letzter Konsequenz auf Viruselemente zurückzuführen. Viren sind auch hier wieder unsere Entwicklungshelfer gewesen, dafür ist das ein schlagendes Beispiel.

Eigentlich ist das gar nicht so schwer vorstellbar, dass die Viren selbst zur antiviralen Verteidigung beigetragen haben. Schließlich dringen sie in die Zelle ein, führen dort zu Veränderungen und dabei entstehen Zellen mit Schutzmechanismen, die das nächste Virus zwingen, draußen zu bleiben. Retrovirale Elemente sind außerdem schon als integrierte DNA Bestandteile des Erbguts. Sie sind schon vor Ort und sind prädestiniert, sich schnell zu verändern. Damit ist der Schritt zum Verteidigungssystem bei ihnen besonders klein. Wir verdanken den Viren unsere antivirale Verteidigung.

Die Antikörpervielfalt soll im besten Fall zu Antikörpern führen, die an der Virusoberfläche haften bleiben, um sie zu neutralisieren. Ein solcher neutralisierender Impfstoff existiert gegen Pocken- und Polioviren, teilweise gegen Influenzaviren, jedoch noch immer nicht gegen HIV. Dabei sind die früheren Impfstoffe mit viel weniger Wissen über die Viren zustande gekommen. HIV kann sich stark verändern und ist daher besonders schwer zu neutralisieren. Aus der Erfahrung in der Medizin weiß man jedoch, dass ein auf lange Sicht wirksames Mittel gegen Viren immer ein Impfstoff ist.

Die Immunabwehr kann lebenslang wirken, wenn Gedächtniszellen entstehen und erhalten bleiben. Sie sind sozusagen programmiert und brauchen nicht erst durch das Verschieben von Genen neu gebildet zu werden. Das würde zu lange dauern. Nur wenige Zellen genügen, die sich bei Bedarf sofort vermehren, wenn ein bekanntes Antigen eintrifft.

Unser Immunsystem besteht also aus einer angeborenen schnellen, doch ungenauen Abwehrtruppe sowie einer langsamen hoch spezialisierten immunologischen Abwehr. Die schnelle und unspezifische ist vermutlich die evolutionär ältere. Wir merken nichts davon, solange wir gesund sind. Fehlt so ein Schutz wie bei immundefizienten ADA-Kindern, müssen sie keimfrei unter einem sterilen Zelt aufwachsen, um nicht an mikrobiellen oder viralen Infektionen zu erkranken. Auch bei Organtransplantationen wirkt das Immunsystem entscheidend mit und stößt fremdes Gewebe ab. Nur bei HIV-Infizierten werden nicht die Viren, sondern ausgerechnet das Immunsystem durch die Viren zugrunde gerichtet. Denn HIV zerstört die zur Immunabwehr notwendigen T-Lymphozyten.

Eine Nebenbemerkung sei erlaubt: Ähnlich wie unser Immunsystem geht auch unser Gehirn bei unseren Entscheidungen vor: Die «Bauchentscheidungen» vollziehen sich schnell und unüberlegt, die «Kopfentscheidungen» gründen sich hingegen auf Fakten, Abwägungen und Argumente, sie sind spezifischer und beanspruchen mehr Zeit. Und ein

Gedächtnis wie unser Immunsystem haben wir auch in unserem Gehirn. Diese Analogien sind eigentlich erstaunlich. Über eine Beteiligung von Transposons bei der Entstehung unserer Entscheidungen weiß ich allerdings nichts. Jedoch springen ja die LINEs durch die Gehirnzellen und sorgen für Diversität.

Stumme Gene

Die Wirkung der Viren haben wir etwa an gestreiften Tulpen erfahren. Aber es geht noch weiter: Auch die Verteidigung von Pflanzen gegen Viren lässt sich manchmal an den farbigen Blütenblättern erkennen. Bei den violetten Petunien in den Balkonkästen sind oft symmetrische weiße Muster an den Rändern ausgespart. Die Symmetrie verrät, dass der Farbverlust vor der Entstehung der Blüten stattgefunden haben muss. Diese Farbmuster entstehen nicht wie die Streifen der Tulpen durch Viren – sondern durch die Verteidigung der Pflanze gegen Viren. Dabei werden Gene durch das Gene-Silencing zum Schweigen gebracht, abgekürzt als siRNA, silencer oder «small interfering» RNA. Der Name erinnert zu Recht an das eben beschriebene Interferon. Trifft die siRNA Farbgene, kann man das Silencing direkt an den Blüten erkennen, an fehlenden Farben, an verstummten Farbgenen. Die molekularen Vorgänge sind zwar sichtbar in ihrer Wirkung, sie sind allerdings sehr kompliziert.

Es war David Baulcombe, der zuerst das Gene-Silencing, die siRNA, als antivirale Verteidigung in Pflanzen entdeckt hat (1999). Aber seine Publikationen sind so schwer zu lesen, dass er wohl deshalb bei der Verteilung des Nobelpreises für diesen Befund nicht berücksichtigt wurde. Andrew Z. Fire und Craig C. Mello erhielten den Nobelpreis für Medizin 2006 für den Nachweis des Gene-Silencing als Immunsystem bei *C.-elegans*-Würmchen. Der dritte Platz blieb frei.

Das Silencing von Genen ist eines der beliebtesten und informativsten Experimente im Labor geworden. Wie kann man auch besser beweisen, wozu ein Gen gut ist, als wenn man es zum Schweigen bringt – «loss of function» genannt. Inzwischen ist das eine Standardreaktion in jedem molekularbiologischen Labor. Die meisten Universitäten haben dafür schon Serviceeinrichtungen etabliert. Da wird nicht lange über pflanzliche Immunsysteme und antivirale Verteidigung nachgedacht, sondern ein Retrovirus mit vorgegebener Sequenz bei einer Firma bestellt und

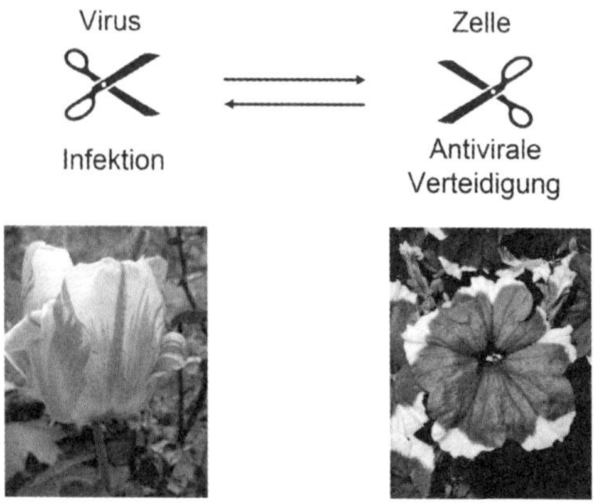

Abb. 22: *Virus und Zelle benutzen dieselbe Schere zur Infektion (Tulpenstreifen) und Verteidigung (weiße Ränder durch Silencing).*

die gewünschte siRNA hergestellt. Damit lässt sich die RNA von Ziel-Genen ausschalten und die Frage beantworten, was die Zelle noch ohne das Gen leistet. Vorsichtshalber spricht man nicht vom Knockout eines Gens, sondern vom Knockdown, denn ganz ausschalten lässt sich ein Gen oft nicht. Das ist eine Mengenfrage. Auch kann es vorkommen, dass ein falsches Gen per Zufall ausgeschaltet wird, durch einen sog. «Off-target»-Effekt, was dann zu falschen Ergebnissen führt. Verschiedene Gruppen finden oft stark divergierende Ergebnisse, die häufig mehr zu Verwirrung als zu Klärungen geführt haben. In der Praxis ist das Silencing noch schwierig.

Ein originelles Silencer-Experiment kam auf einer Weihnachtsfeier bei Tobi Delbrück in Zürich zustande. Die Kollegen wollten wissen, wie Vögel das Singen lernen. Dazu stellten wir in unseren Sicherheitslabors die Retrovirusvektoren und siRNAs zum Verstummen diverser Gene her. Dann schaute man mit der Silencer-Methode nach, wann die Vögel «stumm» sind, also nicht mehr singen können, und suchte nach den abgeschalteten Genen! FoxP2-ähnliche Transkriptionsfaktoren, durch die der Mensch das Sprechen lernte? Wir wissen es noch nicht genau.

Silencing in dem Würmchen *C. elegans* lässt sich durch Füttern bewirken: Man kann siRNA verfüttern! Die siRNA-Stückchen werden von den Würmchen als antivirale Warnsignale an die Nachbarwürmchen ausgeschieden und von diesen aufgenommen. Viele Würmchen zusammen bilden eine Art Organismus. Damit sind die anderen gewarnt – eine Immunisierung durch Nahrungsaufnahme. Die siRNA kommt in Fadenwürmchen, Pilzen, Pflanzen und auch in Säugern vor, wo wir sie nachgewiesen haben. Sie verhält sich ganz ähnlich wie das Interferon beim Menschen – und trägt sogar fast denselben Namen, small interfering RNA, siRNA. Das Interferon wird bei uns von einer virusbedrohten Zelle ausgeschieden und warnt seine Nachbarzellen, geht dabei aber selbst zugrunde. Das Würmchen warnt also die Nachbarwürmchen durch freigesetzte RNA. Das ist in höchstem Maße erstaunlich. Nun zeichnet sich ab, dass sich dahinter sogar ein allgemeines Prinzip verbirgt – ein Wunder, wie am Schluss erklärt wird. Besonders kurios ist, dass die Würmchen zwar zur Entdeckung der antiviralen siRNA führten, bei ihnen bislang aber keine Viren gefunden wurden. Verfügen sie über ein besonders wirksames antivirales Verteidigungssystem und haben deshalb keine Viren mehr? Werden alle abgewehrt? Die Würmchen sind das einzige mir bekannte Lebewesen ohne Viren! In Frankreich wurde kürzlich ein Virus aus *C. elegans* isoliert, das aus einem Obstgarten stammte. Es heißt Orsay-Virus. Doch es stellte sich heraus, dass das Würmchen ein defektes siRNA-Verteidigungssystem hatte. Nur deshalb konnte dieses Virus also überhaupt in die Würmchen eindringen und man konnte es nur darum überhaupt finden. Alle Viren bleiben sonst draußen. Sogar im Erbgut des Würmchens lässt sich Virusmangel nachweisen, denn es finden sich dort nur geringe Spuren fossiler viraler Reste, lediglich 0,6 Prozent, während es bei uns fast 50 Prozent sind. Demnach werden Viren also schon sehr lange erfolgreich von den Würmchen ferngehalten und nicht endogenisiert. Derart geringe Wechselwirkung mit Viren hat sogar Nachteile für die Würmchen, denn ohne Viren erlangen sie keine hohe Biodiversität. Sie selbst sowie ihr Erbgut sind sozusagen langweilig! Zum Überleben in unseren Obstgärten scheint es jedoch auszureichen.

Einer meiner Mitarbeiter, Alex Matskevich aus Moskau, zeigte, dass auch wir Menschen noch ein siRNA-Silencing-System in unseren Zellen besitzen. Das war unerwartet, denn wir haben ja schon zwei Abwehrsysteme, das Interferonsystem und die Immunglobuline. Um experimentell an das Silencing-System heranzukommen, musste er das viel dominantere Interferonsystem in Säugerzellen erst ausschalten. In der Tat konnte er so das siRNA-Silencing-System in unseren Zellen finden. Er zeigte damit das Silencing von Influenzaviren. Es unterdrückt die Produktion von Influenzaviren um den Faktor vier. Das war ein witziges

Experiment: Künstliche siRNA erlaubte den Nachweis der natürlichen siRNA; die künstliche siRNA wurde zur Unterdrückung des Interferons eingesetzt, um die Existenz von natürlicher siRNA nachzuweisen. Die beiden siRNAs sind selbstverständlich verschieden. Dieses evolutionär uralte Abwehrsystem, das es sogar «noch» beim Menschen gibt, ähnelt dem Interferonsystem, ist aber viel schwächer, also vielleicht eine Vorstufe in der Evolution oder einfach übrig geblieben. Aus RNA werden ja oft im Laufe der Evolution Proteine. Acht Jahre später zeigte ein Zürcher Kollege nochmals die Existenz des siRNA-Silencing-Systems beim Menschen in einem *Nature*-Paper, ohne Hinweise auf unsere lange vorher publizierten Ergebnisse. Aber von «Vergesslichkeit» war hier ja schon öfter die Rede.

Wie funktioniert das Silencing? Soll eine neue RNA abgewehrt werden, schneidet eine erste Schere (Dicer) eine Muster-RNA aus einer vorhandenen doppelsträngigen, haarnadelförmigen RNA heraus, diese wird in einem Proteinkomplex (RISC) in Einzelstränge zerlegt und aufbewahrt. Kommt nun eine feindliche passende RNA daher, wird sie in den Komplex geschleust und von einer zweiten Schere, Argonaut genannt, entzweigeschnitten. Dies ist das eigentliche «Silencing» und das Ende des Eindringlings. Die Argonaut-Schere ähnelt der Schere aus Retroviren, nur dachte daran niemand. Erst als man die Schere auf der Frontseite von *Science (*2004) als Kristallstruktur abgebildet fand, sah man die verblüffende Ähnlichkeit: PAZ und PIWI sind identisch mit RT und RNase H! (Argonaut besteht aus PAZ und PIWI.) Es ist bemerkenswert, dass die identische Schere einmal den Viren zur Replikation dient, ein andermal der Zelle zur antiviralen Verteidigung. Auch die RT ist in beiden Fällen dabei, im Virus und bei der antiviralen Verteidigung. Die Verwandtschaft zeigte sich nicht, wie man erwarten würde, an der Sequenz, sondern an der Kristallstruktur.

Es wird immer klarer, dass konservierte Strukturen wichtiger sind als Sequenzen. Die Ähnlichkeiten zwischen dem Virus und dem Anti-Virus-System der Zelle bemerkt man nur an wenigen konservierten Aminosäuren. Drei Aminosäuren bilden ein «DDE-Dreieck» zur Bindung von Magnesium-Ionen und nur die drei sind hochkonserviert und geben der Schere ihre Struktur. Dieses «Bermuda-Dreieck» ist trügerisch, denn es ist sehr schwer zu finden. Die drei DDE-Aminosäuren können weit voneinander getrennt sein. Danach hätte man suchen müssen, um die Verwandtschaft der RNase H mit Argonaut zu beweisen. Nach deren

Verwandtschaft hatte ich zwar gesucht, aber das Dreieck nicht gefunden und deshalb den Zusammenhang verpasst. Ich bin als Entdeckerin der RNase H in Retroviren erstaunt, was mir in meiner gesamten Forschertätigkeit entgangen ist: Das Enzym, das mich jahrzehntelang beschäftigt hat, die RNase H von Retroviren, ist beteiligt an der Replikation der DNA im Erbgut von Bakterien bis hin zum Menschen, an der Entstehung der Immunsysteme des Menschen, sowohl des Interferons wie der Immunglobuline, beim Spleißen der RNA von Bakterien bis hin zum Spleißen beim Menschen, bei der antiviralen Verteidigung bei Bakterien, bei Pflanzen bis hin zum Würmchen. RNase Hs scheinen an allen möglichen biologischen Systemen, Viren, Bakterien, Mitochondrien beteiligt zu sein, selbst an humanen embryonalen Entwicklungen und an humanen genetischen Erbkrankheiten. Auch kommt sie besonders in Spermien vor, wo sie PIWI genannt wird; das ist die RNase H aus dem Argonaut-Protein der siRNA.

Die RNase-H-Schere ist die häufigste Proteindomäne der gesamten Biologie – so das Ergebnis des Bioinformatikers Gustavo Caetano-Anollés aus Illinois. Das hat sogar mich überrascht. Die RNase H ist die älteste Schere der Welt! Es gibt fast ein Dutzend verschiedener Namen dafür, aus historischen Gründen. Sie ist die Nachfolgerin der Ribozym-Aktivität, aus schneidender RNA wurde eine schneidende Nuklease. Um darüber nachzudenken, musste ich erst emeritiert werden. Das ist eine traurige und lustige Bilanz zugleich! Es ist das Ergebnis der Spezialisierung und der Dominanz des Täglichen, und – zu meiner Rechtfertigung – es ist fast alles neu. Trotzdem! Wie konnte mir das alles so lange entgehen?

Vererbbares Immunsystem bei Bakterien – und bei uns?

Brauchen Bakterien denn ein Immunsystem? Können sie denn überhaupt krank werden? Wie erkennt man denn kranke Bakterien? Brauchen sie eine antivirale Verteidigung? Können sie sich überhaupt wehren? Eigentlich gibt es keine kranken Bakterien. Ihre Viren sind die Phagen. Was können sie verursachen? Phagen können Bakterien lysieren, also zerstören und töten. Das ist ein natürlicher Zyklus, der unter extremen Umweltbedingungen ausgelöst wird. Brauchen die Bakterien vielleicht dagegen ein Immunsystem? Werden DNA-Viren durch anti-DNA abgewehrt so wie RNA-Viren durch anti-RNA, die siRNA? Ja, in der Tat!

DNA-Phagen werden durch DNA abgewehrt, wobei sich die Abwehr eines DNA-Phagen gegen einen zweiten gleichen DNA-Phagen richtet. Nicht die Zellen wehren sich, sondern die Viren in den Zellen wehren sich gegen konkurrierende Viren. Ein Phage erhält die Alleinherrschaft in seiner Bakterie aufrecht durch seine integrierte DNA. Das haben wir schon bei den Viroiden kennengelernt; ein Viroid schneidet die RNA eines gleichen neu eindringenden Viroids entzwei und bleibt selbst allein übrig. So ist es auch mit der anti-RNA; die siRNA richtet sich gegen die anderen viralen RNAs. Das machen die Eindringlinge untereinander aus, die Zelle liefert nur das Milieu. Das ist anscheinend ein Grundprinzip aller Viren und hat zu all den diversen antiviralen Immunsystemen geführt: virale Alleinherrschaft durch Okkupation der Wirtszelle. Bis hin zu uns!

Das DNA-basierte Immunsystem, das DNA-Phagen zerstört, trägt den Namen CRISPR/Cas9, ein Akronym für Clustered-Regularly-Interspaced-Short-Palindromic-Repeats und CRISPR-assoziiertes Enzym 9. Das CRISPR-System ähnelt beim Menschen dem zweiten, dem adaptiven, genauen Immunsystem. Bei den Bakterien wird die DNA des eindringenden Phagen zerstückelt, und die Stücke werden aufbewahrt durch Integration im Genom des Bakteriums. Kommt jetzt ein neuer DNA-Phage von außen ins Bakterium hinzu, begegnet er der mRNA seiner Vorgänger. Ist diese identisch, fliegt er raus!

Das geht so: Es bildet sich ein Hybrid aus der DNA des Eindringlings und der vom vorigen Phagen hergeleiteten mRNA. Der Eindringling muss zerstört werden, also wird dessen DNA in dem entstandenen RNA-DNA-Hybrid mittels der Cas9-Schere zerschnitten. Das ist das Ende des Eindringlings. Dabei ist Cas9 eine auf DNA-Zerstörung umgemünzte RNase H. RNase Hs zerschneiden sonst die RNA in Hybriden, nicht die DNA, also hier ist eine kleine Anpassung erfolgt, die DNA muss im Hybrid zerschnitten werden, wenn es um das Ende eines DNA-Eindringlings geht. Und das ist bei Phagen so. Alles verläuft sonst wie bei der siRNA – man nennt ähnliche Mechanismen «ortholog». Der einzige kleine Unterschied besteht in der Warteschleife der zerstückelten DNA. Sie wird aufbewahrt als DNA im Genom von Bakterien. Bei der siRNA geht das nicht, daher wird die RNA in dem RISC-Protein-Komplex verwahrt, bis ein RNA-Eindringling kommt, der dann im RICS-Komplex zerschnitten wird.

Die Aneinanderreihung von fragmentierten DNA-Stückchen aus Phagen im Genom der Bakterien erinnert an die kurzen DNA-Transposons bei der Kombination der Immunglobuline. Wie beim Menschen ist das Immunsystem durch Integration in die Zell-DNA zu einer Zelleigenschaft verinnerlicht worden; da ekelt nicht ein Virus ein anderes Virus hinaus, sondern die Zelle wehrt sich mit den ehemaligen viralen Genen. Virus und antivirale Verteidigung sind fast gleich.

Die Abwehrreaktion der Bakterien gegen die Phagen trägt den Namen Superinfektions-Ausschluss, «superinfection exclusion», also so etwas wie «Einlass gesperrt».

Das so überraschende Immunsystem bei Bakterien hat eine noch viel überraschendere Besonderheit: Dieses Immunsystem der Bakterien wird an die nächste Generation von Bakterien vererbt und rettet alle Nachkommen. Das liegt daran, dass die zerschnittenen CRIPR-DNA-Stücke des ersten Phagen ins Erbgut der Bakterien integriert werden, wo sie mit vererbt werden, also ewig bleiben. Die daraus abgeschriebene RNA vernichtet dann jeden weiteren verwandten Phagen-Eindringling noch nach Generationen. Nur der Mensch vererbt sein Immunsystem nicht. Die Mutter gibt dem Neugeborenen zwar von ihren eigenen Antikörpern etwas ab als Starthilfe ins Leben. Aber diese mütterlichen Antikörper sind nur von kurzer Lebensdauer. Immerhin verfügen wir über ein immunologisches Gedächtnis. Zellen, die uns einmal mit ihren Antikörpern gerettet haben, können als ein paar Gedächtniszellen in Reserve übrig bleiben und sind bei Bedarf sehr schnell verfügbar und vermehrungsfähig. Hiervon wird allerdings nichts vererbt.

Warum wohl unser Immunsystem nicht vererbbar ist und wir somit «schlechter» entwickelt zu sein scheinen als Bakterien? Das ist doch höchst überraschend. Vielleicht ist es gar nicht wahr! Man könnte spekulieren, dass wir auch ein vererbbares Immunsystem haben: Die endogenen Retroviren in unserem Erbgut können antiviral wirken, denn sie können andere Retroviren zwingen oder während der Evolution gezwungen haben, draußen zu bleiben. Wir merken es vielleicht nur nicht mehr. Denn abgewehrt werden genau die Viren, die schon in der Zelle vorhanden sind. Dieses Prinzip ist von Vorteil für beide, für die Viren und die Zelle. Das Virus überdauert in der Zelle und das nicht eingelassene Virus muss sich entweder verändern, um einzudringen, oder sich eine andere Wirtszelle suchen. So entsteht Neues!

Vielleicht ist das der Grund, warum wir über 100 Millionen Jahre so viele endogene Restviren eingesammelt haben, fast 50 Prozent in unserem Erbgut. Sie haben unser Erbgut aufgebaut und sich selbst wie auch unsere Zellen gegen andere Viren verteidigt. Die vielen endogenen Retroviren sind einmal extrem nützlich gewesen oder sind es noch immer. Hatten sie ausgedient, verkümmerten sie. Dann verliefe es in unserem Erbgut ähnlich wie im Erbgut der Bakterien: Phagen-DNA-Proviren bei Bakterien wären dann ähnlich wirksam wie die Retrovirus-DNA-Proviren bei den Eukaryoten, also auch bei uns. Beide werden integriert und ewig weitervererbt. Sie heißen ja sogar gleich, beide heißen DNA-Proviren. Also, dann stimmt doch alles wieder. Das erklärt auch, warum die Viren und die antivirale Verteidigung der Zelle ganz nahe verwandt sind.

Es gibt nämlich einige Fälle, wo sich genau das heute demonstrieren lässt: Ein endogenes Retrovirus der Maus zwingt andere Viren, draußen zu bleiben, statt «Interferenz» wurde das «Restriktion» genannt (Friend-Virus-1-Restriktion, abgekürzt FV-1). Das Abwehrgen stammt von einem endogenen Retrovirus ERV, und zwar von dessen Hauptstrukturprotein Gag. Diese Daten sind vor gut 40 Jahren publiziert worden – und fast vergessen. Ein virales Protein verhindert demnach die erneute Infektion der Zelle mit einem ähnlichen Virus. Am Beispiel der Koalas in Australien wurde auf einen ähnlichen Prozess schon hingewiesen: Die Koalas bauen die gefährlichen Affenretroviren in ihr Erbgut als endogene Viren durch Infektion der Keimzellen ein, womit sie sich und nachfolgende Generationen vor weiteren Infektionen mit diesen Viren schützen. Immunität wird so bei den Koalas vererbt. Auch die bereits erwähnten Paläovirologen entdeckten Bornavirusgene, die beim Menschen 50 Millionen Jahre alt sind und uns bis heute vor Bornaviren schützen.

Wir haben also doch ein vererbbares Immunsystem – nämlich unsere endogenen Viren, bei uns heißen sie HERVs, LINEs oder SINEs. Unser vererbbares Immunsystem folgt genau demselben Prinzip wie das Immunsystem bei den Bakterien. Bei den Bakterien machen die Phagen und die CRISPR Phagen-DNA nach heutigen Schätzungen maximal 10 bis 20 Prozent des Erbguts aus, in unserem Genom entspricht das etwa 50 Prozent Retrovirusresten. Vielleicht erkennen wir in beiden Fällen die Verwandtschaften zwischen Viren und Zellen mit der Zeit nicht mehr, und sie sind eigentlich noch viel höher. Doch so versteht man endlich, warum unser Erbgut aus all den vielen Retroviren besteht – sie schützen uns. Sie sind unsere antivirale Verteidigung und lehren uns zugleich auch Neues. Ich denke ja, unser gesamtes Erbgut stammt von Viren ab.

Im Darwin-Jahr fiel mir die Ähnlichkeit zwischen Retroviren und dem Antiviralen Silencer-System auf. Etwa ein Dutzend Komponenten sind bei beiden Systemen von verblüffender Ähnlichkeit, da passt erstaunlicherweise alles, vom Virus bis zur antiviralen Verteidigung. Als ich im Cold Spring Harbor Labor während des Symposiums «The Evolutionary Landscape» J. D. Watson darauf ansprach, dass das Make-up von Retroviren und das des antiviralen Verteidigungssystems, RISC, analog beschaffen seien, war er sofort überzeugt und sagte spontan: «Submit a manuscript, I will talk to Bruce.» Er meinte Bruce Stillman, der als sein Nachfolger das Labor leitet. Tatsächlich hatte Watson sofort mit ihm geredet, und Bruce akzeptierte zu meiner großen Freude das Manuskript für den prestigeträchtigen Symposiumsband. Dazu muss man eigentlich lange vorher eingeladen sein. So schnell war noch nie ein Paper von mir zum Druck angenommen worden! Das war mein Beitrag zum Darwin-Symposiumsband 2006: Viren und antiviraler Verteidigungskomplex sind tupfengleich. Immerhin bestehen sie aus etwa einem Dutzend Komponenten mit gleicher Struktur und gleichen Funktionen, aber nicht mit gleichen Sequenzen, «ortholog» genannt. Ich hatte nicht ein einziges Experiment dazu durchgeführt, sondern mich nur gewundert. Bei nur einer der Komponenten, der viralen Protease, musste ich erst nach dem Pendant suchen – Caspasen, die zum Zelltod führen? Am deutlichsten ist die Ähnlichkeit zwischen der RT-RNase H und PAZ-PIWI (Argonaut genannt), die identische Strukturen aufweisen. Inzwischen hat sich ein HIV-Protein, dessen Ortholog an Dicer bindet, hinzugesellt – das TRBP (Tat-RNA-Bindungsprotein). Vielleicht ist die Liste noch weiter verlängerbar!

Zusammengefasst kann man sagen, auf dem Weg von RNA zu DNA zu Proteinen gibt es also für jede dieser drei Welten ein passendes Immunsystem, für die RNA-Welt die Viroide gegen die Viroide und die siRNA/Argonaut (inklusive deren Überbleibsel sogar beim Menschen). Dann kommen die Immunsysteme in der DNA-Welt, die Phagen-DNA-Stückchen CRISPR bei Bakterien und die DNA-Proviren der endogenen Retroviren beim Menschen.

Die endogenen Retroviren haben sich seit mehr als 100 Millionen Jahren angesammelt. Da sich die Retroviren sowieso ins Zellgenom integrieren, sind sie ja sofort Zellgene, und es ist fast kein Aufwand mehr nötig, um aus einem integrierten Retrovirus einen antiviralen Abwehrmechanismus zu entwickeln. Ein paar Mutationen reichen.

Es geht noch weiter mit den Analogien der Immunsysteme: Auch in der Protein-Welt gibt es Immunsysteme, nämlich Proteine gegen Viren. Dazu gehören das IFN und die Immunglobuline. Auch sie sind durch Viren entstanden.

Wie sich die drei Immunsysteme gleichen, die auf den ersten Blick so total unverwandt wirken! Überall gilt ein und dasselbe Prinzip: Viren verursachen Abwehr gegen Viren. Dieser Satz gehört zu den wichtigsten dieses Buches zum Verständnis der Bedeutung der Viren.

Neue Therapien – Imitation von antiviralen Mechanismen

Wie lassen sich Hemmstoffe gegen Krankheiten entwickeln? Man könnte versuchen, die Natur nachzuahmen, und Nukleinsäuren mit Nukleinsäuren bekämpfen. Diese Möglichkeit nutzt die Natur selbst aus. Es gibt drei Möglichkeiten, um natürlich vorkommende antivirale Mechanismen durch therapeutische Nukleinsäuren zu imitieren: Antisense-RNA, Ribozyme und silencer RNA, siRNA. In allen drei Fällen handelt es sich um die Imitation molekularer, gut untersuchter Verteidigungsmechanismen der Zellen. Das wirkte extrem ermutigend auf die Drugdesigner: Was die Natur kann, können wir auch! Machen wir es den Vögeln nach, wenn wir fliegen wollen. Jedes Mal wurde eine der drei Therapien als eine Revolution bejubelt, es brachen beinahe Hysterien aus, Firmengründungen fanden statt, Businessangels machten mobil.

Die Entwicklung von Nukleinsäuren als Hemmstoffe bedarf keiner mühsam hergestellten Kristallstrukturen zum Einpassen und keiner Hochdurchsatz-Hemmstoffsuche; sie lassen sich sehr einfach auf dem Papier durch Sequenzvergleich passend entwerfen. Man muss nur die Pärchen-Regel der Doppelhelix kennen, A–T und G–C. Bei der RNA heißt das eine Paar A–U statt A–T. Bei der Antisense-Therapie entwirft man beispielsweise ein Stückchen Einzelstrang-RNA oder DNA passend zur mRNA eines gefährlichen Gens, das inaktiviert werden soll. Die mRNA bildet mit dem DNA-Stückchen eine lokale Hybridregion, die von der zellulären RNase H erkannt und zerschnitten wird. Andererseits kann eine Antisense-RNA auch eine Art Blockade der mRNA ausüben und die Proteinsynthese verhindern, die Ribosomen werden gestoppt. Auch das führt zur Hemmung von Proteinen oder Viren.

Der zweite Ansatz zur Inaktivierung von Genen oder deren Expression basiert auf den Ribozymen gegen die mRNA. Ribozyme sind katalytisch aktiv, bringen also die Schere zum Schneiden gleich mit. Sie lassen sich am Schreibtisch haargenau gegen die mRNA entwerfen, die zerstört werden soll. Man gibt ihnen dazu Beinchen, etwa 7 Nukleotide zu jeder Seite. Die dazwischenliegende Schnittstelle heißt sinnigerweise «GUN» und besagt, ein G, ein U und irgendein Nukleotid N bilden das zu schneidende Triplett. Dieser Ansatz wurde von uns zum Zerschneiden der onkogenen Bcr-Abl-RNA als Therapie gegen die Leukämie verwendet. Auch gegen HIV wurde ein solches Ribozym entworfen und entwickelt und befindet sich in Kalifornien in City-of-Hope – nomen est omen? – in der klinischen Erprobung.

Die dritte Variante sind die siRNAs zum Silencing von Genen. Sie bestehen aus Doppelstrang-RNAs, etwa 20 Basenpaare lang, und müssen gar nicht erst in Einzelstränge zerlegt werden, das erledigt die Zelle; daraufhin kann ein freigelegter RNA-Arm eine Ziel-RNA binden und der bereits erwähnte Argonaut, eine RNase H, die unerwünschte RNA zerschneiden.

Alle drei Ansätze waren große Hoffnungsträger für sequenzspezifische Therapien. Was blieb? Forschungsergebnisse, wie in der Natur Antisense-RNA, Ribozyme und siRNAs wirken. Aber kein einziges Medikament, kein Blockbuster. All diese intelligenten und in der Natur vorkommenden Ansätze, um Gene oder deren Wirkung auszuschalten, kranken in der Medizin an ein und demselben Problem: Wie bringt man die therapeutischen Nukleinsäuren an den Wirkungsort, etwa in das kranke Gehirn, in die Organe, in den Tumor? Die Natur hat dazu ja ein eigenes Verfahren entwickelt: die Viren! Machen wir es doch den Viren nach – so hieß das neue Motto. Es gibt ein ganzes Forschungsgebiet, die Bionik, die sich die Natur zum Vorbild nimmt. Sie führte zur Entwicklung von Liposomen und Nanopartikeln, denn viele Viren sind ja schließlich Nanopartikel. Diese haben die Forscher, die Mediziner und die Pharmaindustrie exzessiv nachgeahmt und ausprobiert. Nur, die Viren können es entschieden besser. Es gab die abenteuerlichsten Kunst-Virus-Konstrukte aus dem Labor, mit Komponenten, «the best of all virus worlds», so nennen das die Autoren, Gene von einem Dutzend verschiedener Viren; viel Spaß im Labor, aber keine Therapieerfolge. Was blieb an Therapien übrig? Lokale Anwendungen. Nur eine einzige ist mir bekannt, Tropfen für das Auge gegen ein Herpesvirus, das Cytomegalievirus! Aber die Tropfen verabreicht sich ja der arme Patient selbst, kein Nanopartikelchen. Nicht ein einziges Medikament ist wirklich erfolgreich geworden.

Antisense-RNA wurde zuerst von Paul Zamecnik, dem «Vater von Antisense», gefunden. Erst später dann ist Antisense-RNA bei Viren und Bakterien – als Regulationsprinzip in der Natur – auch nachgewiesen worden und kommt dort sogar häufig vor. Die Tatsache, dass die Natur selbst solche Prinzipien anwendet, war für die Gentherapeuten verführerisch. Bei Herpesviren wird mit einer Antisense-Nukleinsäure die Latenzphase aufrechterhalten, bei dem Phagen P1 die Immunität gegen Überinfektion. Letzteres wurde in einer Pionierarbeit zuerst am MPI in Berlin in H. Schusters Labor gezeigt. Ich weiß noch genau, wie bei P1-Phagen 1994 ein Repressor-Protein gesucht – und dann stattdessen ein Stückchen Nukleinsäure entdeckt wurde. Das war zuerst unvorstellbar und kaum zu glauben. Es steht in einer wunderbaren Publikation in dem Journal *Cell.*

Unerwartet waren jedoch die phantastischen Möglichkeiten, die alle drei Ansätze im Labor bieten: den Knock-out von Genen, «loss of function», bei dem durch die komplette Inaktivierung eines Gens gezeigt wird, wozu es nötig ist. Jedes Labor der Welt benutzt eine dieser drei Möglichkeiten. Zum Verständnis bestimmter Krankheiten oder Stoffwechselvorgänge in der Zelle waren die Ansätze vorzüglich. So kann man Knock-out oder Knock-down von Genen im Labor in Zellen oder Tieren durchführen. Übrig blieb immerhin sehr gute Forschung: wenn schon keine Medikamente, dann wenigstens neue Zielgene, neue Targets für Therapien.

Auch in Zürich haben wir uns an ein Drug-design-Projekt gegen HIV gewagt, mit der erwähnten silencer DNA. Wir versuchten, HIV-RNA mit einer DNA-Haarnadel in den Selbstmord zu treiben durch Aktivierung der viralen RNase H. Das nannten wir «siDNA» im CSH-Symposiumsband 2006. Damit sollen Frauen sich schützen, wie oben beschrieben.

Neuerdings gibt es eine vierte Methode mit therapeutischen Nukleinsäuren, dem Immunsystem CRISPR von Bakterien abgeschaut, wobei DNA-Phagen andere DNA-Phagen abwehren. Das ist ein Silencing mit DNA gegen DNA statt mit RNA gegen RNA. (Dabei führt ein Transkript des integrierten Phagen zur Inaktivierung des Eindringlings mittels Schneideenzym Cas9.) Das war einer der «Top-10»-Durchbrüche am Ende des Jahres 2013 in *Nature* und *Science*. So neu ist das. Journalisten-Visionen beschrieben sofort, wozu das gut sein könnte: Man kann

Druckfehler beseitigen, und zwar im Erbgut. In der *New York Times* erschien dazu die Schlagzeile: «edit DNA». Man denke an den Computer, wo edit «ändern» heißt. Die vererbbare DNA hat sofort die Gentechnologen auf den Plan gerufen. Man täuscht mit DNA eine Phageninfektion vor und aktiviert in den Bakterien die zelluläre Abwehr. Paart man den Schnitt, der eigentlich DNA zerstören soll, mit einer gezielten DNA-Reparatur, so führt diese zu jeder gewünschten Modifikation der DNA in einer lebenden Zelle. Das wird «editing» genannt. Also man erzwingt mit Kunstphagen eine Veränderung der Bakterien-DNA.

Übrigens, «editing» gibt es auch bei uns, und zwar am meisten beim Menschen, 35-mal mehr als etwa bei Affen, vorwiegend im Gehirn. Mit der Methode lassen sich nun in Windeseile Wunderdinge vollbringen, Genome in Zellen modifizieren und Mäuseembryonen bearbeiten, um transgene Mäuse herzustellen – wie beim Brötchenbacken geht das nun, in Wochen statt in einer dreijährigen Doktorarbeit. Doch das Beste wird sein, wenn man die multiresistenten Bakterien mit diesem Verfahren wieder empfindlich macht, sie durch das «editing» zum Wildtyp zurückverwandelt, die Resistenz wie einen Druckfehler beseitigt. Das würde ja fast die ganze Menschheit vor einer möglichen Katastrophe retten. Von dem Synthetischen Biologen Timothy Lu vom Massachusetts Institute of Technology, Boston, wurde es schon probiert: Er infiziert ein resistentes Bakterium mit einem Phagen, der dessen Resistenz «editiert», also aufhebt. Das Bakterium wird wieder empfindlich für Antibiotika. Und das Hauptproblem, wie man eine Therapie an die richtige Stelle bringt, scheint auch lösbar zu sein; denn die Reparaturphagen finden ihre Wirtsbakterien, das hat die Natur in Milliarden Jahren erprobt. Ein Wunder! Vielleicht wird das der nächste Nukleinsäure-Hype? Bestimmt – er ist es bereits! Ich bin dieses Mal auch angesteckt.

Adliges Blut bei Krebsen

Es gibt ein urzeitliches Tierchen, das man manchmal zu Hunderten am Strand von Long Island oder im Mississippidelta findet. Dann ist Paarungszeit der Horseshoe Crabs. Sie besitzen drei Augen auf einer halbrunden Schale in Form eines Hufeisens, daher der Name. Außerdem haben sie einen spitzen Schwanz und heißen deshalb bei uns auch Pfeilschwanzkrebse. Ihnen fehlt das adaptive Immunsystem, das spezielle, welches Eindringlinge genau erkennt und spezifisch abwehrt. Wie hat die Horseshoe Crab so lange überlebt ohne ein spezifisches Immunsystem? Die Tiere haben blaues statt rotes Blut mit Hämocyanin statt Hämoglobin, das Blut enthält Kupfer statt Eisen! Das haben unsere Adeligen in ihrem sogenannten blauen Blut sicherlich nicht. Kupfer ist giftig für Mikroorganismen. Das erinnert an die kostbaren kupfernen Brutschränke aus Robert Kochs Zeiten mit ihrer antibakteriellen Wirkung, mit denen ich noch gearbeitet habe. Fehlt das adaptive Immunsystem beim Menschen wie bei den ADA-Kindern, sind sie lebensgefährlich durch Infektionen bedroht und müssen unter einem sterilen Zelt leben. Aber auch bei Invertebraten und Insekten reicht das «blaue» Blut zum Überleben.

Unsere Babys haben übrigens statt eines dritten Auges an der analogen Stelle ein Loch im Schädel, die Fontanelle! Ich habe einmal die Schale dieses Krebses aus Cold Spring Harbor mitgenommen, getrocknet und aufbewahrt, weil sie mir vorkam wie ein Gruß aus uralten Zeiten, ein lebendes Fossil von vor 500 Millionen Jahren. Irgendwann roch sie und musste entsorgt werden. Haben sie wirklich keine Reverse Transkriptase, keine siRNA, kein CRISPR, keine ERVs, keine IgG-Antikörper? All diese Abwehrsysteme können ersetzt werden durch Kupfer im Blut? Seit 500 Millionen Jahren? Erstaunlich.

Würmer fürs Immunsystem

Würmer zu schlucken gegen Allergien oder Autoimmunerkrankungen – das klingt ekelhaft! Man kann sich etwas wissenschaftlicher ausdrücken und von Helminthen statt von Würmern sprechen; gemeint ist aber dasselbe. Allergien sind auf dem Vormarsch, denn Immunsysteme brauchen Training. Sie müssen herausgefordert werden, sonst langweilen sie sich und suchen sich körpereigene Antigene als Ersatz. Die Folge sind Autoimmunerkrankungen und Allergien. Sie sind in modernen Industrienationen deshalb häufig, weil die Bewohner nicht genug Kontakt zu Parasiten und Infektionserregern haben und ihre Immunsysteme nicht genügend angeregt werden. Aus Bauernkindern wurden Stadtkinder mit Staubsaugern statt mit Kuhmist! Bei Autoimmunerkrankungen richtet sich die Immunabwehr gegen «selbst» statt gegen «fremd», also gegen körpereigene Bestandteile statt gegen Eindringlinge. Die Kinder in der Schweiz wachsen in besonders sauberer Umwelt auf. Dort hat sich sogar ein Nobelpreisträger für Immunologie, Rolf Zinkernagel, mit einem Artikel im *Blick*, der Bild-Zeitung der Stadt Zürich, zu Wort gemeldet über eine Therapiemöglichkeit gegen Autoimmunerkrankungen: die Würmertherapie.

Ein Amerikaner bot schon vor Jahren Wurmeier zur Therapie von Allergien im Internet an, was ihm die US-Aufsichtsbehörde allerdings verbot. Daraufhin wich er nach Frankreich aus. Sogar in der Zeitschrift *Nature* hat es diese Therapie kürzlich zu einem Artikel gebracht: Bei entzündlichen Darmerkrankungen verabreicht man Patienten Tausende von Wurmeiern in einem Getränk. Diese wandern in den Dünndarm, wo kleine Larven schlüpfen und sich zu ausgewachsenen Würmern entwickeln. Zum Glück sind sie so klein, dass sie nicht zu sehen sind. Wer erinnert sich nicht an kleine, eklige weiße Würmer in der Kindheit? Da die Therapie-Wurmeier von einem Schweinewurm stammen, gehen sie im menschlichen Darm nach acht Wochen zugrunde. Der Arzt Joseph Weinstock, der daran an der Tufts-Universität in den USA arbeitet, bezeichnet unser Immunsystem als arbeitslos. Wehrt es sich gegen die Wurmeier, wird es vom eigenen Organismus weg auf die Würmer umgelenkt und die Autoimmunreaktion reduziert. Weinstock behandelt damit chronisch entzündliche Darmerkrankungen, also auch Patienten mit Morbus Crohn, auch Colitis ulcerosa, Diabetes Typ 1, Schuppenflechte und Multipler Sklerose sowie Nahrungsmittelallergien.

In Freiburg im Breisgau läuft eine Studie mit 330 Patienten. Der Zulauf ist groß, man muss die Patienten gar nicht zur Teilnahme überreden. Der Wurm trägt den Namen *Trichuris suis*. Vielleicht muss man die Eier in regelmäßigen Abständen erneut schlucken, um die Autoimmunerkrankungen dauerhaft zu reduzieren. Auch in der Mount-Sinai-School of Medicine, New York, hat man mit dieser Therapie begonnen. Die Hygiene-Hypothese besagt, dass Multiple-Sklerose-Patienten mit Parasiten eine weniger schnell fortschreitende Erkrankung aufweisen. Heute klebt man Pflaster mit Larven von Fadenwürmern auf die Haut; sie bohren sich hinein und siedeln sich im Darm an. Die Therapie ist einfach und billig. Noch besteht wenig Erfahrung, welche Auswirkungen sie auf andere Infektionen hat.

Was wird dann aber aus der groß angelegten Antiwurmkampagne in Afrika? Dort sind die Schulkinder mühsam entwurmt worden; ihre Gesundheit und sogar die Schulleistungen haben sich dadurch enorm verbessert. Die Kinder in Afrika haben sicher auch ohne Würmer noch lange keine Autoimmunerkrankungen, sondern genügend andere Parasiten, die ihr Immunsystem beschäftigen.

Ein wirklich aufgeklärter Wissenschaftler wie Freeman Dyson berichtete, er habe Arthritis gehabt. Dann sei er in Warschau von einem Hund gebissen worden – und daraufhin sei die Arthritis verschwunden. Das würde man eines Tages verstehen, so prophezeite er. Durch den Biss wurde sein Immunsystem wohl heftig herausgefordert – umgelenkt gegen Hundekeime, weg von der Arthritis. Er erwähnte auch eine Ärztin aus La Jolla in Kalifornien, die seine sechs Kinder behandelte. Sie habe beobachtet, dass die Kinder in Mexiko Bandwürmer und keine Allergien hätten, im Gegensatz zur kalifornischen Seite, da hätten die Kinder Allergien und keine Bandwürmer. Sogar Viren wirken gegen Krankheiten, Virotherapie genannt. Sie ist seit hundert Jahren bekannt. Bei Impfungen mit inaktivierten Viren zeigten sich unerwartete Wirkungen. So ging bei einer Patientin ein Tumor nach einer Impfung gegen Tollwutviren zurück. Auch die Leukämie eines Jungen bildete sich nach einer Impfung gegen Pockenviren zurück. Das sind Zufallsbeobachtungen, die in der Folgezeit nie richtig systematisiert wurden. Mittlerweile erinnert man sich erneut daran. Ob die heutigen Ansätze mit Würmchen die endgültige Antwort sind, bleibt abzuwarten – es wird wohl in Zukunft noch bessere Methoden geben.

Eine weitere Erkenntnis besagt: Zu viel Hygiene macht krank! Im Zug treffe ich zufällig die Familie eines Professors aus Bangladesch. Die vom Hochwasser überfluteten Elbwiesen im Frühjahr 2013 werden zum Anknüpfungspunkt für ein Gespräch. Bei uns schwimmen die Kinder im Fluss und schlucken das dreckige Wasser, ohne krank zu werden, sondern um gesund zu bleiben, meinte er. «Sauberes Wasser macht krank!» – so herum! Diese Erfahrung machen sie dann als Erwachsene. Dabei soll es 50 000 Virusarten, meistens Phagen, im Abwasser geben sowie 250 andere Viren, 17 davon bekannt als Krankheitserreger.

In der indischen Pilgerstadt Benares beobachtete ich vor vielen Jahren, wie sich Pilger das Flusswasser des Ganges mit kleinen Ritualkannen in ihren Mund gossen – und mir grauste. Falsch, sie immunisierten sich! Einige Phagen aus dem Ganges wurden schon vor Jahrzehnten als antibakteriell identifiziert. Auch gegen Cholera und Lepra soll das «heilige» Ganges-Wasser wirken. Zu viel Hygiene führt zu Erkrankungen, nicht nur zu Allergien, sondern auch chronischen Darmerkrankungen,

Asthma, ja sogar zu Autismus! Das ist eine Hypothese, mit der die Zunahme von Allergien und Autismus in westlichen Ländern erklärt wird. Dagegen kann man also Wurmeier essen! Allerdings erkranken die Kinder in Bangladesch nach wie vor an Polioviren. Das Flusswasser allein bietet eben doch keinen ausreichenden Krankheitsschutz.

Viren und Psyche

Schon mehrfach war bei den Bakterien und Phagen von Stress die Rede. Stress wird ausgelöst durch Enge, Platzmangel, Nahrungsmangel oder Temperaturänderungen. Bei Mäusen erzeugt man Stress, indem man sie mehrfach am Tag in neue Käfige mit neuen Partnern setzt. Das ist fast so wie beim Menschen, wo Wohnungs- und Partnerwechsel zu den stärksten Stressfaktoren gehören. Dabei werden in den Bakterien intrazelluläre Stressfaktoren aktiviert, Repressoren von der DNA verdrängt, die Phagen-DNA verlässt die DNA der Wirtszelle, die Phagen schlagen den lytischen Zyklus ein und zerstören die Bakterien, ebenso wie die Viren ihre Wirtszellen. Stress-Signalwege laufen meistens über Kinasekaskaden, wobei eine Kinase die nächste aktiviert. Vom Bakterium bis zum Menschen weisen die Mechanismen Ähnlichkeiten auf. Stress aktiviert Viren, bei uns etwa die Herpesviren. Viren sind somit phantastische Psychobarometer, die besten, die ich kenne. Seelische Belastungen, berufliche Termine, Sorgen, Zahnarzttermin, Vortrag, Prüfung, Angst – all das kann Herpesviren aus ihrem Versteck hervorrufen, beispielsweise aus den Ganglien. Sie sind chronisch persistierende Viren und damit immer vorhanden, wenn auch unbemerkt. Spätestens bei der Taufe bekommt ein Täufling sie von Tante und Onkel beim Küssen als unfreiwilliges Taufgeschenk mit. Bei Belastungen wandern sie aus ihrem Reservoir über Nervenbahnen in die Peripherie zur Lippe, und dort gibt es dann Läsionen mit riesigen Virusmengen. Manchmal werden die Wunden als Fieberbläschen bezeichnet, denn auch Fieber ist Stress und führt zu einer Schwächung des Immunsystems. Auch andere Krankheiten können zur Aktivierung von Herpesviren führen. So ist die Gürtelrose durch das Varizella-Zoster-Virus, ebenfalls ein Herpesvirus, oft ein Hinweis auf eine schwere zugrunde liegende anderweitige Erkrankung, etwa einen Tumor. Eine Studie zeigte, dass Frauen mit Brustkrebs eine höhere Überlebenschance haben, wenn sie sich in einem positiven Umfeld wie intakter Partnerschaft oder Familie befinden – so weit reicht der psychische Einfluss. Da psychische Effekte schwer messbar sind, neigen wir dazu, sie falsch einzuschätzen. Die Aktivierung von Herpesviren beweist die Wirkung der Seele so schlagend wie kein anderes mir bekanntes Nachweissystem.

10. PHAGEN ALS RETTER

Not macht erfinderisch

Die Anwendung von Phagen als Antibiotika-Ersatz zum Abtöten von Bakterien wurde bereits 1916 von Félix d'Hérelle durchgeführt. Doch d'Hérelle hatte sozusagen Pech, denn es kam ihm Alexander Flemings Entdeckung des Penicillins und damit der Vormarsch der Antibiotika dazwischen. Antibiotika sind viel praktischer, einfacher zu handhaben, wirken gegen diverse Bakterien, die man noch nicht einmal genau kennen muss, und sind wirkungsvoller. Seit es Antibiotika gibt, werden Bakterien fast nicht mehr mit Phagen behandelt. So geriet die Phagentherapie in Vergessenheit, bevor sie richtig begonnen hatte. Das hat den Entdecker der Phagen d'Hérelle aus Paris sehr enttäuscht und verärgert. Er sah die Bedeutung der Phagen sofort als Mittel, um Bakterien zu töten. Frustriert reiste er in viele Länder der Welt, kurierte Epidemien mit Phagen und gelangte nach Russland. In Georgien gründete er Phagen-Institute zur Bekämpfung von Bakterien. D'Hérelle sah voraus, was die Phagen leisten würden, und gründete 1934 zusammen mit dem Mikrobiologen Georgi Eliava in Tiflis, Georgien, das Eliava-Institut für Phagenforschung, das noch heute existiert. (In Georgien wäre er bei politischen Unruhen beinahe erschossen worden.)

Vermutlich durch diese Tradition sind bis heute Osteuropa und Russland bei der Phagentherapie weiter vorne als Westeuropa. Man kann in Russland in eine Apotheke gehen, Phagen direkt als OTC-(over-the-counter-)Produkte kaufen und einnehmen. Das gelang mir zwar nicht, aber das lag an meinen fehlenden Russischkenntnissen und fehlender Dolmetscherin. Millionen haben Phagentherapien erhalten. Krank wird man davon nicht; ob gesund, davon wird immer nur in Fallbeschreibungen berichtet, es wurde nie in kontrollierten Studien systematisch nachgewiesen. Entsprechend lehnen die amerikanischen Gesundheitsbehörden (FDA) diese Therapie entschieden ab. Dafür gibt es gute Gründe. Ein zugelassenes Medikament muss auf Nebenwirkungen in Toxikologiestudien und in Tierversuchen durchgetestet sein, definierte

Stämme müssen deponiert werden und bei Bedarf verfügbar sein. Die Bakterien verändern sich, bilden Quasispezies aus – das ist bei Phagen alles nicht so einfach. Vor zwei Jahren stieß bei einem Phagen-Meeting dieser Therapieansatz auf die klare Ablehnung der amerikanischen Gesundheitsbehörde – die überraschenderweise vertreten war. Immerhin! Ein ehemaliger Patient meldete sich zu Wort, er habe dreimal aus Georgien Phagen zugeschickt bekommen und nun sei er gesund. Fallbeschreibungen sind unbeliebt und gelten als unwissenschaftlich. Vielleicht sollte man aber doch wenigstens hinhören! Im Russisch-Finnischen Krieg 1939 wurden Verwundete im Lazarett erfolgreich mit Phagenmischungen gegen Milzbrand behandelt, einer Bakterieninfektion, die zu Amputationen oder zum Tode führt. Der Cocktail wurde direkt in die Wunden geträufelt – äußere Anwendungen der Phagen sind die einfachsten. Die Erfolge haben den Nimbus der Phagentherapie nachhaltig hochgehalten. Welche Phagen sollen gegen welche Bakterien eingesetzt werden – das ist allerdings die Frage. Sie müssen genau zueinanderpassen. Das Problem war schon d'Hérelle begegnet. Seine Widersacher konnten seine Experimente nicht wiederholen, schon deshalb schlug er ein Phagengemisch vor.

In Polen wurden Prostatainfektionen mit Phagen behandelt. Umwerfend sind die Ergebnisse bisher nicht und die Details unklar publiziert. Bei 40 Prozent von insgesamt 157 Patienten soll eine Wirksamkeit der Therapie aufgetreten sein (2012). Selbst die Firma Nestlé hat sich an die Arbeit gemacht. Wieso Nestlé? Vielleicht will man dort «saubere» Getränke oder Wasser mit antibakteriellen Zusätzen entwickeln. Die Nestlé-Forscher haben sich den am längsten und am besten untersuchten Phagen T4 vorgenommen und behandelten damit Kinder in Bangladesch gegen Durchfall. Zum Vergleich wurden auch Kinder in der Schweiz therapiert. Die Schweizer Kinder wurden viel besser kuriert. Vielleicht haben die Kinder in Bangladesch mehr Keime, sozusagen «Läuse und Flöhe», gegen die der T4-Phage nicht ausreichte. Weiterhin haben die Nestlé-Forscher untersucht, ob denn die Phagen am Erbgut der Bakterien Veränderungen hervorrufen könnten, wodurch sich die Gefährlichkeit der Bakterien möglicherweise erhöht. Auf keinen Fall dürfen genetische Veränderungen zu neuartigen Bakterien führen, das wäre viel zu gefährlich. Die größte Überraschung war allerdings, dass die Diarrhoe in Bangladesch gar nicht durch die *E.-coli*-Bakterien hervorgerufen wurde, nach der sie hieß. Also muss man in Zukunft erst einmal genau die Keime bestimmen, bevor man therapiert. Die wichtigste Frage ist dann, ob eine Therapie versagt, wenn die Bakterien resistent geworden sind gegen die Phagen. Die Bakterien können ihre Oberflächenrezeptoren verändern und lassen dann den Phagen nicht mehr hinein. Das fällt unter die Kontrollen, die die Gesundheitsbehörden zu Recht von zugelassenen Medikamenten zum Schutz der Patienten fordern. Doch nach neusten Meldungen, im Sommer 2014, schaffte es die Phagentherapie zu einem Leitartikel in der Zeitschrift *Nature:* «Phage therapy gets revitalized». Jetzt nimmt diese Therapieform also Fahrt auf. Super!

Wo bieten sich Phagentherapien an? Am ehesten zur Behandlung von Oberflächen. Brandverletzungen stehen ganz oben auf der Liste. Ein internationales Konsortium ist dafür soeben gegründet worden. Auch gibt es eindrucksvolle Therapieerfolge bei Folgeerkrankungen von Diabetikern wie Ulzerationen, nicht mehr heilenden Wunden an Extremitäten wie Zehen. Sechs Millionen Amerikaner sind davon bedroht oder betroffen. Auf einem wissenschaftlichen Kongress 2014 in Zürich wurde die Heilung mit einem Phagencocktail in wenigen Wochen demonstriert, das ersparte Zehenamputationen. Allein dieser Erfolg ist alle Anstrengungen wert. Einige Chirurgen probieren, nach einer Operation die Wunden und die Fäden zum Vernähen mit Phagen zu behandeln als Prophylaxe gegen Infektionen mit Klinikbakterien. Phagen gegen multiresistente Bakterien wie MRSA, den Methicillin-resistenten *Staphylococcus aureus,* wären dringend nötig; 600 000 Infizierte mit 15 000 Todesfällen gibt es pro Jahr in Deutschland. Sogar vor dem Hüftgelenk des belgischen Königs haben diese MRSAs nicht haltgemacht. Er musste wegen der Infektion mehrfach operiert werden und dankte letztlich wohl auch deshalb ab. Dabei war er doch sicher in der bestmöglichen Klinik.

Wenn man die Phagen einsetzen könnte, um besonders Krankenhauskeime zu töten, wäre das ein riesiger Erfolg. Um einen Operationsraum zu säubern, kann ich mir Sprays vorstellen, welche die Keime vernichten. Etwas Besseres gäbe es doch nicht! Die Ärzte nörgeln: Welche Phagen denn? Die müssen doch ganz genau zu den Bakterien passen. Man braucht eben ein Gemisch von vielen Phagen, wie schon zu d'Hérelles Zeiten, für viele Bakterien gleichzeitig. Dann fehlt auch nie der Hinweis der Kritiker auf die Patente, die man für Phagen und eine Phagenbehandlung nicht mehr bekommen würde, alles sei zu lange bekannt, Prior-Art. Doch auch mit Seife kann man schließlich Geschäfte machen – und die ist sicher auch nicht mehr patentierbar. Es gibt bereits die Firma

Intralytics in den USA, die Phagen gegen *E.-coli*-Bakterien und Listerien entwickelt hat. In Indien versucht eine Firma Gangagen, das gefährliche *E. coli*-0157-Bakterium mit Phagen zu behandeln. 2013 fand mit Unterstützung von EMBO und dem belgischen Militär eine wissenschaftliche Veranstaltung in einer Kaserne in Belgien statt. Unterstützung vom Militär gab es bei solchen Veranstaltungen noch nie. Immerhin widmeten die Organisatoren von EMBO bei diesem Anlass der Phagentherapie einen von fünf Tagen. Neben mir saß ein Zahnarzt, extra aus den USA angereist, um sich zu informieren, ob man bei Zahnbehandlungen Phagen einsetzen kann, die Antibiotika würden zu oft zu der gefürchteten Infektion mit *C. difficile* führen! Eine Zahnbehandlung mit fast tödlichen Folgen. Davon gleich mehr.

Vieles spricht für die Verwendung von Phagen: Sie sind ein sich selbst regulierendes Reinigungssystem. Eine Phagentherapie ist selbst dosierend: Je mehr Bakterien vorhanden sind, desto besser wachsen die Phagen, um sie umzubringen! Die Therapie ist außerdem selbst limitierend, denn wenn alle Bakterien umgebracht sind, gehen die Phagen auch ein! Das ist einmalig. Nicht zuletzt: In der Dritten Welt wäre eine Phagentherapie fast zum Nulltarif willkommen.

Doch es gibt auch Grenzen und Gefahren. Wenn man die Phagen schluckt, gehen sie im Magen-Darm-Trakt größtenteils zugrunde. Bisher sind offene, feuchte Wunden durch Phagen am ehesten therapierbar. Sie müssen sich in den Bakterien der Wunde vermehren können, dazu brauchen sie ein feuchtes Milieu. Phagen dürfen keine gefährlichen Gene übertragen – das Beispiel dafür ist EHEC, wo Phagen Toxine in Bakterien einschleppten, die beim Verzehr zu Todesfällen führten. Die Phagen in der Medizin dürfen nicht lysogen sein, sich nicht integrieren und nichts vererben, vielmehr müssen sie lytisch sein, die Bakterien auflösen und zerstören. Das erinnert etwas an die «onkolytischen» Viren, die als Gentherapie besonders gegen Krebs im Fokus stehen und gleich erwähnt werden.

Man weiß, wie es geht – im Labor jedenfalls, denn Phagen waren jahrzehntelang ein intensives Forschungsgebiet der Molekularbiologen. So groß der Beitrag von Max Delbrück war, die Phagen als Modellsystem für das Leben einzuführen, und so viel man über die Molekularbiologie der Phagen weiß, so wenig weiß man über ihr Wechselspiel mit den Bakterien außerhalb des Labors, etwa im Darm. Da läuft alles anscheinend ganz anders. Die Forscher von Nestlé überraschte es jedenfalls, dass im Labor T4-Phagen langsam und T7-Phagen schnell wachsen und doch beide keinen Unterschied in ihrer Wirkung auf die Bakterien im Darm zeigten. Bevor die Phagen uns retten, müssen wir sie in patientennahen Systemen gründlicher erforschen. Es sind schon umfangreiche Studien mit Patienten in Skandinavien, Australien und den USA begonnen worden. Worüber wir auch zu wenig wissen, ist die Spezifität der Phagen für die dazugehörigen Bakterien. Sie müssen zueinanderpassen, sonst wirken sie nicht. Darin sind die Antibiotika ihnen haushoch überlegen: Sie wirken meistens, ohne dass man die Bakterien kennen muss. Weiterhin muss die Entstehung von Resistenzen erforscht werden. Für diese beiden Fälle brauchen wir Mehrfachtherapien. Das wissen wir spätestens seit den erfolgreichen Anti-HIV-Multi-Therapien, bei denen es viel weniger Resistenzen gibt als bei Monotherapien. D'Hérelle wusste das schon vor fast 100 Jahren.

Im Frühjahr 2012 hatte die WHO deklariert, das Ende der Antibiotika-Ära sei gekommen. Auch das Cold Spring Harbor Labor widmete diesem Thema eine Banbury-Konferenz, das ist ein «Thinktank» für Zukunftsfragen. Die Zeit drängt.

Auf die Phagen werden wir vielleicht zurückgreifen müssen, wenn die antibiotikaresistenten Bakterien weiter zunehmen. Wir erfahren aus der Boulevardpresse über Ausbrüche auf Frühchenstationen, Intensivstationen und von infizierten Hüften. Wie werden wir diese Probleme bewältigen – vielleicht mit Phagen? Die Bakterien entziehen sich den Antibiotika durch die gefürchtete Resistenzentwicklung. Die Pharmaindustrie entwickelt mit Hochdruck neue Antibiotika. Hoffen wir auf eine Pille voller Phagen und nicht nur auf die Phagen aus dem Eliava-Institut in Georgien. Bisher sind keine wesentlichen Nebenwirkungen bekannt.

Es mutet eher nach Verzweiflung oder einer Notlösung an, wenn man von Versuchen erfährt, neue Hemmstoffe statt aus Pilzen aus Marienkäfern zu isolieren. Das klingt fast lustig. Doch kein Exot bleibt verschont! Die neuen riesigen asiatischen Marienkäfer mit einem schwarzen W auf dem Kopf sitzen zu Hunderten an Berliner Fensterscheiben und werden nun mit Hochdurchsatzmaschinen auf antimikrobielle Substanzen aufgeschlüsselt. Sie sollen voller unbekannter Abwehrstoffe sein, voller therapeutischer Peptide gegen Bakterien. Die Marienkäfer werden jetzt in Peptide zerlegt! Vielleicht liefern sie ja sogar eine neue Lösung.

Ein Nachbar in meinem Heimatort erkrankte sehr schwer an einem perforierten Aortenaneurysma im Bauchraum. Es gab Komplikationen und Infektionen. Ein infizierter Bauch ist sehr schwer zu beherrschen. Feodor Lynen, ein Nobelpreisträger der Medizin, ist daran verstorben. Kommt da eine Phagentherapie in Frage? Wenn man nicht mehr nach Tiflis zu reisen imstande ist, kann man einen Abstrich mit den Bakterien einsenden und einen Phagencocktail bestellen – laut Internet, bestätigt durch ein Telefonat. Das dauert nur eine Weile, erklärte man mir, denn die für die Bakterien wirksamen Phagen müssen erst identifiziert und dann hochgezüchtet, vervielfältigt werden. Das braucht eben Zeit. Die Phagen kommen vermutlich in jede Nische im Bauchraum und vernichten die Bakterien, wenn sie zueinanderpassen, und vermehren sich umso besser, je mehr sie gebraucht werden. Das ist mehr als personalisierte Medizin, denn diese hier ist auch noch selbst regulierend. Manche würden sagen, es ist alternative Medizin – warten wir es ab: vielleicht jetzt noch, aber bald nicht mehr. Nur ging das in diesem Fall für den betroffenen Patienten nicht schnell genug. Auch die Kollegen aus der Mikrobiologie von der Universität Zürich haben schon die Zusammenarbeit begonnen und senden Proben nach Georgien. Wohin: George Eliava Institute of Bacteriophages, Microbiology and Virology in Tibilisi (so heißt Tiflis heute), Georgien. Die EU hat dort soeben ein für Medikamente erforderliches Reinheitslabor finanziert, um den Qualitätsstandard anzuheben. Es tut sich etwas!

Sprossen mit Giftgenen

Ich muss doch warnen, Phagen können auch krank machen. Und wieder hat der Mensch selbst Schuld – nicht die armen Patienten, sondern die Produzenten. Kaum einer weiß, dass am EHEC-Ausbruch 2011 in Deutschland Viren schuld waren, genauer Phagen. EHEC ist ein Bakterium, Enterohämorrhagisches *Escherichia coli,* dessen verwandte *E.-coli*-Bakterien meist harmlose Darmbakterien sind. Diese EHEC-Bakterien stammten jedoch aus Tierfäkalien. Phagen können allerlei Gene auf Bakterien übertragen, diese lieferten ihnen das für Menschen tödliche Shigella-Toxin. Solche Bakterien gehören sicher nicht in unseren Salat. Ich saß beim Lunch im Institute for Advanced Study, IAS, in Princeton und die Kollegen höhnten, wie schwer sich die deutschen Behörden mit der Suche nach der Ursache des EHEC-Ausbruchs taten: Gurken? Nein, niemals, Sprossen! So die erste Reaktion. Solche Ausbrüche hatte es

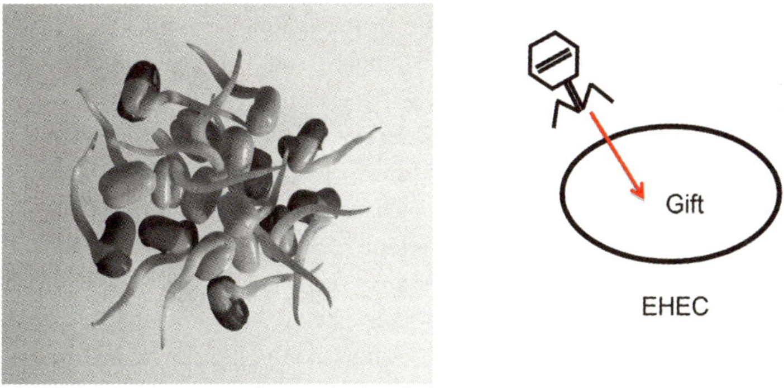

Abb. 23: Phage mit Giftgen infiziert Bakterie, die über Salatsprossen zur EHEC-Erkrankung führt.

mehrfach in den USA gegeben; alle kannten das, nur ich nicht. Die Anzucht der Sprossen in einer feuchten, warmen Kammer ist nicht nur günstig für Sprossenkeimung, sondern ebenso zum Hochwachsen von Bakterien. Gedüngt wurden diese Inkubatoren dann wohl noch mit Tierfäkalien aus Ägypten? Das alles zusammen führte dann zum schwersten Lebensmittelskandal seit Jahrzehnten in Deutschland. Vielleicht hätte ich von Princeton aus im Robert-Koch-Institut in Berlin anrufen sollen. Dort sortierte man tagelang Lieferscheine aus Restaurants, um die Ursache zu finden, denn kein Patient erinnerte sich an Zusätze beim Salat. Sprossen auf dem Salat sieht man ja auch kaum!

Eisschrank oder WC – was ist schmutziger?

Niemals sollte man jemandem zur Begrüßung die Hand reichen – das müsste verboten werden! Und doch kann man das in Kliniken den Ärzten nicht abgewöhnen. Für die Patientennähe sei das unersetzlich, heißt es. Eine Verbeugung wie bei den Japanern ist bei uns nicht durchsetzbar, das wäre auf jeden Fall sicherer – und ist vielleicht auch in Japan einst aus hygienischen Gründen entstanden. Der Handschlag zur Begrüßung sollte dringend generell abgeschafft werden. Es gibt in Kliniken inzwischen Handhygiene-Spezialisten, die sich abmühen, die Quote sauberer Hände beim Klinikpersonal von 20 auf 40 Prozent zu steigern. Leuchtbakterien könnten dabei helfen, sie leuchten bei UV-Licht-Bestrahlung. Was da alles grün leuchtet! Was alles mit Bakterien verseucht ist – die

Hände, das Stethoskop, Türgriffe, Klingelknöpfe, Tasten von Bankomaten, von Computern, von Telefonen, von Fernbedienungen, von Fahrstühlen. Und doch werden wir meistens nicht davon krank. Bekanntlich ist nicht das WC, sondern der Eisschrank die größte Kontaminationsquelle für Mikroorganismen in einem Haushalt. Sollten wir nicht unseren Eisschrank mit Leuchtbakterien testen, ob er vielleicht mal wieder ein Großreinemachen nötig hat? Überflüssig? Jedenfalls werden wir davon meistens nicht krank. Auch bei McDonald's sind die WCs sauberer als die Tabletts – laut einer Fernsehstudie! Doch auch hier gilt wieder: Ein gesunder Mensch wird mit all diesen Kontaminationen im täglichen Leben problemlos fertig, Händewaschen vorausgesetzt – in Kliniken ist das allerdings etwas anderes. Mein Appell lautet, 20 Sekunden Händewaschen mit Seife schützt vor Infektionen und ersetzt später die kostbare Antibiotikatherapie!

Leuchtbakterien werden mit Phagen hergestellt, die das Leuchtgen GFP, das Green-Fluorescent-Protein, aus Quallen und anderen Meerestierchen enthalten. Dieses Gen wird in die Bakterien eingebracht und dort produziert, woraufhin die Bakterien unter einer Fluoreszenzlampe leuchten. Dieser Nachweis ist anderen Testmethoden überlegen, denn die Alternative, die hochempfindliche PCR, kann lebende von toten Bakterien nicht unterscheiden. GFP wird dagegen nur von lebenden Bakterien synthetisiert. Mit dem Leuchten kann man auch Lebensmittel auf gefährliche Verunreinigungen testen. Einen Phagen mit Leuchtgen kann man schon auf einen Vacherin-Käse ansetzen, um zu testen, ob dieser gefährliche Listerien-Bakterien enthält. Jedenfalls gibt es in der Schweiz an der ETH dafür einen eigenen Lehrstuhl, sozusagen zur Rettung dieser Schweizer Käsedelikatesse. Die ETH-Forscher fanden auch heraus, wie viele unerwünschte Bakterien auf Lachs, Krabben, aber auch auf den viel häufiger verzehrten Hühnchen, Hamburgern oder Würsten zu finden sind. Das führte zu Rückrufaktionen bei Lebensmittelketten. Bei Hühnchen laufen Studien mit Phagen bei der Firma Lohmann in Cuxhaven. Sie hat die größte Hühnerzuchtfabrik Europas zur Herstellung von zig Millionen Eiern für die Impfstoffproduktion gegen Influenzaviren. Vielleicht könnten die Phagen den Prozess der Eiproduktion beschleunigen. Ein Poster in Brüssel beschrieb diese ausgefallenen Anwendungsversuche der Firma. Hühnchen sind in der Küche vor dem Erhitzen eine unerwartete Gefahrenquelle durch unerwünschte Bakterien, die von den Hühnchen selbst stammen und diesen nichts ausmachen. Einst waren das vorwiegend Salmonellen, nun nehmen die Campylobacter-Infektionen als Ursache von Durchfallerkrankungen zu. Ein Phagencocktail gegen die Bakterien ist in der Entwicklung. Er muss harmlos sein für den Menschen und möglichst viele Sorten von Bakterien töten. Wahrscheinlich werden die Hühnchen bald vor dem Verpacken mit einem solchen Phagencocktail besprüht. Das ist keine Zukunftsvision, sondern wird bereits heute mit Agrarprodukten durchgeführt, bevor sie verpackt werden. Jeder hat sich doch schon gewundert, warum Kartoffeln so lange haltbar sind. Womöglich werden sie statt mit Phagen auch mit UV-Strahlen behandelt. Mit Phagen wurden sie aber schon vor dem Ausbringen auf dem Feld besprüht, um Bakterien abzutöten; dann verrotten sie weniger und bringen einen besseren Ernteertrag. Phagenduschen werden auch auf Weintrauben versprüht. Sogar die Milch wird es treffen. Man stelle sich vor, besorgte Mütter lesen, dass die Milch zur Stabilisierung mit «Viren behandelt» wurde. Keiner würde mehr Milch kaufen. Man nennt Phagen deshalb «erlaubte Zusatzstoffe». Ein bekannter, sehr origineller Werber schlug vor, man könne schreiben: «Milch – von Viren gereinigt» – kein Mensch käme auf die Idee, dass Viren reinigen können und dass sie noch darin enthalten seien, sondern jeder würde erfreut denken, dieses Produkt sei jetzt virusfrei! Das ist keine Phantasie, in Korea werden Phagen bereits zum Haltbarmachen der Milch verwendet. Die koreanische Beschriftung kann ich allerdings nicht entziffern.

Wer weiß schon, dass annähernd drei Viertel aller Antibiotika bei der Tierhaltung eingesetzt werden. Dort entstehen ebenfalls multiresistente Keime, die auf Menschen übertragbar sind. Vielleicht helfen auch dort bald Phagentherapien.

Die ETH hat ein Programm «Lust auf eine eigene Firma»? Ja, das hatte ich und fragte Kollegen, wie es mit Phagen statt Seife wäre. Sie wollten nicht mitmachen, es gebe keine Patente. Vielleicht beißt jetzt ein Leser an und greift diese Geschäftsidee auf! So stelle ich mir das in Zukunft vor: Erst sprühen wir Phagen aus, die Bakterien zum Leuchten bringen, und dann Phagen zum Töten der Bakterien. Ein Phagen-Rundumpaket! Das reinigt dann nicht nur unseren Eisschrank, sondern vor allem die Operationssäle in den Krankenhäusern.

Phagen haben sicher eine große Zukunft in der Biotechnologie. Wir müssen uns mit den Phagen gegen die Bakterien verbünden. Phagentherapien von Nahrungsmitteln unterliegen keinen GMO-Gesetzen, also

Verboten von genmanipulierten Organismen. Phagen sitzen außen. Sie mitzuessen wäre ungefährlich. Ansonsten: abspülen genügt!

Ein Fall von ... Stuhltransfer

Eines Tages steht Frau W. in meinem Büro in Zürich. Ob ich auf internationalen Kongressen einmal aufpassen könne, was es gegen *Clostridium difficile* (C. d.) für Therapiemöglichkeiten gebe. Sie bekommt gerade in der dritten Runde ein hoch dosiertes Antibiotikum gegen C. d. (Vancomycin). Aber sobald es abgesetzt wird, hat sie wieder Diarrhoe. Vor 10 Jahren hatte sie eine Zahnbehandlung mit nachfolgender Infektion. Antibiotika gelangen nur schwer in die Knochen, da diese nicht sehr stoffwechselaktiv sind. So musste sie sehr intensiv behandelt werden. Das Ergebnis war eine zerstörte Darmflora, in der nur noch ein Bakterium gedeiht, C. d. Das durch Antibiotika ausgelöste Wachstum von C. d. muss dann wieder mit einem weiteren speziellen Antibiotikum bekämpft werden, mit Vancomycin als letztem und einzigem Rettungsanker.

Ich war vor fünf Jahren in Paris im Institut Pasteur zu einem internationalen Kongress über VOM, Viruses of Microbes. In Paris hat man vor 100 Jahren die Phagen entdeckt. Einen Vortrag über C. d. gibt es nicht, nur einige Poster, auch da gibt es nichts Neues; Phagen gegen das hochgefährliche Bakterium sind nicht in Sicht. Dann bin ich zu einem Weltgipfel Virologie nach Busan in Korea eingeladen. Nie gab es so wenig Teilnehmer auf einem Welt-Viruskongress. Alle Teilnehmer waren etwas verärgert und fühlten sich irregeführt mit der Ankündigung dieses Kongresses als Großereignis; so saßen die wenigen Teilnehmer mehr beisammen als üblich. Ich konfrontierte einige Kollegen beim Frühstück mit der Frage, was es Neues gegen C. d. gebe? Ein Kollege aus Kalifornien wusste sofort Bescheid. Er zitierte einen Artikel aus der *New York Times* und versprach, mir die Papers zu mailen. Die Antwort war: Stuhltransfer, Faeces Transfer (FT) oder sogar Stuhltransplantation; tolle Namen und alle meinen dasselbe.

Zurück in Zürich, sammelte ich die Daten aus der wissenschaftlichen «Pubmed»-Weltkartei. Seit ca. 1950 wird diese Behandlung durchgeführt, es gibt schon über 200 publizierte Studien in mindestens zehn Ländern. Hunderte von Patienten haben FT erhalten, mit Klistierspritze in den Darm, manchmal per Sonde durch den Mund in den Darm.

Spender sind Familienangehörige, ein Löffelchen voll Stuhl einer Verwandten genügt. Man führt einige Untersuchungen bei den Spendern durch, um die Übertragung von Hepatitisviren oder HIV/AIDS auszuschließen. Toxine im Empfänger dienen als Nachweis von C. d. Aber genaue systematische Tests gibt es bis heute nicht. Die Patientin in Zürich war sofort interessiert. Es genügte, ihr klarzumachen, dass mit einem Schlag viele hundert Bakterientypen, Phagen und Viren in ihrem Darm angesiedelt würden, die von allein nicht mehr entstehen könnten, die aber dorthin gehören. Ich verwies auf die neuen Mikrobiom-Analysen des menschlichen Darms. Danach hat der Mensch 1,5 kg Darmbakterien mit Tausenden verschiedenen Bakteriensorten – insgesamt 10^{14} Bakterien. Er benötigt sie zur Nahrungsverdauung. Sie befinden sich in einer friedlichen Koexistenz, nicht in einem Dauerkrieg. Wo aber sollen die Bakterien herkommen nach einer vernichtenden Antibiotika-Therapie? Die Professoren der Fakultät in Zürich wollten davon allerdings überhaupt nichts wissen. Ich geriet als Nichtärztin in Verruf, solle mich da heraushalten, aber die Patientin bestand darauf. Notfalls mache ich das ohne die Ärzte, das geht doch auch, hatte sie gelesen. Ich schlug Basel, Freiburg oder Städte in Australien, USA oder Skandinavien vor. So viel Auswahl gibt es. Sie überzeugte zuletzt die Schweizer Kollegen.

Zusammen mit Kollegen der Medizinischen Mikrobiologie der Universität Zürich sammelten wir schließlich Proben von der Empfängerin und ihrer Spenderin; das wiederholten wir nach einigen Monaten, um die Veränderung der Darmflora nach den neuen Methoden der Sequenzierung, die Gesamtheit der Bakterien, die Mikrobiome, zu untersuchen. Zuerst wurden die Nukleinsäuren aus den Proben isoliert – was nicht ganz einfach war, Stuhlaufarbeitung gehört nicht gerade zur Standardmethode eines Biochemielabors. Danach wurden von uns die gesamten Bakteriengene sequenziert. Aus den Sequenzen konnten viele Bakterienarten identifiziert werden, um die Zusammensetzung des Darm-Mikrobioms zu bestimmen.

Wir schauten aber auch nach dem Virom, also uns bekannten Viren. Meine Forschungsmittel gestatteten den Kauf der dazu nötigen Sequenzier-Chips. Die Datenmenge war dann allerdings gigantisch. Eine Kilogramm schwere Festplatte mit Hunderten von Terabytes Daten musste gut gepolstert in meiner Handtasche von Berlin nach Zürich transportiert werden. Die größten Computer der ETH und der MPG waren tagelang beschäftigt, um die Daten auszuwerten. Das Ergebnis war überraschend: Es war keineswegs nur die Darmflora der Spenderin vorhanden. Auch Restbakterien der Empfängerin holten wieder auf. Der Übeltäter C. d. war überwuchert durch die anderen normalen Bakterien und Viren, wenn auch nicht total verschwunden. So ist das auch in der gesunden Darmflora: Die «gesunden» Bakterien verdrängen die schädlichen, denn meistens wachsen die gesunden sogar besser. Wir fanden weit über 100 Bakterientypen und 22 Virustypen, 21 davon waren Phagen und ein Chlorellavirus, ein Algen-Gigavirus im menschlichen Darm! Ein solches Virus hatten wir nicht erwartet, es war eine richtige Überraschung. Allerdings fanden wir mit Hilfe der vorhandenen Programme nur bekannte Viren und viel weniger als erwartet. Also, unsere Viromanalyse fiel zu mager aus – gingen Viren bei der Aufarbeitung verloren? Unbekannte Viren findet man so sowieso nicht. Archäen identifizierten wir auch. Man hatte sie bereits im Stuhl von Menschen nachgewiesen. Nicht alle Archäen sind also Extremophile. Wir verfügen inzwischen über die Mikrobiomergebnisse über einen Zeitraum von mehr als vier Jahren. Wiederholt prüften wir den Verlauf des Mikrobioms der Behandelten. Was hat sich geändert? Einige der Daten sind inzwischen veröffentlicht worden und der Patientin geht es ausgezeichnet.

Was man im Stuhl noch alles erwarten kann, zeigen mehrere Kotuntersuchungen bei Fledermäusen. Sie gelten als Virus- und Krankheitsüberträger ersten Ranges, vielleicht weil sie dicht an dicht mit dem Kopf nach unten in Höhlen hängen und sich unter ihnen meterhohe Kotberge ansammeln, an denen auch Fledermäuse erkranken und zugrunde gehen. Die Überlebenden werden zu Überträgern vieler hochgefährlicher Krankheiten. Gefunden wurden lauter bekannte Viren, SARS-, Ebola-, Hantaviren, 66 verschiedene Paramyxoviren, zu denen das Masernvirus gehört, und vieles mehr. Was da noch alles an unbekannten Viren zutage kommen wird – auch im menschlichen Stuhl.

Das Unglaubliche war, dass sich die Patientin schon eine Woche nach dem Stuhltransfer nicht nur besser, sondern gesund fühlte und nun schon länger als drei Jahre keinen Rückfall erlitten hat. Selbst drei kurze Antibiotikatherapien überstand sie in der Zwischenzeit ohne Probleme. Die Universität erhielt darauf Mittel über 2,3 Millionen Schweizer Franken für die Erforschung dieser Methode bei weiteren C. d.-Patienten, bei Morbus Crohn und anderen gastrointestinalen Erkrankungen. Der Widerstand der Ärzte scheint gebrochen. Bislang gibt es keine statistischen Untersuchungen über Wirksamkeiten. Es gibt gar keine Regeln. Noch nicht! Die Patientin sagte couragiert, wenn die Ärzte nicht wollen, würde sie nach Hause ausweichen, es sei kein großer Unterschied zu einer Klistierspritze gegen Verstopfung. Die Patientin erzählte vor drei Jahren dem erstaunten Fernsehpublikum des SRF, wie man das in der Küche machen könne, man benötige ein Löffelchen, eine Kinderwindel zum Filtrieren und ein Gummiklistier! Vielleicht wählt man das Badezimmer statt der Küche; ein Hochsicherheitslabor oder gar ein hochsteriler Operationsraum, wie manchmal in der Literatur beschrieben wird, sind überflüssig. Die Methode ist frappierend: Sie kostet nichts, ist ungefährlich, kann wiederholt werden, einmal reicht meistens schon zur vollständigen Heilung und ein Arzt wird eigentlich auch nicht zwingend benötigt. Es ist das billigste und erfolgreichste Verfahren mit sofortiger Wirkung, das ich kenne, mit phantastischer Steigerung der Lebensqualität.

Der Stuhltransfer bewirkt, dass sich die Bakterien eines Gesunden im Darm des Patienten ansiedeln und wachsen. Sie können sich innerhalb von Minuten verdoppeln. Sie tricksen damit das resistente C. d. aus und drängen es zurück. Mit einem Schlag ist fast die gesamte normale Bakterienflora hochgewachsen. Dutzende von Patienten sind inzwischen teilweise von weither nach Zürich angereist und erfolgreich behandelt worden. Das ist eine erfreuliche Wende nach den heftigen Abwehrreaktionen, die mich am Anfang von den Ärzten trafen. Wir haben nun ein gemeinsames Forschungsprogramm aufgelegt.

«Stuhltransplantation» ist ein zu gewaltiges Wort für diese höchst unkomplizierte Methode, «Stuhltransfer» wäre eine einfachere Bezeichnung. Über 95 Prozent der so Behandelten, und das waren Hunderte, waren laut diversen Studien nach einer einzigen Behandlung in wenigen Wochen geheilt. Die Patienten drängeln und müssen die Ärzte geradezu überreden, weil die Schulmedizin diese Therapie nicht vorsieht. Vielleicht kann man ja auch appetitliche Pillen drehen, die durch den Magen bis in den Darm gelangen, oder Zäpfchen als Ersatz für eine Klistierspritze entwickeln. Die Methode ließe sich auch beschleunigen, wenn man universelle Spender fände, die nicht erst identifiziert und mühsam einzeln vorgetestet werden müssten.

Viele lieben die probiotischen Joghurts. Darin sind bestenfalls ein paar Bakterienstämme enthalten und die müssen noch heil durch den Magen hindurch, ohne verdaut zu werden, um zu wirken. Das ist eher wohlschmeckender Joghurt als eine Therapie. Die Joghurthersteller wittern sicher schon das große Geschäft.

Einen neuen Ansatz versucht man beim Sanger-Institut in Hinxton in England, wo Trevor Lawley aus der Gesamtzahl der Tausenden von Mikroben im Darm 18 herausgesucht hat und daraus einen Mix herstellt, wobei er Sechser-Kombinationen durchspielt. Damit hat er bei Mäusen die Darminfektion und C. d. bekämpft. Erste Ergebnisse sehen vielversprechend aus. Aber werden sie stabil bleiben? Das ist immer die kritische Frage. Eine Variante wäre eine Phagentherapie, bei der man nur die Phagen ohne die Bakterien aus gesundem Stuhl isoliert und dem Patienten appliziert. Auch das wird schon probiert.

Als andere Anwendungsvariante wird diskutiert, eine Stuhlprobe des Patienten einzufrieren, bevor er sich einer schweren Antibiotikatherapie unterzieht, und ihm später zurückzugeben. Inzwischen hatte ich selbst eine heftige Zahninfektion. Vor der Antibiotikatherapie habe ich eine eigene Stuhlprobe in einem Röhrchen in meinem Gefrierfach verstaut – mein Zahnarzt wollte es nicht glauben! Das hatte er noch nie gehört. Eine gute Beschriftung und doppelte Verpackung wird vor Überraschungen schützen. Eigentlich hätte ich besser 20 Prozent Glycerin als «Frostschutz» hinzufügen sollen, aber das hatte ich zu Hause nicht vorrätig. Hoffentlich brauche ich diese Reserve nie. Eigenspenden sind ja nicht neu. Lagerung von Nabelschnurblut in flüssigem Stickstoff wird schon bei Neugeborenen durchgeführt – als Taufgeschenk für therapeutische Notfälle im späteren Leben. Blutkonserven sind auch nicht viel anders, nur sehr viel kurzlebiger.

Das Auftreten von C. d. wurde jüngst in Österreich statistisch erfasst: 8000 von 8 Millionen Österreichern sterben jährlich an einer in der Klinik erworbenen Infektion mit C. d., das sind 0,1 Prozent. In Deutschland entspräche das fast 100 000 Personen pro Jahr. So sieht jedoch der Klinikalltag aus: Obwohl ein Patient C. d. hatte, trug niemand Handschuhe. Ich hatte das Telefonat mit dieser Diagnose nur zufällig gehört. Meine Mikrobiologiekollegen in Zürich gaben mir Kittel, Handschuhe und eine spezielle Seife mit – Seife ist in diesem Fall nötig, kein Sterilium. Im Spital war das völlige Fehlanzeige, nichts davon kam je zum Einsatz, weder beim Personal noch bei den Ärzten. Der kurz darauf folgende Tod des Patienten macht mich bis heute betroffen.

Zur Reinheit von Kliniken wurde zum ersten Mal 2013 ein internationaler Preis ausgeschrieben, der Robert-Koch-Preis für Krankenhaushygiene. Bei der Verleihung in Berlin ging es dabei fast nur um die Handhygiene. Der geladene Holländer hatte nur ein müdes Lächeln ob der schwachen Erfolge in Deutschland. In Holland ist man viel weiter. Der Preisträger aus einer Klinik in Münster hatte herausgefunden, auf welchem Wege in Holland die Infektionen so niedrig gehalten werden, bei ihnen im nahe gelegenen Münster nicht. Man verfährt dort nun wie in Holland, neue Patienten werden seither sofort getestet und bei einer nachgewiesenen C. d.-Kontamination erst einmal zur Sanierung heimgeschickt. Erst danach dürfen sie wiederkommen. Das wird nun nachgeahmt.

Giftiges Kinderspielzeug und die Epigenetik

Junge Mütter, aufgepasst. Farbige Mäuse überführen gefährliche Schnuller! Zum vielfarbigen Mais gibt es eine Analogie, nämlich farbige Mäuse. Die Mäuse sind zwar nicht ganz so bunt wie der Mais, aber farbig sind sie auch. Normale Mäuse sind schwarz und gesund, kranke Mäuse dagegen gelb und fett. Die Farben haben also eine Bedeutung: Schwarze Mäuse unterdrücken aufgrund epigenetischer Einflüsse Krankheiten wie Fettleibigkeit, Diabetes und sogar einige Tumore. Deshalb kann man sie als lebendiges Testmodell für Umwelteinflüsse benutzen. Sie heißen *Agouti*-Mäuse nach dem Farbgen Agouti. Sieht man diese beiden vollständig verschiedenen Mäuse nebeneinander – gelb und dick die einen, schwarz und dünn die anderen –, ist es kaum zu glauben, dass sie identische Gene tragen. Sie unterscheiden sich nur durch epigenetische, also nachträgliche Veränderungen der DNA, durch chemische Modifikationen, nämlich das Anheften von Methylgruppen. Damit werden Gene unterschiedlich reguliert: Ohne Methylgruppen entsteht gelb, mit der chemischen Modifikation die schwarze Farbe, Zwischenstufen ergeben braun.

Jetzt versuche ich die Aufmerksamkeit von Müttern zu wecken: Füttert man die Agouti-Mäuse mit Kanzerogenen wie Bisphenol A, das sich im Kinderspielzeug, in Schnuller oder in Babyflaschen aus China befindet, so entstehen in der nachfolgenden Generation gelbe Mäuse (Demethylierung und Aktivierung des Agouti-Farbgens), und das bedeutet Gefahr! Agouti-Mäuse sind Testmäuse für krebserregende Stoffe oder Gifte. Auch Feinstaub, Chemikalien, Psychofaktoren oder schlicht das Alter können sich am gelben Fell zeigen. Füttert man die Muttermaus

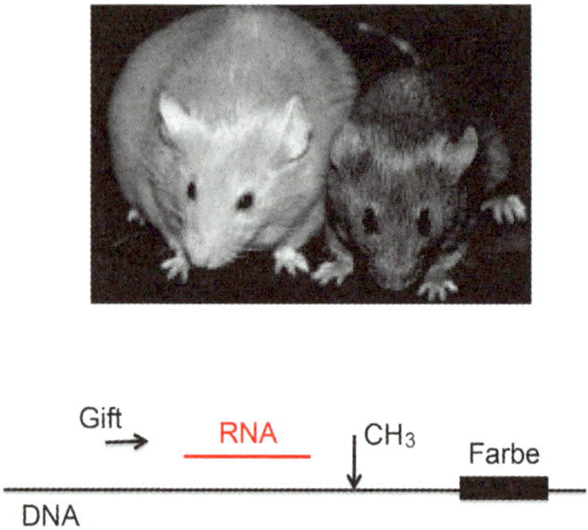

Abb. 24: Epigenetik ohne Genetik: Krebsstoffe/Gift führen zu RNA, Methylierung der DNA (CH_3), Farbänderung und Übergewicht.

zusätzlich zum Bisphenol A zugleich mit Vitamin B12 oder Folsäure, so sind die Jungen schlank, schwarz und gesund. Ein Nahrungsmittel kann also ein anderes in der Wirkung aufheben. Zeitpunkt und Entwicklungsstadien spielen dabei zwar eine Rolle, jedoch ist das Prinzip sehr erstaunlich. Die umweltbedingten Modifikationen lassen sich wiederum durch die Umwelt verhindern, durch Nahrung.

Wie erklärt sich das? Die Umwelt führt zu kleinen RNA-Molekülen, regulatorischer RNA. Das zeigt man so: Spritzt man kleine regulatorische RNA in einen schwarzen Mausembryo, kann das zu weißen Spitzen an den Schwänzen führen. Bei Pferden, Hunden oder Katzen kennen wir alle weiße Ohrenspitzen, weiße Unterschenkel oder weiße Pfötchen. Daran ist das Agouti-Farbgen schuld. Die Farben entstehen durch ein Stückchen umweltbedingter RNA, das eine Methyltransferase reguliert. Damit sind wir dann wieder bei den Methylgruppen und den durch sie ausgelösten epigenetischen (vorübergehenden) Veränderungen der DNA. Besonders Kontrollgene, Promotoren, werden methyliert und regulieren Farbänderungen. Weiße Öhrchen ebenso wie die Farben der Agouti-Mäuse oder der Maiskörner werden epigenetisch durch die Umwelt reguliert. Genau das hatte Barbara McClintock gefunden: Springende Gene (oder RNA) führen zu epigenetischen Veränderungen von Farbgenen. Diese Mäuse hat sich Barbara McClintock wohl nicht vorgestellt als späte Konsequenz ihrer farbigen Maiskörner. Doch das von ihr entdeckte Prinzip der epigenetisch veränderten Kontrollgene von Farben gilt auch hier.

Übrigens, eine RNA kann eine andere RNA neutralisieren, so heben sich die genannten zwei Nahrungsmittel auf. Was hat das mit Viren zu tun? Springende Gene, Transposons oder Retrotransposons liefern oder beeinflussen die Kontrollgene, die Promotoren. Eines davon ist das erwähnte SB-Transposon, Dornröschen, das andere heißt IAP (retrovirales Intracisternal-A-Partikel), sie sind mit Viren verwandt.

Lynns Kampf gegen Adipositas

In Cold Spring Harbor beim Symposium «The Evolutionary Landscape» zu Ehren von Darwins 200. Geburtstag traf ich Lynn wieder, mit der ich vor Jahrzehnten in Kalifornien Molekularbiologie studiert hatte. Sie war gerade Chairperson einer Sitzung gewesen und hatte über Darwin ein Buch geschrieben. Sie wurde mit knapp 30 Jahren zur Professorin an der University of California ernannt, als eine der ersten «Quotenprofessorinnen»; es musste erst eine Frau berufen werden, dann wieder ein Mann. Davon war zu der Zeit in Europa noch lange nicht die Rede, und mir war das alles völlig neu. Sie fühlte sich von den männlichen Kollegen gemobbt und wurde übergewichtig. Sie kann heute ihre Wohnung in New York mit spektakulärem Blick über den Central Park fast nicht mehr verlassen. In den Bücherborden türmen sich Packungen für Diäten, die Ärzte schicken sie weg mit dem Hinweis «exercise»: Machen Sie Sport zum Abnehmen! Es gelingt ihr selbst als Professorin für Biochemie nicht.

Vielleicht hat ein übergewichtiger Patient trotz aller Anstrengungen abzunehmen keine Chance, wieder schlank zu werden und es dann auch zu bleiben, weil der Darm sich zu langsam verändert. Vielleicht brauchen Übergewichtige einen Stuhltransfer. Dazu ist allerdings vorher die vollständige Ablation (Beseitigung) der vorhandenen Darmflora nötig; auf einem Kongress wurde darauf hingewiesen, dass ein hinzugefügtes Mikrobiom nach acht Wochen vom alten überwachsen wird und damit keine anhaltende Besserung erlaubt. Die Darmflora von Übergewichtigen ist gegenüber der von Normalen verändert, die Bakterienflora weniger komplex zusammengesetzt und träger. Sie verändert sich nur langsam. Vielleicht diktiert die Darmflora einem «Dicken», wie viel er isst, wenn die Bakterien einmal auf das Dicksein spezialisiert sind. Experimentell wurde gezeigt, dass Stuhltransfer von übergewichtigen oder schlanken Menschen, auf Mäuse übertragen, entsprechend zu dicken oder dünnen Mäusen führte. Dabei spielt auch die Futterverwertung eine Rolle, also wie sehr die Nahrung vom Organismus genutzt wird. Die übertragenen Darminhalte bestimmten das Gewicht der Mäuse. Sperrte man übergewichtige und schlanke Mäuse zusammen in denselben Käfig, so «steckten» die dünnen Mäuse über den Kot die dicken an. Schlank steckt an! So herum! Die Mikrobiome der schlanken Mäuse gewinnen und verhindern das Dickwerden. Das ist nur im ersten Augenblick erstaunlich. Man weiß inzwischen, dass das Mikrobiom von Übergewichtigen zu einer monotoneren, also weniger vielfältigen Darmflora führt und die Bakterien außerdem «faul» sind, weniger replikationsfreudig. Wir haben aus unserer Mikrobiom-Studie die Namen der «guten» und der «schlechten» Bakterien selbst erst lernen müssen. Die für Schlankheit zuständigen sind die Bacteroides, die für Übergewicht sind die Firmicutes. Bald wird jeder das Verhältnis dieser beiden Bakterienarten in seinem Mikrobiom wissen, vergleichbar dem Zahlenverhältnis für «gutes» und «schlechtes» Cholesterin.

Das Schlankbleiben erfordert wiederum richtige Ernährung. Doch wie ernährt man sich eigentlich «richtig»? Es gibt vielleicht gar kein allgemeingültiges Richtig oder Falsch! Wir brauchen Pillen mit den «richtigen» Bakterien für die «gesunde» Darmzusammensetzung, wenn wir sie denn kennen würden.

Auch Schönheitsideale, Tradition oder Gesellschaftsstrukturen spielen eine Rolle. Ein Kollege aus dem Senegal berichtet: «Dick ist schön», so wie früher bei uns «blass» ein Schönheitsideal war. Körperfülle bedeutet Wohlstand und einen höheren sozialen Status. Die Frauen von Stammesfürsten aus Afrika sind auf Kongressen ihrem Status entsprechend am korpulentesten. Doch das ändert sich. Auf einem Kongress in Dubai wurde mir zu verstehen gegeben, weder Krebs noch Viren, selbst HCV seien nicht die vordringlichen Probleme, sondern Diabetes Typ 2. Besonders die Frauen sind wegen ihrer traditionellen Rolle extrem durch Übergewicht und damit Diabetes gefährdet. Sie scheinen sich mit Pralinen zu trösten. Ich sah ihnen dabei in der größten Shopping-Mall der Welt in Dubai zu.

Außer der Gewohnheit wirkt auch der Geburtsvorgang auf das spätere Mikrobiom von Neugeborenen ein. Er hat Einfluss auf die Gesundheit der Kinder, wie bereits beim Kaiserschnitt erwähnt wurde. Haben

«Dicke» die Darmflora einer «dicken» Mutter bei der Geburt mitbekommen und deshalb nur eine geringe Chance, diese zu verändern? Das Mikrobiom kann sich auch dahingehend verändern, bessere «Futterverwertung» zu erzielen; die Bakterien entziehen dann dem Futter mehr Nährstoffe als im Normalfall und fördern so das Übergewicht.

Auch die Gene spielen eine Rolle, Leptine oder FAT10 oder Transkriptionsfaktoren wie IRX3, deren Bedeutung jedoch noch kontrovers diskutiert wird.

Auf jeden Fall sind Schuldzuweisungen an Übergewichtige wegen unkontrollierter Nahrungsaufnahme nicht so einfach!

Sogar epigenetische Veränderungen durch die Ernährung sind beschrieben worden, nicht nur bei Mäusen. Eigentlich sind epigenetische Veränderungen auf die Lebensspanne einer Person beschränkt und nicht vererbbar, sondern werden im Embryo ausgelöscht. Einige epigenetische Veränderungen können jedoch vererbt werden. Dazu müssen die Veränderungen bis in die Keimzellen der Mütter oder die Samen der Väter vorgedrungen sein. Wir erinnern uns an die endogenen Viren, die auch nur nach dem Eindringen in die Keimbahn senkrecht vererbt werden können. Mütter, die im Krieg gehungert hatten und nach Holland geflohen waren, wurden dort untersucht. Bei ihren Kindern fanden sich eine erhöhte Krebsrate und höhere Wahrscheinlichkeiten für das Auftreten von Herzerkrankungen. Dabei war der Zustand der Mütter während der Schwangerschaft entscheidend. Auch das ist erschreckend. Wo bleibt da der freie Wille – wie sehr sind wir durch die geerbte Methylierung von Genen bereits festgelegt? Selbst das Alter der Väter bei der Zeugung kann die Epigenetik der Kinder beeinflussen! Es müssen Veränderungen in den Keimzellen stattgefunden haben, denn nur so lassen sich diese vererben.

Noch viel überraschender ist es, dass Frauen die Veranlagung zum Übergewicht an ihre Enkelinnen vererben und Männer an ihre Enkel. Daraus auf epigenetische Veränderungen in den Keimzellen der Mütter oder die Spermien der Väter zu schließen, reicht also nicht. Dass sich diese erst in der zweiten Generation durchsetzen, ist verblüffend. Man nennt das transgenerationale Vererbung. Dabei ist der Zeitpunkt, an dem die Großväter und Großmütter überernährt waren, aufschlussreich. Bei Frauen bildeten sich diese epigenetischen Veränderungen in der Schwangerschaft aus, bei Männern auch in der Jugend. Der Zeitpunkt des Zeugens der Nachkommen ist demnach bestimmend für den

Einfluss auf die Nachkommen. Aber wieso über zwei Generationen? Was wird da vererbt? Kleine Stückchen regulatorischer RNA sind schuld, so lautet der Verdacht. Sie konnten im Mausexperiment durch den Samen «vererbt» werden. Epigenetische Veränderungen erlöschen im nächsten Embryo, die transgenerationalen Veränderungen hingegen halten sich viel länger, mindestens über einige Generationen. Auch einen neuen Namen hat man schon dafür erfunden: Paramutationen. Bei Würmchen wurde über 50 Generationen eine RNA im Experiment vererbt – war sie inzwischen zur DNA geworden? Das Studium der Übergewichtigkeit – über die Vererbung von regulatorischer RNA – eröffnet also eine neue Forschungsrichtung. Was für Zukunftsperspektiven sind das? Großväter beeinflussen ihre Enkel! Auch noch die Urenkel – wer weiß? Ich habe einen vorzeigbaren Ururgroßvater (Gottfried Semper), aber ich dachte, der hat mir leider nichts von seinem Genie vererbt!

Elba-Würmchen lassen arbeiten

So etwas wie den Elba-Wurm hätte ich nicht für möglich gehalten. Der Wurm ist wie eine Art umgestülpter Darm, bei dem innen und außen vertauscht sind. Taucher vor Elba sammelten aus dem flachen Küstengewässer den Elba-Wurm. Dieser Wurm, *Olavius algarvensis, O. algarvensis,* ist weiß, eigentlich die Farbe von Tieren, die in der Tiefsee wohnen. Er lebt aber nahe an der Oberfläche. Er ist ungewöhnlich, hat weder Mund noch sonstige Öffnungen, keine Verdauungsorgane und keine sonstigen Organe. Wieso ist das eigentlich ein Wurm? Vielleicht weil er so aussieht, weil er sich kringelt. Der Wurm hat nicht einmal Ausscheidungsorgane. Er hat allerdings Genitalien, umgeben von ein paar Borsten, und kann sich vermehren. Er heißt deshalb auch «Wenigborster». Dieser Wurm lebt in einer Partnerschaft, Symbiose, mit Bakterien. Der Elba-Wurm besteht nur aus einem Schlauch, einer Art Darm, jedoch andersherum als bei uns, denn die verdauenden Mikroorganismen sitzen bei ihm außen, nicht innen. Dieses Tier lebt zusammen mit mindestens fünf verschiedenen Bakterienarten, also einem Team aus Helfern. Sie sorgen für Zufuhr von Nahrung und Recycling der Abfallprodukte. Dieses Konglomerat steigt abwechselnd nach oben und sinkt wieder nach unten. Den Zyklus aktivieren im tieferen Wasser Schwefelbakterien, im flacheren Wasser Sauerstoffbakterien. Die einen erzeugen Zucker, der den Elba-Wurm ernährt, die anderen wandeln ihn zurück.

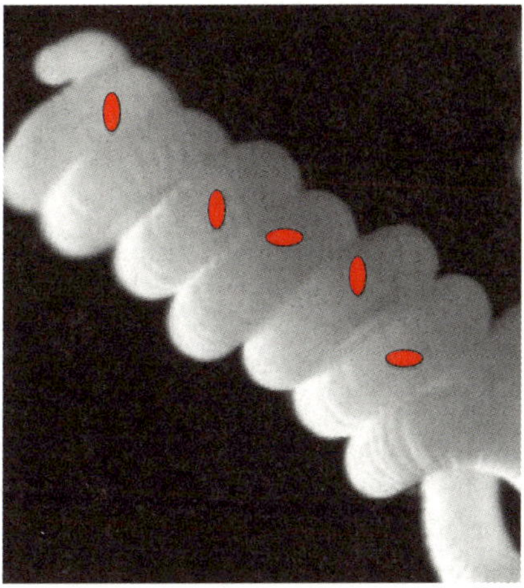

Abb. 25: Elba-Würmchen mit Bakterien außen – bei unserem Darm sind innen und außen vertauscht.

Der Wurm ist im Wesentlichen ein Transportvehikel mit Antriebskraftstoff, den die ihn ernährenden Bakterien als Mitfahrer liefern. Er selbst schwebt nur auf und ab.

Genau genommen besiedeln auch uns viele Bakterienarten, nicht nur von innen, sondern auch von außen. Die außen sitzenden ernähren uns vielleicht nicht gerade, aber vorhanden sind sie doch. Sie erfüllen auch Funktionen, denn sie schützen unsere Haut vor fremder Besiedlung.

Wie wohl das Genom des Elba-Wurms beschaffen ist? Die Lebensgemeinschaft ist so eng, dass die Partner sich nicht trennen und einzeln anzüchten und analysieren lassen, sondern nur gemeinsam. Eine Gesamtgenom- oder Metagenomanalyse, bei der die fünf Bakterienarten in der Gesamtheit mit dem Wurm untersucht wurden, zeigte überraschend, dass dieses System extrem viele Springende Gene aufweist, Transposons mit der dazugehörigen Transposase zum «cut-and-paste». Vielleicht ist diese multiple Symbiose erst neueren Datums, denn da wird noch kräftig gesprungen und ausprobiert und das Genom dabei an neue Lebensbedingungen angepasst. Das Springen ist ja nicht ungefährlich für den Wirt, wenn dabei zu viele Mutationen auftreten. Aber im Prozess der Anpassung ist das gerade besonders nützlich. Dies könnte Adaption in Real-Time, also in Echtzeit, sein! So vermuten die Autoren. Wie vorbildlich ist so eine Gemeinschaft, wie minimalistisch, wie autonom? Könnte man sie zum Vorbild für eine menschliche Lebensgemeinschaft wählen, fragten Nicole Dubilier und ihre Koautoren vom MPI für Marine Mikrobiologie in Bremen in der Publikation.

Quallen benutzen übrigens ähnliche Tricks; eine Symbiose besteht aus Quallen als Transportsystem und Bakterien als Ernährer. In einem besonderen Quallensee in Palau bei den Philippinen gibt es Millionen Goldener Quallen mit Algen statt Bakterien in einer Symbiose, die 10 Prozent der Quallen ausmachen. Algen plus Sonne ergibt Kohlendioxyd und Zucker, die Nahrung der Quallen. Die Quallen schwimmen dem Licht nach, transportieren dabei die Algen, damit sie Nahrung herstellen können. Die riesigen kreisenden Quallenschwärme locken Forscher an, dieses biologische System zu untersuchen. Es soll als Modell für frühe Stadien der Entstehung des Lebens mit wenig Sauerstoff dienen. Wir haben ja schon erwähnt, dass nicht nur Quallen, sondern sogar Viren und Schwämme lichtempfindlich sind und ihre Wirte zur Sonne treiben.

Meine Glaskugel mit Ökosphäre

Ich habe Hausgenossen ganz besonderer Art: Vier muntere kleine Krabben als Bewohner einer gläsernen Kugel. (Sie erinnern mich an meinen früheren Krabbenkutter «Erna» in Büsum! Ich hatte ihn einem Fischer meiner Großmutter abgekauft, die einst Krabbenkonserven herstellte.) Die Kugel passt in meine Hand – eine ganze Welt, wie im Song der Beatles. Sie ist zu drei Viertel mit Meerwasser gefüllt, unten liegen ein paar weiße Steinchen und einige Kunstzweige, sie sollen Gewächse am Meeresboden simulieren. Es ist eine geschlossene Glaskugel, in der sich das Leben abspielt in einem von außen nicht zugänglichen Aquarium. Eine sich selbst versorgende Miniaturwelt – nein, nicht ganz, Licht wird gebraucht. Die Garnelen müssen nie gefüttert werden, brauchen keine Lüftung und nie frisches Wasser. Allerdings muss man sehr genau aufpassen, dass sie nicht zu viel und nicht zu wenig Licht bekommen. Das ist die Kunst. Wenn zu viel Licht einfällt, wächst die Glaswand von innen mit grünen Algen zu. Dagegen hat man einen Magneten mitgeliefert bekommen, der innen einen Gegenmagneten anzieht, den man wie beim Fensterputzen zum Abtragen des Algenwuchses hin und her bewegt. Die Rundung des Glases vergrößert wie eine Lupe. Mein erster Gang beim Heimkommen gilt diesen Hausgenossen – und das schon seit mehr als drei Jahren.

Das ist die «Ecosphere», eine Ökosphäre, die vor 20 Jahren von der NASA entwickelt wurde. Sie soll ins Weltall mitfliegen. Vielleicht war so eine Kugel schon dort – das erfährt man nicht. Im Internet wird sie als Tierquälerei angeprangert. Wenn die Krabben nicht merken, dass sie immer im Kreis schwimmen, entgeht ihnen vielleicht, dass sie eingesperrt sind. In der geheimnisvollen Glaskugel ist aber noch mehr vorhanden, außer Algen und Krabben gibt es noch Bakterien, die man nicht sieht, und selbstverständlich auch Viren, die man erst recht nicht sieht.

Der Kreislauf geht fast wie im Quallensee: Licht regt die Algen zu Stoffwechsel an, die Krabben fressen von den Algen und den Bakterien. Die Bakterien zersetzen die Abfälle der Krabben, welche die Algen wiederum als Nährstoffe benötigen. Die Krabben und Bakterien produzieren Kohlendioxyd, das die Algen zur Produktion von Sauerstoff benötigen. Alles klar? Ein fein tariertes Gleichgewicht ist das: Zu viel Algen können die Krabben nicht vertilgen, und sind es zu wenige, dann verhungern sie. Eines Tages war eine Krabbe verschwunden. Ist sie verhungert, weil zu wenig Licht herrschte? Sicher ist sie zersetzt worden und ihre Moleküle sind wieder in den Kreislauf zurückgelangt. So sieht der Tod aus.

Überall auf der Erde sollte alles so gut eingespielt sein, Zyklen zwischen Abfall und Nutzen. Besonders bei den Menschen klappt das nicht mit dem Müll. Ein Kind in Lumpen auf einer Müllhalde irgendwo in der Dritten Welt hält eine nicht degradierbare Scheckkarte von Frau Müller aus Wanne-Eickel in die Fernsehkamera! Über den schnellen Abbau des Ölteppichs bei dem «Deepwater-Horizon»-Unglück vor Florida im Jahr 2010 durch die Mikroorganismen hingegen haben selbst die Wissenschaftler gestaunt, niemand hatte dieses Tempo vorhergesehen. Unerwartet schnell erholte sich auch die Natur nach dem Reaktorunglück von Tschernobyl und nach dem Vulkanausbruch des Mount St. Helens in den USA.

Zum Ökosystem bleibt noch die Frage nach den Viren. Sicher sind sie dabei, sie wurden von der NASA nur nicht erwähnt, weil man nichts über sie weiß. Sie sitzen in den ölfressenden Bakterien als Phagen und sicher auch in meinen Krabben. Das weiß man, nur sie machen ja nicht krank, weil sich dort alles so gut im Gleichgewicht befindet. Deshalb bemerken wir sie nicht. Übrigens, man kann die «Ecosphere» im Internet bestellen.

Die NASA verschickt auch «Bärtierchen» zum Mars. Davon haben viele nie gehört – ich selbst auch erst, als ich in Kiel von der Marsmission und der Beteiligung des dortigen Instituts für Extraterrestrische Physik hörte. Dort hatte ich vor fünfzig Jahren über die Elementarteilchen in der kosmischen Höhenstrahlung meine Diplomarbeit angefertigt. Kernphysik war nach dem Krieg nur durch Erforschen von «Luftschauern» erlaubt, die bei der Wechselwirkung von Elementarteilchen mit der Erdatmosphäre und der Bunkerdecke entstehen, wo ich arbeitete. Heute untersucht man dort den Kosmos und schickt Bärtierchen ins All, *Tardigradus* genannt. Sie sehen ein bisschen aus wie winzige Kellerasseln, überstehen Einfrieren, Hitze, radioaktive Strahlung und werden uralt. Man will erforschen, wie sie im Weltall überleben. Haben die auch LINEs und SINEs im Erbgut oder sonst auch richtige Viren? Sicher! Pilzsporen sind mit Apollo 12 aus Versehen einmal zum Mond und zurück geflogen und waren danach noch lebendig. Ich würde ja Ginkgo-Samen mitsenden, immerhin haben diese die Hiroshimabombe in nur einem Kilometer Entfernung überlebt! Und Viroide im Reagenzglas. Die kämen sicher auch intakt zurück.

11. VIREN ZUR GENTHERAPIE

Mit Viren gegen Viren

Das Prinzip der Gentherapie ist denkbar einfach: Die Natur hat Viren mit Tumorgenen ausgestattet und Virologen tauschen sie gegen Therapiegene aus. Das gilt im Wesentlichen für die onkogenen Retroviren: Deren Onkogene werden durch Therapiegene ersetzt. Die Infektion einer normalen Zelle mit einem Tumorvirus verwandelt die Zelle in eine Tumorzelle, umgekehrt kann eine Tumorzelle durch ein Virus behandelt werden, in welchem das Onkogen durch ein Therapiegen ersetzt wird, um die Zelle zu heilen. Das Therapiegen muss in Tumorzellen die krank machenden Gene übertrumpfen, damit die Zelle einen normalen Phänotyp annimmt. Auch sonstige Gendefekte, wie kranke Stoffwechselgene, können nach diesem Prinzip durch Genersatz mit einem gesunden Gen behandelt werden. Die Kunst besteht allerdings in der Wahl des Therapiegens und des Virus. Jedes Virus weist Spezialitäten, Vor- und Nachteile auf. Am besten untersucht sind die Retroviren als Therapieviren. Vor allem in der Forschung sind sie unersetzlich zum Einbringen von Genen in Zellen. Es gibt kein molekularbiologisches Labor, in dem nicht Retroviren zum Gentransfer eingesetzt werden. Außerdem integrieren sich die Retroviren in das Erbgut; und das verspricht eine anhaltende Wirksamkeit. Doch das kann auch gefährlich sein, denn Integration ins Erbgut kann zu Krebs führen, zumindest als Spätfolge einer Therapie. Vielleicht gewinnt der Behandelte aber doch auf diese Weise Zeit.

Unerwartet zeigte sich bei Tierexperimenten mit Retroviren, dass die Expression des Therapiegens innerhalb weniger Monate immer schwächer wurde, obwohl die Viren ins Erbgut der Zelle integriert waren. Sie werden vom Organismus als fremd erkannt und mit der Zeit abgeschaltet und wirkungslos. Der Körper wehrt sich und bringt die eingebrachten Fremdgene zum Beispiel durch Methylierung der Promotoren zum Schweigen. Das sind die epigenetischen Veränderungen zum Abschalten von Genen, nur wenn es Farbgene trifft, sieht man das per Auge. Dieser

Mechanismus zeigte sich zuerst in Tierexperimenten, dann auch beim Menschen. Er tritt wohl eher bei Erwachsenen auf; denn im Anschluss an die Gentherapie einer Septischen Granulomatose wurden Kinder zwar geheilt, ein Erwachsener verstarb jedoch nach zwei Jahren, weil die Therapiewirkung bei ihm geendet hatte. Vielleicht durch einen epigenetischen Effekt auf die Therapiegene, der bei Kindern noch weniger ausgeprägt ist.

Es gibt Ausweichmöglichkeiten für erfolgreichere Gentherapie. Weil man es nicht schafft, alle Tumorzellen einzeln zu treffen, versucht man statt einer lokalen Behandlung, das Immunsystem des Patienten zu steigern und auf diese Weise eine bessere Immunabwehr im ganzen Körper gegen den Tumor hervorzurufen – Hilfe zur Selbsthilfe. Eine Immuntherapie wirkt dann systemisch, nicht nur lokal.

Eine weitere Variante stellen die Lentiviren dar – Verwandte des HIV. Da bekommt man erst mal einen Schrecken, nicht nur die Leser, sondern auch die Zulassungsbehörden. Lentiviren brauchen im Gegensatz zu den einfachen Retroviren keine Zellteilung und können auch in ruhenden, sich nicht teilenden Zellen wie Nervenzellen ihre Wirkung zeigen. Das wichtigste an allen Therapieviren ist, dass sie sich nicht vermehren dürfen. Niemals dürfen die Virusteile wieder zu einem richtigen Virus zusammenfinden und nie wieder aus einer Zelle in die nächste gelangen. Denn diese Zelle könnte ja eine Keimzelle sein und dann gingen die betreffenden Viren an eine nächste Generation über. Man spricht deshalb von «somatischer» Gentherapie, die nur in Körperzellen, nicht in Keimzellen erlaubt ist. Letzteres ist strengstens verboten; hier greift eine Selbstzensur der Wissenschaftler. Sie hat allerdings eine Grenze: Wie viele replikationsinkompetente, defekte Viruspartikel muss man denn in einen Tumor spritzen, damit jede Tumorzelle ein Therapievirus abbekommt? Mehr als 10 Millionen Retroviren pro Milliliter kann man nicht herstellen. Für einen kleinen Tumor ist das bereits ein viel zu großes Volumen. Deswegen hat die Natur ja schließlich replikationsfähige Viren hervorgebracht. Nur wenn sich ein Virus kräftig vermehrt, wird ein Organismus krank, und nur so würde er auch wieder gesund. Das Verbot solcher Viren ist das Haupthandicap der Gentherapie. Es werden zu wenig Tumorzellen oder niemals alle erreicht. Es bleibt immer ein unbehandelter Rest, eine «minimal residual disease». Die davongekommenen Zellen wachsen dann erneut zum Tumor nach, wie leider oft auch bei der klassischen Chemotherapie.

Damit nie wieder ein intaktes Virus entsteht, zerlegt man es in mehrere Fragmente, die nicht wieder zu einem Ganzen zusammenfinden können. Auch Rekombination und Genaustausch mit den endogenen intrazellulären Viren müssen ausgeschlossen werden. Das Prinzip dabei ist Zerstückelung. Aus Sicherheitsgründen verteilt man die Virusgene auf vier Stücke (Plasmide) in einer Verpackungszelllinie, die zwar Partikel, aber kein vermehrungsfähiges Therapievirus produziert. Sie wurde von dem Nobelpreisträger David Baltimore entwickelt. Vier Virusfragmente finden nicht wieder zusammen. Eines Tages verblüffte mich ein Semesterferienstudent aus Berlin in meinem Institut in Zürich mit diesem viergeteilten Virus. Er hatte einfach einen Brief an David Baltimore nach USA geschrieben, die Therapieviren erhalten und trug sie nun völlig arglos im Röhrchen im Reiserucksack herum. Da gibt es trotz der Zerstückelung sehr strenge Sicherheitsauflagen. Vermutlich half dem Studenten dabei mein Briefkopf!

Eine besondere Schwierigkeit der Gentherapie beruht darauf, dass die Therapieviren die kranken Zellen im Körper nicht finden. Man kann versuchen, da nachzuhelfen, indem man den Tumor direkt durch Injektion behandelt. Das gelingt jedoch nur in den seltensten Fällen, wie bei manchen Hauttumoren, und ist unmöglich, sobald der Tumor Metastasen aus abgesiedelten Zellen gebildet hat. Man muss dem Therapievirus eine Adresse für die Zielzelle mitgeben. Das sind Oberflächenmarker, Proteine in der Hülle des Virus, die an einen bestimmten Zelltyp binden. Wiederum folgt man dem Prinzip einer normalen Virusinfektion; so bindet etwa HIV mit seinem Glykoprotein, dem gp120, an den CD4-Rezeptor der bevorzugten Wirtszelle, infiziert also nur T-Zellen, die CD4 auf ihrer Oberfläche tragen. Eine weitere Variante ist, Zellen aus dem Patienten zu isolieren und im Labor zu therapieren, indem man gezielt ein neues Gen einführt, dann größere Zellmengen anzüchtet und diese in den Patienten zurückinfundiert. Hierbei handelt es sich meistens um Genersatz zur Produktion von fehlenden Substanzen. Diese *Ex-vivo*-Methode ist sicherer und wirkungsvoller, im Gegensatz zur zuerst genannten *In-vivo*-Methode.

Bei der Integration der Retroviren besteht die Gefahr, dass durch Integration ins Zellgenom wichtige Gene unfreiwillig verletzt werden. Diese Insertionsmutagenese oder Promotorinsertion kann zu Krebs führen. Dann treibt man den Teufel mit dem Beelzebub aus, erzeugt Krebs durch die Anti-Krebs-Therapie. Krebs als Therapiefolge ist bei einigen

ADA-Kindern, die bereits erwähnt wurden, schon eingetreten. Alain Fischer aus Paris behandelte 18 Kinder mit der angeborenen Immundefizienz ADA, die in einem sterilen Zelt leben müssen, mit einem Retrovirusvektor. Dieser exprimierte einen Wachstumsfaktor und wurde *ex vivo* in isolierte Stammzellen der Kinder eingebracht; die gefürchtete Insertionsmutagenese des viralen Promoters führte bei einigen Kindern zu Blutkrebs. Also auch die *Ex-vivo*-Gentherapie birgt Gefahren.

Eine Qualitätssteigerung bieten induzierbare Vektoren. Sie werden durch Zugabe oder Entzug einer Schaltersubstanz (wie etwa des Antibiotikums Tetrazyklin) an- und abgeschaltet. Auf diese Weise lassen sich die Zeitpunkte für die Aktivität der Viren beeinflussen und sogar die Dosis regulieren. Das reduziert die Giftigkeit oder die Nebenwirkungen der Therapie. Manche rekombinante Viren, SIN für Self-Inactivation, bringen sich selbst um, durch Spleißen, wenn sie ausgedient haben. Es gibt auch Interferon-induzierte Gene, die mein Mitarbeiter Jovan Pavlovic, ein Schüler von Jean Lindenmann, dem Entdecker des Interferons, im Institut für medizinische Virologie in Zürich entwickelt hat. Damit wurde ein riesiger Forschungsschwerpunkt der Volkswagen-Stiftung aufgebaut, mit induzierbaren transgenen Mäusen. Das sind Mäuse, in denen man bei Bedarf, in diesem Fall durch Zugabe von Interferon, ausgewählte Gene an- oder abschalten kann. Dieses Verfahren führte zu millionenschweren Forschungsanträgen und sehr speziellen Mausmodellen. Solche Mäuse zu züchten, dauert manchmal zwei bis drei Jahre, so dass diese Projekte bei den Mitarbeitern nicht sehr beliebt waren. Seit Kurzem gibt es eine neue effizientere Methode zur Herstellung von Mäusen mit neuen Genen mit dem erwähnten CRISPR-System; inzwischen läuft deren Produktion auf Hochtouren.

Analysiert werden Gendosierungen, Kombinationen sowie Zeitpunkte der Tumorbildung in solchen transgenen Mäusen. Eine immer noch aktuelle Frage ist, wie die beiden Krebsgene Ras und Myc zum Tumor führen. Obwohl bereits vor mehr als 30 Jahren die Tumorwirkung dieser brisanten Kombination in Zellkultur gezeigt wurde, versteht man die Zusammenhänge immer noch nicht, insbesondere nicht im Tier. Was den Mäusen zur Tumorbildung fehlt, wurde noch nicht herausgefunden. Alles ist viel komplizierter als erwartet. Mit dem neuen Schnellverfahren durch CRISPR-Genmodifikationen von Mäusen wird man nun die Lösung vielleicht finden.

Der neueste Renner in der Gentherapie sind zur Zeit die onkolytischen Viren. Wie der Name besagt, lysieren diese Viren nur Tumorzellen, keine gesunden Zellen. Die dafür anfangs benutzten Adenoviren beseitigen einen Tumorsuppressor in der normalen Zelle, um sich zu vermehren. Dieser fehlt in Tumorzellen sowieso; folglich können sich die Viren dort immer vermehren. Um die normalen Zellen vor den Viren zu schützen, entfernt man bei den Viren die Fähigkeit, Tumorsuppressoren auszuschalten. Diese Virusmutanten können sich in normalen Zellen nicht mehr vermehren. Nur in den Tumorzellen replizieren sie sich und bringen das Therapiegen zur Wirkung. Es tötet die Tumorzelle, wohlgemerkt ausschließlich die Tumorzelle. Das ist ein sehr eleganter Ansatz, den der exzellente Wissenschaftler Frank McCormick von der Firma Onyx vor etwa zehn Jahren entwickelt hat. Inzwischen laufen 20 klinische Studien mit onkolytischen Viren gegen diverse Tumorarten, selbst gegen so hoffnungslose Tumore wie Pankreas- und Hirntumore. Auch mit onkolytischen Masernviren wird dieser Ansatz in Heidelberg am Deutschen Krebsforschungszentrum erprobt. Andere Viren wie Parvoviren oder modifizierte Herpesviren wirken von Natur aus wie onkolytische Viren. Warten wir auf die Wunderwaffe.

Die Biotechfirma Amgen, reich geworden mit dem Doping-Material Erythropoietin, das eine Vermehrung von roten Blutkörperchen bewirkt, setzte auf diese Therapieform und bot für den Kauf von Onyx eine zweistellige Milliardensumme. Onyx hat auch Raf-Kinase-Hemmer gegen Darmkrebs in der Pipeline. Große Firmen kaufen innovative Ansätze kleinerer Biotechfirmen auf, weil sie selbst nicht mehr viel forschen, sondern eher zu Banken mutiert sind. Frank McCormick war mehrfach unser Gast in Zürich und Hauptsprecher bei einer von uns organisierten Biotechnologietagung 1999 in Zürich, als dort noch gewaltige Berührungsängste gegenüber Biotechfirmen bestanden. Seine Biotechfirma war eine der erfolgreichsten. Aber wir scheinen nicht genug von ihm gelernt zu haben!

Statt Retroviren wurden vielfach Adenoviren zur Gentherapie ausgewählt. Sie haben den Vorteil, dass sie viele verschiedene Zelltypen infizieren können und sich nicht in das Erbgut der Wirtszelle integrieren. Bei ihnen besteht keine Gefahr der Insertionsmutagenese mit unerwünschten Spätfolgen wie Krebs. Folglich sind sie ungefährlicher und auch im Labor nicht so gefürchtet wie Retroviren. Außerdem kann man mit ihnen viel höhere Virusmengen, Titer, produzieren, 10^{11} Viren pro ml. Auf diese Weise erhöht sich die Chance, dass viele Tumorzellen getroffen werden und zugrunde gehen. Zu Beginn der viralen Gentherapie-Ära, 1999, war in Philadelphia ein junger Patient, der eigentlich keine Gentherapie gebraucht hätte, mit Adeno-Gentherapieviren behandelt worden. Der Arzt gab ihm an die 10^{15} Viruspartikel in der Hoffnung: «Viel hilft viel!» Das Gegenteil war der Fall; der Junge, Jesse Gelsinger, verstarb an einem anaphylaktischen Schock, denn sein Immunsystem wies Antikörper gegen die Therapieviren auf. Einen Schock erlitt damals auch die gesamte Gentherapiebranche. So einfach ging es nun doch nicht. Der Studienleiter wurde für Jahre von seinem Posten suspendiert. Die meisten Menschen haben solche Antikörper und können deshalb so nicht behandelt werden.

Ein weiteres Anwendungsgebiet der Gentherapie ist der Einsatz von Viren gegen Viren. Dabei handelt es sich oft um genmodifizierte Viren, die als Impfviren dienen sollen. Besonders bei HIV kam dieser Ansatz zum Tragen. HIV selbst ist als Impfvirus ungeeignet, es könnte nach einer Inaktivierung (Attenuierung) durch Mutationen schnell wieder aktiv werden, weil es eine so hohe Mutationsrate aufweist. Also wählt man andere Viren und füllt sie mit HIV-Genen, die dann im Impfling eine Art HIV-Infektion vortäuschen und das Immunsystem aktivieren sollen. Das soll eine echte HIV-Infektion abwehren. Dazu wurde ein modifiziertes Pockenvirus als Impfvirus ausgewählt, das bei 16 000 Impflingen in Thailand ohne eindeutige Erfolge verlief. Auch ein Adenovirus Ad5 mit HIV-Genen wurde geprüft, doch die Studie musste vorzeitig abgebrochen werden, weil vorhandene Antikörper in den Geimpften zum Gegenteil, zu erhöhter Ansteckung, führten. Auf dem AIDS-Weltkongress in Australien 2014 wurde verkündet, dass man in Zukunft Mehrfachimpfungen plant, die dem sich ändernden HIV im Impfling angepasst werden sollen. So ein Wettlauf klingt wohl eher nach Verzweiflung der Forscher.

Undichte Tür, Lipizzaner und Scheichs

In den USA hatte ich als Chief Scientific Officer, CSO, der Biotechfirma Apollon einen Impfstoff gegen HIV mitentwickelt, der auf nackter Plasmid-DNA basierte, also nur aus DNA bestand, ohne in ein Virus verpackt zu sein, und der sowohl in den USA und auch in Zürich an Patienten getestet wurde. Eigentlich ist diese Impfung eine Imitation nicht von Viren, sondern von Phagen, deren nackte DNA direkt von Organismen aufgenommen werden kann. Die nackte DNA wird in den

Muskel gespritzt in der Hoffnung, dass einige Zellen sie aufnehmen und exprimieren. Das Proteinprodukt wirkt dann immunisierend. Wir wählten einige Gene von HIV aus, sozusagen ein unvollständiges genmodifiziertes HIV-Genom, das dann im Körper Proteine und damit Antikörper hervorrufen sollte. Vier HIV-Patienten wurden so in Zürich mit DNA behandelt, die erste Impfung dieser Art 1995 in Europa. Weitere Patienten wurden in USA therapiert. Es gab über drei Jahre hinweg keinerlei Nebenwirkung, was wir publizierten. Das ist wichtiger, als man denkt, Sicherheit geht über alles. Aber es gab auch keine Wirkung. Einer der Geimpften war mit einem falschen HIV-Stamm infiziert, an dem unser Impfstoff sowieso nicht wirken konnte. Unser Schreck darüber war zuerst groß; doch eine Wirksamkeit muss man in der Phase I einer klinischen Prüfung nicht untersucht werden, nur die Verträglichkeit wird getestet. Dennoch erhofft man heimlich auch eine Wirksamkeit. Eine Fortsetzung dieses HIV-Impfansatzes befindet sich jetzt in einer Impfstudie bei der US-Armee, als Doppeltherapie in Kombination mit einem zusätzlichen Therapievirus.

Wir versuchten später, das Immunsystem von Krebspatienten anzustacheln und wählten einen Immunstimulator, Interleukin-12, der ebenfalls mittels nackter DNA verabreicht wurde, durch direkte Injektion in Hautkrebstumore, Maligne Melanome. Bei Mäusen beobachteten wir eine sehr gute Rückbildung der Tumore. Man braucht jedoch ein zweites Tiermodell. Meine Mitarbeiterin Lucie Heinzerling kam auf die Idee, Maligne Melanome bei Pferden zu therapieren. Tatsächlich entwickeln Schimmel Maligne Melanome, auch wenn sie meistens nicht daran sterben, die Krankheit verläuft da etwas milder als beim Menschen. Der Test ergab, dass unsere Substanz auch in Pferden wirksam war. Wir retteten die Tiere vor dem Schlachthof. Kam die Mitarbeiterin zur nächsten Injektion, meldeten schon die Tierpfleger, dass die Tumore schrumpften. Einen Schimmel bewahrten wir vor dem Verhungern durch Therapie eines Tumors am Maul. Ein anderer Tumor verschwand unter der «Schweifrübe», dem Schwanzansatz. Wir publizierten die Ergebnisse, worauf das Gestüt Piba in Österreich Interesse an der Behandlung kranker Lipizzaner für die Wiener Hofburg anmeldete. Wir konnten jedoch nur einzelne Tumore, nicht aber die Tiere insgesamt heilen, so wurde nichts Großes daraus.

Unsere Tierergebnisse waren dennoch ermutigend genug, dass wir eine Klinische Studie in Zürich beantragten. Die damals noch vorhandene Schweizer Firma Berna produzierte die DNA – und das gleich zweimal, denn beim ersten Lauf war eine Tür des Reinraumes undicht, so dass der Produktionsprozess wiederholt werden musste, eine extrem teure Angelegenheit von Hunderttausenden von Franken. Die Produktion der Substanz nach GMP-Bedingungen, Good Manufacturing Practise, die für Studien am Menschen gefordert wird, ist der für Universitäten eigentlich unbezahlbare Flaschenhals in der experimentellen Medizin. Mit dem großzügig von Berna hergestellten Material und den zugelassenen klinischen Protokollen der Ethikkommission, der Zulassungsbehörde in Bern, Swissmedic, war eine Klinik interessiert, mit unserer Substanz ein Dutzend Patienten mit Malignem Melanom im Spätstadium zu behandeln. Eine Injektion in der Umgebung des Tumors erfolgte in bestimmten Abständen mit immer höherer Dosis, genannt Dosis-Eskalation, als Phase IIA. Dabei probiert man aus, ob eine Dosis-Steigerung die Wirkung erhöht. Ausgewählt wurden nur die Schwerstkranken, und die sind eben oft schon zu krank. Doch einzelne Metastasen schrumpften sichtbar.

Die Patienten reagierten ohne Nebenwirkungen, einige zeigten Tumorreduktion, ein Tumor am Fuß verschwand total und bewahrte die Patientin vor der Fußamputation. Wir gingen zu Hoffmann-La Roche (HLR) und präsentierten erfreut unsere Daten und das erteilte Patent. Doch wir lernten eine Lektion: Ein Stoff, der einmal zu einem Problem geführt hat, wird nie wieder von einer Firma angerührt. Die Substanz, das Interleukin-12, war durch die Vergangenheit belastet. Sie hatte in etwa tausendfacher Konzentration zu Todesfällen geführt. Das wussten wir und hatten durch Verwendung der DNA dieses Problem ausgeschlossen, denn DNA produziert tausendmal weniger Protein. Das Projekt fiel trotzdem ins Wasser. Das festgelegte Therapieschema hatte noch ein weiteres Nachspiel. Die Ärzte dürfen die Regeln des Protokolls nicht durchbrechen, genau das aber war einmal geschehen – zwar ohne Folgen für den Patienten, aber es war unerlaubt und wurde von der Behörde beanstandet. Der Patient war etwas älter als im Protokoll vorgesehen. Das scheint vernachlässigbar und unwichtig, doch so streng sind die Regeln. Dann wollte jemand unser Projekt direkt zu einigen Scheichs in die Emirate transferieren. Der Plan flog auf. Eigentlich war das bedauerlich, denn das Interesse war ja eher ein gutes Zeichen. Warum musste denn das hinter unserem Rücken erfolgen? Es gab Anhörungen, Autorengerangel und einen Mediator, um die zerstrittenen Gruppen zusammenzubringen (so etwas kannte ich bislang gar nicht). Ich begrub einen herrlichen Sommer unter den Bergen von Patientenunterlagen, um eine Publikation zu retten. Das gelang zwar, aber die Fortsetzung der Studie an Patienten scheiterte, nicht an den Querelen, sondern an den neuen Regeln der EMEA, der Europäischen Zulassungsbehörde, und den neuerdings erforderlichen Gebühren. Vier Jahre Arbeit. Das kostbare GMP-Material lagert noch immer im Gefrierschrank. Ich glaube noch immer an die Wirksamkeit der Substanz.

Wozu braucht man denn Publikationen, mag sich mancher Leser fragen. Sie sind die – oft umstrittene – Basis für die Bewertung von Wissenschaft. Die Qualität ergibt sich aus dem Prestige eines Journals, das die Arbeit nach dem Urteil von anonymen Gutachtern annimmt. Bis zum Druck vergeht oft ein Jahr. Für die Journale gibt es Punktzahlen, von 2 bis 60, am höchsten für *Nature, Cell* und *Science*. Diese Punktzahlen entscheiden über Prestige, Berufungen und Forschungsmittel. Nicht immer hat man das Glück, einen umfangreichen Core-Grant der Mildred-Scheel-Stiftung für Krebsforschung sogar noch von M. Scheel persönlich zu erhalten oder nach einem Auftritt im Schweizer Fernsehen einen beachtlichen Scheck für die AIDS-Forschung. Eine Publikation in der teuren Virus- oder Krebsforschung kostet etwa 500 000 Euro. Für ein Ordinariat braucht man mindestens zwei Prestige-Papers, Frauen benötigten früher mehr als Männer, heute eher weniger. Selbst die einzige deutsche Nobelpreisträgerin ging, nachdem ihre Publikation mit den nobelpreiswürdigen Daten publiziert worden war, auf Jobsuche. Man braucht ein eigenes zukunftsträchtiges Forschungsthema, an dem eine Universität Interesse findet, möglichst viel eingeworbene Forschungsmittel, gute Lehrfähigkeit und dann viel Glück bei der Berufung! Nach der Berufung wünsche ich niemandem die Rache der Verlierer, besonders solcher mit Ortskenntnissen und lokalen Netzwerken für Verleumdungen und Hetzkampagnen bis hin zu anonymen öffentlichen Anzeigen. Ich spreche aus bitterer Erfahrung.

«Mückenimpfung» gegen Viren

Man versucht sogar Mücken durch Gentherapie zu verändern. Sicher nicht solche Mücken, die einen an Sommerabenden beim Grillen ärgern, sondern nur gefährliche Mücken, die diese Mühe wert sind. Dazu zählt die ägyptische Tigermücke, die das Dengue-Fieber-Virus (DFV) überträgt. Durch Zufall hatte sich gezeigt, dass Moskitos, die mit Bakterien infiziert sind, antivirale Substanzen produzieren und damit Viren wie das DFV töten. Tatsächlich produziert aber nicht die Mücke, sondern deren Bakterien das Gift gegen die Viren. Leider sind die Bakterien in den falschen Mücken zu Hause, in solchen, die kein Virus übertragen. Man bringt also die Bakterien in die gefährliche Tigermücke, damit sie dort ihr Gift gegen die Viren erzeugen. Wie macht man das? Durch Mikroinjektion! Bei Mücken ist das nicht so einfach. Erst wenn die manipulierten Tigermücken die normalen durch besseres Wachstum verdrängen, werden sie die Übertragung des DFV auf den Menschen verhindern. Darin bestehen die Hoffnung und Chance der Therapie. Doch das ist bei Designertierchen meistens nicht der Fall, sie wachsen meistens schlechter. Die giftigen in die Mücken eingebrachten Bakterien heißen Wolbachien-Bakterien. Das Projekt wird mit Unterstützung der Bill & Melinda Gates Foundation in Australien vorangetrieben. Es gibt viele Interessenten in Vietnam, Thailand, Indonesien oder Brasilien. DFV war ein Problem im Vietnamkrieg. Auch deswegen wird darüber in der US-Armee geforscht – zum Schutz der Soldaten oder gar umgekehrt als biologische Waffe? 50 Millionen erkranken pro Jahr an DFV, auch in Deutschland gibt es 600 Fälle pro Jahr. Vier Virustypen sind bei DFV bekannt; die Infektion mit einem Virus erhöht das Risiko, bei der nächsten DFV-Infektion besonders schwer am Hämorrhagischen Fieber zu erkranken, das tödlich enden kann. Der Begriff «Mückenimpfung» stimmt zwar nicht ganz, wird aber verwendet. Insgesamt ist die Methode billig, einfach und kommt ohne Insektizide aus, unter der Voraussetzung, dass die bakterienhaltigen Mücken dominieren und die DFV nicht resistent werden. Nach neuesten Meldungen ist der Ansatz in ersten Versuchen bisher sehr vielversprechend in Australien verlaufen.

Es gibt noch einen weiteren Ansatz gegen DFV, nämlich die Freisetzung von genmanipulierten, sterilen männlichen Mücken, «Genmücken», die ein Giftgen auf die Weibchen übertragen. Auch ein Pilz ist im Einsatz, er soll alle Mücken und Mückenlarven töten. Ähnlich wie bei den Tigermücken gegen DFV sollen nun auch Anophelesmücken gegen Malaria behandelt werden.

Viren zur Gentherapie von Pflanzen

Wie sollen eines Tages alle Menschen dieser Erde ernährt werden? Durch «Genmais» oder «Gentomaten», also durch die Behandlung von Pflanzen mit Gentherapie, genannt GMOs, Gen-modifizierte Organismen? Ablehnung leisten wir uns, solange die Regale bei uns mit Nahrungsmitteln gut gefüllt sind. Die Europäische Union hat bereits Stellung gegen viele gentechnisch veränderte Pflanzen bezogen. Nur der Mais, gentechnisch verändert mit dem Bakterium *Bacillus thuringiensis,* Bt-Mais, wurde zugelassen mit einem Giftgen gegen Insekten. Dann gibt es noch den herbizidresistenten Mais, der die Unkrautkontrolle erleichtert, weil ihm Giftbehandlungen nichts ausmachen, diese aber das Unkraut vernichten. Auch sind besonders stärkereiche Kartoffeln zugelassen als GMOs. Neuerdings entscheidet nicht mehr die EU, sondern die Länder müssen über Zulassungen selbst entscheiden.

Die Gentherapie von Pflanzen erfolgt durch Bodenbakterien, die eigentlich Tumore in Pflanzen verursachen. Das tumorerzeugende Bakterium heißt *Agrobacterium tumefaciens*, der Name sagt schon fast alles! Die Bakterien führen in Pflanzen zu Galläpfeln (Crown galls). Sie sind mit einer Art Phagen-DNA, den tumorinduzierenden «Ti-Plasmiden», infiziert. Diese zirkulären DNA-Plasmide integrieren sich nicht in die Bakteriengenome, sondern werden von ihnen nur in die Pflanzenzellen übertragen. Dort integrieren sie sich dann allerdings und verursachen auf diese Weise Tumore in den Pflanzen. Doch Gentherapeuten drehen bekanntlich den Spieß um und ersetzen Tumorgene durch Therapiegene. Die Analogie zur Umwandlung von Tumor-Retroviren in Therapieviren ist deutlich. So werden die Tumorgene der Ti-Plasmide durch Giftgene gegen Schädlinge ersetzt und auf diese Weise «GM-Pflanzen» hergestellt. Etwa 80 Prozent von Soja, Baumwolle oder Mais sind in den USA mit solchen Ti-Plasmiden genmodifiziert worden; die Erträge haben sich in wenigen Jahren verdoppelt. Das scheint also ein großer Erfolg zu sein.

Nun folgt eine Schreckensbotschaft: Man hat derartigen «GM-Mais» an Ratten verfüttert – und diese entwickelten innerhalb von zwei Jahren Tumore. Eigentlich sollte dieser Mais die Entstehung von Tumoren reduzieren, da viele krebserregende Pilze nicht mehr auf den Maispflanzen wachsen. Das Ti-Plasmid bleibt jedoch seinem Namen treu und erzeugt Tumore in den Ratten. Damit ist es eben doch nicht so ungefährlich, wie man dachte. Das neue Ergebnis stellt nicht nur die getestete

GM-Pflanzenart, den GM-Mais, in Frage, sondern das gesamte Gentherapiesystem. Jedenfalls entwickelten Ratten Tumore; ob sie deshalb auch beim Menschen entstehen, kann man daraus nicht ohne Weiteres schließen, aber man befürchtet es nun. Vielleicht haben die Ratten ja zwei Jahre lang ausschließlich GM-Mais gefressen, das war dann ein Test auf maximale tolerierbare Dosis. So viel isst kein Mensch. Wäre dann ein bisschen GM-Mais nicht so schlimm? Doch, er wäre für Menschen unzulässig, denn auf diese Weise könnten die Schwächeren wie Kinder, Kranke oder Alte getroffen werden. Hat man zu viel von den Therapiegenen produziert und damit Krebs erzeugt? Gilt auch hier, allzu viel ist ungesund, waren zu hohe Dosierungen gefährlich? Die Publikation über die Ratten mit Mais-Tumoren hatte einen Eklat zur Folge. Es seien nicht genug Tiere getestet worden, die Statistik sei zu unsicher, die Autoren sollten das Paper zurückziehen, so lautete die Kritik. Darauf ließen sich die Autoren nicht ein. Es sei nichts falsch, die Arbeit sei regulär von Gutachtern zur Publikation angenommen worden. Wieso sollte sie nachträglich zurückgezogen werden? Es sollen allerdings doch eklatante Fehler vorliegen, so hat nun das Journal das Paper als zurückgezogen deklariert. Als falsch oder wegen unzureichender Statistik? Haben die Gutachter versagt? Das ist einmalig! Hat da jemand protestiert – wohl gar gedroht? Was läuft da ab hinter den Kulissen? Wissenschaft oder Wirtschaft?

Wer rettet die Kastanien – Viren?

Kastanien sterben durch Pilze. Können Viren das verhindern und die Bäume retten? In Neustadt in Schleswig-Holstein, der Stadt meiner Kindheit, wurden die hundertjährigen Ulmen abgeschlagen und hinterließen einen riesigen kahlen Marktplatz, eine nackte Backsteinkirche, deren Größe man vorher nie so wahrgenommen hatte, sowie leere Wege entlang der Ostsee – das Städtchen war mit einem Schlag seines Charmes beraubt. Place des Vosges, Palais Royal, die Pariser Alleen, Parks – überall gab es den Kahlschlag der Ulmen. Die Napoleon-Ulme schaffte es nach dem Absterben im Jahr 1977 wenigstens noch mit einer Baumscheibe in ein Museum von Bonn. Eichen gibt es auch inzwischen fast nicht mehr und die Buchen – sind auch die bald alle weg? Wie kommt es zum Ulmensterben, oft auch Holländisches Ulmensterben genannt? Ein Pilz wird durch Borkenkäfer in die Ulmen eingeschleppt. Dieser

Ulmensplintkäfer bricht die Borke auf, wie der Name sagt. Der Käfer bohrt sich ein, befrachtet mit Sporen der Pilze, und dann kommt das Minieren: Die Käferlarven fressen Minen, Kanäle ins Innere der Bäume, und dort wirken die Toxine der Pilze. Sie verstopfen die Saftkanäle, so dass die Zufuhr von Nahrung und Wasser fehlt, die Bäume werden stranguliert. Anfang des vorigen Jahrhunderts kam der Pilz von Asien nach USA, dann Europa und führte zu riesigen Schäden. Gelangte er beim Import in Wasserlachen in alten Autoreifen aus den USA nach Europa? Es gibt diesbezügliche Anekdoten. Was kann man tun außer abholzen?

Das Sterben der Kastanien verläuft auf vergleichbare Weise. Es hat Amerika seit etwa 100 Jahren voll im Griff: Die Kastanienkrankheit hat mit 4 Milliarden Bäumen in USA bereits die Mehrzahl der Kastanienwälder ausgerottet. Kastanien aber sind die Ikonen der amerikanischen Ostküste. Fanclubs und Kastanienbaum-Enthusiasten haben mobilgemacht, um die Kastanien zu retten. Ein Pilz, *Cryphonectria parasitica* oder *C. parasitica,* wurde 1904 aus China eingeschleppt. Mit oder ohne Käfer, selbst ohne Minieren schafft er es, meterdicke Bäume zu «fällen». Die Pflanze stirbt. Vögel, Insekten, Wassertropfen oder der Wind transportieren die Sporen zum nächsten Baumopfer. Man versucht alles dagegen, Fungizide, Schwefelräuchern, Bestrahlung, ja selbst religiöse Zeremonien! Vielleicht kam es bei den Mayas aus genau solchen Gründen, Katastrophen in der Landwirtschaft, zu Menschenopfern!

Neue Riesenkäfer tauchen nun in Österreich auf, asiatische Laubholzbock-Käfer. Man fällte vorsorglich zahllose Bäume besonders in Naturschutzparks, betroffen ist vorwiegend der Ahorn; unsereiner erschrickt beim Anblick solchen Kahlschlags. Die Käfer gelangen zu uns im Holz der Europaletten – Verpackungsmaterial aus China, das dort eigentlich desinfiziert werden müsste, es aber nicht ist. Hunde sollen nun die Käfer wie Drogen erschnüffeln.

In China sind die Bäume resistent. Aus ihnen hat man inzwischen durch Sequenzierung des Erbguts ein Resistenzgen gegen den Pilz identifiziert. Dieses Resistenzgen bringt man in die Pflanzen mit dem Ti-Plasmid des *Agrobacterium tumefaciens.* Man versucht auch Gentherapie mit einem Gen afrikanischer Krallenfrösche. Das produziert Gift gegen den Pilz und soll die Kastanien schützen. Auch bittere Spinatgene werden eingesetzt.

Die Schweizer haben eine Gentherapie für Kastanien entwickelt. Die von Pilzen bedrohten Kastanien werden mit Viren behandelt, mit Pilzviren, Hypoviren genannt. Doch die vermehren sich nicht außerhalb der Pilze und so kann man die Viren nicht züchten oder isolieren und nicht zur Infektion der pilzkranken Bäume benutzen. Man fand einen Ausweg und benutzt virusbefallene Pilze als Therapie gegen Pilze. Die dabei verwendeten Viren sind «hypovirulent», die den Pilz lähmen, aber nicht töten. Das ist ein abgeschwächter Impfpilz. Nun bepinselt man die wunden Baumstämme mit virushaltigen Pilzen gegen deren Pilze und wartet, dass die Pilzviren in die Pilze der kranken Kastanie eindringen und sie abschwächen. Das geht tatsächlich – aber jeder Baum muss typisiert und individuell behandelt werden. Das ist personalisierte Medizin für die Kastanien! Selbst in der kleinen Schweiz ist das nicht für alle kranken Bäume zu schaffen. Vielleicht werden die Pilze mit den Viren von Insekten ausgebreitet, das wäre eine Hoffnung. So ähnlich, mit einem der 250 bisher bekannten Pilzviren, die durchgetestet werden, versuchen die Chinesen ihren Reis und Raps zu retten.

Designer-Wurzeln sind eine neue Methode, bei der nicht die Pflanze, sondern die Wurzeln genetisch manipuliert werden. Das soll für größere Akzeptanz beim Verbraucher sorgen. Am sichersten erweist sich bei Pflanzen die uralte Methode der Züchtung von resistenten Stämmen. Das versucht man durch Kreuzung von robusten resistenten Kastanien aus China mit Bäumen aus USA. Die zu chinesisch aussehenden Bäume wurden dabei eliminiert, denn man will das heimische Aussehen der US-Kastanien erhalten. Die chinesischen Kastanien haben kleine Härchen unter den Blättern, das mögen die Amerikaner nicht. Inzwischen ist man bei einem sechsprozentigen Anteil chinesischer Kastaniengene angekommen. Das reicht, damit die Kastanienbäume in den USA resistent werden.

Bei den Kastanien in Europa zeigt sich zum Glück ein weniger gravierendes Krankheitsbild, dort sind kleine Falter am Werk, Miniermotten genannt. Also, auch hier wird gebohrt – allerdings nur in den Blättern. Das Anbohren, Minieren, von Stämmen ist tödlich, das Anbohren von Blättern nicht, die Motten sollten uns also lieber sein als die Pilze. Die herrlichen roten Rosskastanien, die charakteristisch sind für Berlin, wo sie im Mai um den Breitenbachplatz wogen, sind resistenter als die weißen. Was für ein Glück für Berlin! Soll man auf Gentherapie mit Ti-Plasmiden hoffen? Solange virale Gentherapie mit giftigen Krallenfrosch- und Spinatgenen nicht funktioniert, sind Laubsammeln und Verbrennen im Herbst angezeigt!

«Genfood»: Bananen und Fische

Die Banane ist der Deutschen liebste Frucht. Sie ist ein Symbol der Freiheit gewesen während der fast 50 Jahre währenden DDR-Herrschaft. An den Grenzübergängen standen die bekittelten Frauen der Heilsarmee mit Körben voller Bananen, um damit DDR-Reisende zu begrüßen. Nun ist die Banane bedroht. Sie ist ein hochwertiges Grundnahrungsmittel, subventioniert auf einen Euro pro Kilo als Lockvogel in den Supermärkten. Die Bananen sind bedroht, wieder sind Pilze schuld, einer heißt *Sigatoka*-Pilz, aber auch Bakterien und Viren sind beteiligt. Gerade hat eine Gruppe in Montpellier das gesamte Bananenerbgut entschlüsselt, ein riesiges Genom mit zahlreichen Genverdopplungen, die aus irgendwelchen unbekannten Gründen nicht entfernt werden. Dadurch hat die Banane viel mehr Gene als der Mensch, 36 000 statt 22 000. Man findet nur wenige Abwehrgene gegen Pilze. Fünfzigmal im Jahr werden die Bananen mit Gift besprüht. Gegen die besonders üble Panamakrankheit *(Fusarium oxysporum)* nützt kein Gift. Das uralte Kreuzen geht bei Bananen wegen der asexuellen Vermehrung nicht. In diesem Fall bleibt nur noch die Gentechnik mit *Agrobacterium tumefaciens* und einem umfunktionierten Ti-Plasmid. Gentherapie soll die Banane retten und wird sogar in Afrika schon ausprobiert. Wegen der weltweiten Abneigung gegen die Agrobakterien verwendet man nun eine Impfpistole, bei der die Plasmid-DNA mit Druck injiziert wird. Eine solche «Genegun» bewahre ich in einem mit rotem Samt ausgeschlagenen Kasten auf; damit haben wir Mäuse mit DNA gegen Krebs behandelt als Ersatz für Spritzen. Das geht, ist aber nicht sehr effizient.

Zum «Genfood» zählen auch gentherapierte Fische. Diesen werden Wachstumsrezeptoren ins Erbgut eingebracht. Die transgenen Fische werden dann mit Wachstumsfaktoren wie dem Insulin-like Growth Factor IGF-1 gepäppelt, damit sie doppelt so schnell mit weniger Nährstoffen wachsen. Solche GM-Riesenfische will bei uns keiner essen! Die Firma hat die Produktion mangels Umsatz wieder einstellen müssen. Eigentlich ist so ein Riesenfisch ein einziger großer Tumor! Den noch zehnfach größeren Fisch zeigen die Hersteller lieber gar nicht erst, der Faktor zwei ist ja erschreckend genug. Solche GM-Tiere dienen nun nicht zum Verzehr, sondern in der Pharmaindustrie für die Erprobung von Medikamenten. Das mag angehen, wenn die entsprechenden Tiermodelle genügend aussagekräftig sind.

Über Genfood wird permanent gestritten. Über gentechnisch veränderte Tomaten hat sich Christiane Nüsslein-Volhard, unsere einzige deutsche Nobelpreisträgerin, mit dem Gastronomiekritiker Wolfram Siebeck öffentlich gestritten und dabei die gentechnisch veränderten Tomaten verteidigt. Sie sind sowieso längst im Tomatenketchup vorhanden.

Pilze haben Sex statt Viren

Haben Pilze auch Viren? Klar haben Pilze Viren! Es gibt nichts Lebendiges auf der Welt ohne Viren! In dem meinem Arbeitszimmer benachbarten «Pilzlabor» der mikrobiologischen Diagnostik in Zürich sind an die 1000 Pilzsorten bekannt. In Wirklichkeit gibt es jedoch an die ein bis zwei Millionen verschiedener Pilzsorten. Dazu sagt eine Dermatologin: «Die meisten machen uns nicht krank.» Das ist wie mit den Viren und Bakterien. Pilzinfektionen sind ansteckend und lästig, schwer therapierbar, aber meistens harmlos. Doch Pilze führen auch zu Lungenentzündungen mit 1,5 Millionen Todesfällen pro Jahr weltweit. Schimmelpilze in Kellern, Eisschränken und feuchten Wohnungen sind gesundheitsschädigend. Sie erfordern «Stoßlüftung» laut Mietverträgen, denn sie vertragen keinen Durchzug. Sind nicht ein Dutzend Ägyptologen bei der Untersuchung der Pharaonen in den unbelüfteten Pyramiden an Pilzsporen verstorben, als nach 3000 Jahren die Gräber geöffnet wurden? Da fehlte Durchzug! Pilze mit ihren Sporen richten Unheil in der Landwirtschaft an. Im Mittelalter verursachten sie beim Getreide das Antoniusfeuer. Ein daran Erkrankter ist auf dem Isenheimer Altar in Colmar dargestellt. Der Schutzpatron St. Antonius sollte helfen. Pilze befallen Nutzpflanzen, Erdnüsse, getrocknete Früchte und Gewürze. Viren plus Pilze – das ist eine hochbrisante Kombination für die Krebsentstehung. Zusammen mit dem Herpesvirus Epstein-Barr-Virus, EBV, entsteht auf diese Weise in Fernost ein Nasenrachenkrebs, das Nasopharynxkarzinom, und in Verbindung mit dem Hepatitis-B-Virus, HBV, Leberkrebs HCC. Schimmel auf Marmelade und im Brot sollte man deshalb unbedingt meiden.

Nutzpilze fermentieren unsere Nahrung zu Bier und Wein und die einzellige Bäckerhefe, *Saccharomyces cerevisiae*, hilft beim Brotbacken, und nicht zu vergessen: Pilze bescherten uns das Penicillin als Antibiotikum.

Pilze bilden ein eigenes Reich, vielleicht als Vorläufer der Bakterien, Pflanzen und Tiere. Sie stehen eigentlich den Tieren näher als den Pflanzen. Der große Systematiker Carl von Linné wusste sie nicht recht einzuordnen. Pilze umspannen ein gewaltiges Größenspektrum, von Einzellern bis zu tonnenschweren Wurzelgeflechten, so groß wie Fußballfelder. Die größten lebenden Organismen überhaupt bilden Pilze. Das Größenspektrum bei den Pilzen ist wohl noch umfangreicher als bei den Viren. Auch können sie sehr alt werden. Für einen Pilz wurde das Alter von 2400 Jahren beschrieben. Pilze haben Sporen, die zu den langlebigsten Bioelementen auf dieser Erde und anscheinend auch außerhalb gehören. Sporen können ohne Stoffwechsel Jahre zubringen, sind resistent gegen Strahlung, Druck, Hitze und Kälte. Man datiert sie annähernd 1 bis 1,5 Milliarden Jahre zurück. Sie haben also schlechte Lebensbedingungen überstanden. Pilzsporen haben 30 Millionen Jahre Einschluss in Bernstein ausgehalten. Danach sollen sie wieder zum Leben erweckt worden sein – wenn das denn so stimmt. Es gibt ein paar Skeptiker, die das Ergebnis nicht ganz glauben. Ist das vielleicht eine triviale Laborkontamination? Apollo 12 hatte bei der Fahrt zum Mond aus Versehen ein paar Sporen in einer Styroporkiste an Bord. Trotz kosmischer Strahlung kamen die Sporen lebendig zur Erde zurück.

Pilze enthalten besondere, eigentlich armselige Viren. Die meisten Mykoviren sind wenig aktiv, verlassen den Pilzwirt nie, tragen keine Proteinhülle, vermehren sich kaum, überlassen ihre Vermehrung der Zellteilung, bei der Viren vererbt oder durch Zellfusion weitergereicht werden. Freie Viruspartikel außerhalb von Zellen sind rar oder nicht existent. Pilze sind oft nur Überträger der Viren, ohne dass sich die Viren dabei vermehren. Sogar das Onkoprotein Ras hat man in der Hefe ausführlich untersucht. Die Bäckerhefe ist von Narnaviren betroffen, die RNA enthalten, wie der Name sagt. Das Virus ist ein Winzling, halb so groß wie das kleine Poliopicorna-Virus, mit 2500 Nukleotiden. Es gilt als einzelsträngig, enthält zur Stabilisierung jedoch viele Haarnadelstrukturen und am RNA-Ende eine komplizierte RNA-Kleeblattstruktur. Die virale RNA reicht aus für die Herstellung eines einzigen Mehrzweckproteins: zur Replikation, zur «Verpackung» und als RNA-Schutz – eine seltene virale Minimalvariante durch Kombination von mehreren Funktionen in einem Molekül. Ein Sparmodell. Die RNA-abhängige RNA-Polymerase erlaubt die Replikation riesiger RNA-Mengen, Hunderttausende von Kopien, jedoch bleiben sie als Ribonukleoproteine innerhalb der Zelle.

Der Hefepilz *S. cerevisiae* war wegen seines kleinen Genoms von nur 13 Millionen Basenpaaren schon 1996 zur ersten Sequenzierung ausgewählt worden. Der Titel der Publikation hieß «Leben mit 6000 Genen». Immerhin sind etwa 20 Prozent der 6000 Gene mit unseren humanen Genen verwandt. Ich staune noch immer über solche Zusammenhänge. 600 Wissenschaftler beackerten das Genom. Man fand die für den Leser alten Bekannten wieder, auf die man inzwischen in allen Genomen stößt: Hinweise auf frühere Virusinfektionen, Transposons, Ty-Elemente genannt, y steht für «yeast», Hefe, Retrotransposons – wenn auch seltener als in anderen Genomen –, Gene für Reverse Transkriptase oder Telomerase, also heutzutage ist das alles ohne Überraschungen. Die mutagene Wirkung der Retrotransposons auf das Wirtsgenom ist hier untersucht worden und auch, wie sich der Wirt durch Mutationen dagegen wehrt. Gibt es eigentlich vollständige Retroviren in der Hefe? Ich konnte es in keiner Veröffentlichung herausfinden. Mit Viren ist auch sonst in der Hefe wenig los. Vielleicht helfen sie jedoch bei der Gentherapie von Pilzerkrankungen bei Nutzpflanzen, ein besonders aktives Forschungsgebiet in China.

Eine Hefespezialistin, Joan Curcio aus New York, erklärte mir, warum die Viren in der Hefe so eine unbedeutende Rolle spielen: Hefezellen, es gibt männliche und weibliche, paaren sich extrem häufig, führen zur Vermehrung und das erneuert ihr Erbgut. Diese Aufgabe, den Genpool aufzufrischen, erfüllen sonst die Viren als die Antreiber der Veränderungen im Erbgut. Also die Schlussfolgerung für die Hefe lautet: Hefezellen haben häufiger Sex und deshalb weniger Viren! (Oder vielleicht umgekehrt?) Sexuell übertragbare Krankheiten gibt es bei der Hefe nicht. Man kann sich also den Genuss eines Bieres gönnen.

Fast jedes Labor benutzt das Hefe-zwei-Hybrid-System, ein elegantes System für die Suche nach unbekannten Protein-Bindungspartnern: Nur wenn ein unbekanntes Protein von einem Such-Protein als Angel aus einem Gemisch herausgefischt wird, sie also zueinanderpassen, entsteht ein Farbsignal. Damit «entdeckt» man mit hoher Wahrscheinlichkeit neue Proteine, wenn einem ansonsten kein innovatives Forschungsprojekt einfällt. Mit der Charakterisierung der gefundenen Proteine geht die Arbeit jedoch erst los. Die Gutachter wollten immer alles sofort von uns wissen. Die Datenmenge und die Autorenliste wuchsen, und kein

Mitarbeiter wollte sich noch an dem Projekt beteiligen mit so einem Rattenschwanz von Vorgängernamen als Koautoren. Da war dann Diplomatie gefragt.

Stammzellen – gefährliche Nähe zu Tumorzellen

Der Traum der Menschheit ist ewige Jugend oder ein Jungbrunnen, die Umwandlung von alten in junge Organismen, von alten Zellen in junge. Eine zweite Chance. Die Entstehung einer Maus aus einem Embryo lässt sich neuerdings umkehren, aus ein paar Hautzellen einer erwachsenen Maus kann man wieder einen ganzen Embryo herstellen. Alles, was man dafür braucht, sind ein ausgerissenes Haar mit einigen daran klebenden erwachsenen Hautzellen und ein Cocktail aus vier Verjüngungsfaktoren, c-Myc, Oct4, Sox2 und Kif4, die mit Retroviren in die Hautfibroblasten eingeschleust werden. Damit lassen sich die erwachsenen Hautzellen verjüngen, sie werden «reprogrammiert» und in den embryonalen Zustand zurückverwandelt. Als Beweis bringt man die embryonalen Zellen dann in eine Muttermaus, in der sich ein Embryo und dann daraus eine neue Maus entwickeln. Dieses Experiment ist wirklich phantastisch und es ist höchst erstaunlich, dass so etwas möglich ist.

Die Umkehrbarkeit einer erwachsenen Hautzelle in einen embryonalen universellen Anfangszustand, auch pluripotent genannt, ist also tatsächlich möglich. In der Hautzelle ist zwar das gesamte Erbgut der Maus vorhanden, aber nur ein Teil davon ist aktiv. Bei der Verjüngung müssen wohl alle Gene wieder aktiviert werden, denn im Urzustand ist die embryonale Zelle ein Alleskönner, eine pluripotente Ausgangszelle. Und weil man diese mit dem Gemisch an Faktoren künstlich induzieren kann, nennt man sie eine induzierte Pluripotente Stammzelle, kurz iPS-Zelle. Entwickelt wurde die iPS-Zelle von dem Japaner Shinya Yamanaka. Yamanaka hat die Umwandlung der ausgewachsenen Zelle in eine Stammzelle systematisch untersucht und 24 Verjüngungsfaktoren einzeln und in Kombinationen ausprobiert. Er endete mit dem Cocktail von nur vier Transkriptionsfaktoren. Retrovirale Vektoren bringen c-Myc, Oct4, Sox2 und Kif4 in Humane adulte Hautfibroblasten. Transkriptionsfaktoren regeln Hunderte von Genen. Das inzwischen mehrfach erwähnte myc-Gen steigert das Wachstum von normalen Zellen. Myc treibt Zellen durch den normalen Zellzyklus und zur Teilung.

Doch es kommt auch in vielen Tumoren vor, entweder in zu großen Mengen oder dereguliert oder aktiv zum falschen Zeitpunkt. Hieran zeigt sich das Problem auch für die Stammzellen: Es besteht bei diesen induzierten Zellen eine gefährliche Nähe zur Krebsentstehung. Nur lässt sich die Krebszelle nie mehr im Wachstum stoppen. Wie stoppt man das Wachsen von Stammzellen? Man versucht Tricks anzuwenden, um die vier Verjüngungsfaktoren in dem Cocktail gezielt an- und vor allem wieder abzuschalten. Dann sind sie nur kurzzeitig wirksam und dosierbar. Auf diese Weise reduziert sich das Risiko einer Krebsentstehung.

Diese Ansätze befinden sich in der Erprobung. Yamanaka erhielt für seine Entwicklung der iPS-Zellen 2012 den Nobelpreis zusammen mit John Gurdon aus England. John Gurdon ist eine Generation älter. Schon 1962 verpflanzte er einen Zellkern aus einer Darmzelle eines Frosches in eine Froscheizelle. Daraus entwickelte sich ein richtiger Frosch. Das führte anfangs zu großer Skepsis bei den Kollegen. Später war dieses Experiment die Basis von geklonten Säugetieren bei Schafen, Katzen und Hunden. Bekannt geworden ist das Klonen des Schafs Dolly. Dolly ist das berühmteste Schaf der Welt, ein Schaf ohne Vater. 1996 war es in Schottland Ian Wilmut gelungen, aus einem sechs Jahre alten Schaf eine Euterzelle zu isolieren, den Kern herauszuholen und in eine entkernte Eizelle einzusetzen. Daraus entstand Dolly. Doch ihr Erbgut hatte schon sechs Jahre auf dem Buckel. Entsprechend zeigten die Telomere, die Chromosomenenden, Verkürzungen wie bei alten Schafen; die Verjüngung war also unvollkommen. Dolly entwickelte auch schon viel zu früh Alterserscheinungen wie Arthritis und starb 2003 an einem Schafretrovirus der Lunge, genau dem Virus, das bereits erwähnt wurde, weil es die Plazenta des Menschen geschaffen hat (Jaagsiekte-Schaf-Retrovirus, JSRV). Immerhin hatte sie Nachkommen. Man hätte sich gut vorstellen können, dass Ian Wilmut mit nach Stockholm eingeladen worden wäre oder ein Kollege von Yamanaka, Korekiyo Takahashi oder Rudi Jaenisch vom Whitehead Institute in Boston. Auch Jaenisch war an der Entwicklung dieser Technologie beteiligt. In Berlin ist ihm dafür der Schering-Preis des Jahres 2009 verliehen worden. Es war ja noch einer der drei Plätze frei. Jedoch war wohl die Entscheidung zugunsten der beiden wirklich ersten bahnbrechenden Arbeiten gefällt worden.

Die Herstellung und auch nur die Verwendung von humanen Stammzellen aus Embryonen ist vielerorts verboten, damit keine Embryonen für Gewebsersatz oder Experimente getötet werden müssen. Nun soll deren Bedarf durch die iPS-Zellen überflüssig werden. Es gibt allerdings auch Stammzellen im Knochenmark oder Blut, die für eine Gentherapie in Frage kommen und aus einem Organismus problemlos isoliert werden können. Ob Stammzellen bei der Entstehung von Tumoren eine Rolle spielen, ist umstritten, jedenfalls nennt man diese Zellen vorsichtshalber neuerdings nicht mehr «Tumorstammzellen», sondern Initiator- oder Vorläuferzellen. Stammzellen teilen sich auf besondere Weise durch asymmetrische Teilung, dabei bleibt ein Teil der Zelle in einer Nische haften und der andere freie Teil produziert neue Zellen, etwa wie ein kalbender Eisberg. Die zurückbleibende Zelle zeichnet sich durch Selbsterneuerung aus, sie kann sich beliebig oft teilen. Die abgeschilferten Stammzellen können durch weitere Faktoren gezielt in eine der etwa 200 Spezialzellen unseres Körpers umgewandelt werden.

Zukunftsvisionen beflügeln die Phantasie der Forscher. Ersatzteile für defekte Herzklappen, neue Bandscheiben und Hüften, Auffrischung alternder Gehirne – das alles könnte aus Hautzellen der betroffenen Patienten selbst geschaffen werden. Ihr Immunsystem würde nicht dagegen protestieren und keine Abstoßung verursachen, denn der Mensch wäre sein eigener Spender. Vor einer Haut- oder Haarspende hat niemand Angst, und keiner müsste mehr auf Verkehrstote als Spender für Organtransplantationen warten.

Aber bevor die Methoden für derartigen Organersatz ausgereift sind – und das dauert noch lange –, lassen sich auch einfachere Nutzungsmöglichkeiten denken. In Zellkulturen könnte man an gezüchteten Hirnzellen, Leberzellen oder Herzmuskelzellen die Wirkung von Medikamenten prüfen. Gezielt ließe sich ausprobieren, ob ein Patient eine bestimmte Therapie verträgt, bevor er sie erhält. Das dauert vielleicht ein paar Tage, weil die Laborarbeit zur Herstellung der iPS-Zellen aufwendig ist, aber die Reduktion der Risiken und die Kostenersparnis bei teuren Medikamenten sprechen für diese personalisierte Medizin. Etwa 50 000 Menschen sterben in den USA jährlich an den Folgen von falsch angewandten Therapien in der Klinik, durch die sie eigentlich geheilt werden sollten. In England fordern die Krankenkassen solche Vortests bereits für extrem teure Therapien. Noch einen Schritt weiter geht man, indem nun Herzfibroblasten direkt im Herzen einer Maus in richtige Herzmuskelzellen umgewandelt werden mittels entsprechender

Transkriptionsfaktoren, also direkt vor Ort, nicht über einen Umweg in der Zellkultur. Auch das Narbengewebe nach einem Herzinfarkt hat man zur Verjüngung schon als Ziel. Eine Spritze mit den richtigen Transkriptionsfaktoren – Myc? – direkt ins Gewebe – ob das genügt? Es wäre phantastisch. Innerhalb der regenerativen Medizin sind große Fortschritte zu erwarten.

Mit einer US-Gruppe haben wir pluripotente Stammzellen untersucht und die Zellen durch Zusatz einiger Faktoren in der Petrischale zur Differenzierung getrieben. Das ist fast als ein Wunder zuzusehen, wenn solche Zellen anfangen, wie ein Herz zu schlagen!

Nun schien ein heiß ersehnter Durchbruch in San Francisco erzielt worden zu sein, die Klonierung von humanen Stammzellen, womit alle eben genannten Schwierigkeiten überholt wären – doch dann war das alles Betrug! Dasselbe Drama hatte sich auch kurz vorher in Japan abgespielt. Warum gleich zweimal hintereinander Betrug in der Stammzellforschung? Das kommt doch immer ans Licht! Sind Fälscher Fanatiker oder Kranke? Ganze Mäuse wurden ja schon mal als Betrug angepinselt! Da werden ein paar Berufswechsel anstehen und Wissenschaftler zu Tankwarten werden. Das war tatsächlich das Schicksal eines Wissenschaftlers, der schwarze Flecken auf Filme aufgemalt hatte, um Ergebnisse vorzutäuschen. Die gefälschten Bilder zierten die Frontseite des Symposiumbändchens in Cold Spring Harbor, so wichtig stufte man die Ergebnisse ein. Er saß mir gegenüber beim Abschlussdinner dieses Symposiums, auf dem er so gefeiert wurde. Ein Sonderling. Er brachte seinen Chef Ephraim Racker in eine schwere Krise. Ich habe einmal die ganzen Weihnachtsferien heimlich ausgenutzt, um in Laborprotokollen zu prüfen, ob bei einem Mitarbeiter alles mit rechten Dingen zuging – tat es zum Glück!

Hydras neuer Kopf

Was ist so spannend an der Hydra? Wir bleiben beim Myc-Protein:

Am Max-Planck-Institut in Tübingen wurde der 80. Geburtstag von Alfred Gierer gefeiert. Sein Studienmodell ist Hydra, ein Süßwasserpolyp. Man kann Hydra längs und quer halbieren und die jeweils andere Hälfte wächst nach. Sogar eine durch ein Sieb gestrichene Hydra setzt ihre Einzelteile wieder richtig zusammen! Hydras können auch ihre Nervenzellen erneuern, wenn sie auch primitiver sind als unsere. Wie

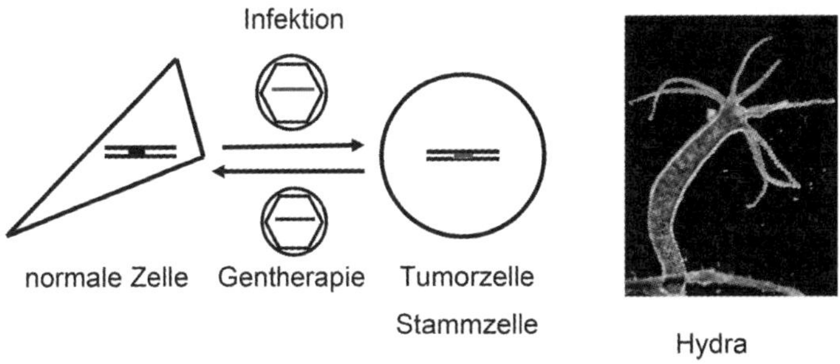

Abb. 26: Tumorzelle und Stammzelle sind verwandt, das Onkogen myc führt zu Hydras neuem Kopf.

werden abgeschnittene Tentakeln ersetzt, wie wächst ein abgetrennter Kopf nach oder ein neuer Fuß? Zu Recht erinnert man sich zu Zeiten der Geweberegeneration und der induzierten Stammzellforschung an die Eigenschaften von Hydra. Man wüsste zu gerne, wie der Ersatz fehlender Gliedmaßen und defekter Organe möglich ist. Hydra ist ein in der Evolution 500 Millionen Jahre rückdatierbares Lebewesen, das in Frischwasser lebt und in den Labors als halbe Zentimeter kleine Tierchen an den Wänden von Aquarien haftet. Es gab Untersuchungen zu einem «Kopfaktivator», einem Neuropeptid, von Chica Schaller einst aus Tübingen.

Aktivatoren hatten in Tübingen schon Tradition mit dem Spemann-Mangold-Aktivator (dieser allerdings bei Fröschen). Gradienten von Wachstumsfaktoren wurden theoretisch und praktisch erforscht und haben vielleicht die Nobelpreisträgerin Christiane Nüsslein-Volhard, einst im Nachbarlabor von Alfred Gierer in Tübingen tätig, inspiriert, um herauszufinden, wie «Kopf und Fuß», genauer vorne und hinten bei Fliegenlarven entstehen. Ich hätte eine Doktorarbeit bei A. Gierer machen können, aber da fehlte mir der Mut oder die Weitsicht, ich endete nebenan in der Virologie und Gierer war einer der Gutachter meiner Doktorarbeit über Retroviren.

Die Retroviren holen uns hier jetzt wieder ein: Hydras Erbgut ist voller endogener Viren, degenerierter Retroviren. Das Genom von Hydra wurde sequenziert. Was ergab die Genomanalyse 2010 von Chapman et al.? Sie wurde am Craig-Venter-Institut in Kalifornien durchgeführt mit Beteiligung von 70 Autoren aus 20 Arbeitsgruppen. Das Ergebnis rechtfertigt die Nennung von Hydra in einem Buch über Viren! Erst einmal verrät der Titel der Arbeit etwas Ungewöhnliches: Das dynamische Genom von Hydra. Auch bei Hydra wird im Genom gehüpft und gesprungen – Barbara McClintocks Mais lässt grüßen! Bei Hydra sind 57 Prozent der Gene Springende Gene (TEs), 15 Prozent des Genoms bestehen aus Retroelementen, die nach dem «Copy-and-paste»-Prinzip eine Reverse Transkriptase als Zwischenschritt benutzen und so das Genom vergrößern. Sie waren in der Hydra nicht nur für Millionen Jahre aktiv, sondern sind es immer noch. Dann gibt es die einfacheren DNA-Transposons, die infolge «cut-and-paste» springen und 20 Prozent des Genoms von Hydra ausmachen; diese sind auch heute noch aktiv (bei uns Menschen gibt es davon 3 Prozent und die sind inaktiv). Man kann sogar drei Perioden bei Hydra ausmachen, wo die TEs besonders häufig gesprungen sind und sich vermehrt haben. Das sind diskrete Ereignisse gewesen. Was war da erdgeschichtlich los – Vulkanausbrüche, Eiszeiten, Meteoriteneinschläge? Die Datierung ist unbekannt. Dabei ging die Population durch einen Flaschenhals, also viele Hydras starben und die wenigen, die übrig blieben, setzten sich mit neuen Eigenschaften durch. Das Genom wuchs um das Dreifache. Da wurde anscheinend alles Mögliche genetisch ausprobiert. Man fand auch ein bis dahin unbekanntes Bakterium, das in einer stabilen Symbiose mit Hydra assoziiert ist und das man gleich – unfreiwillig – mitsequenziert hat. Man wurde es einfach nicht los! Wahrscheinlich stirbt Hydra, wenn man die beiden trennt. Man hegt den Verdacht, dass es bei Hydra wie bei den Archäen mit ihrem bereits erwähnten Parasiten *(Nanoarchaeum equitans)* zugeht oder beim Elba-Wurm oder bei den Goldenen Quallen. Die außen haftenden Bakterien verdauen die Speisen für den Wirt, umgekehrt wie bei uns, wo sie innerhalb unseres Darmes sitzen.

Kann man von der Hydra lernen, wie neue Köpfe wachsen? Hydra verfügt nicht über die vier für iPS-Zellen nötigen Transkriptionsfaktoren, sondern nur einen, Myc, allerdings gibt es vier verschiedene Myc-Proteine. Das freut eine Myc-Onkogen-Forscherin über alles: Myc ist ein Wachstumsfaktor, der bei Hydra Köpfe wachsen lassen kann! Ist das vielleicht das Geheimnis von Hydras neuen Köpfen? Myc ist allerdings auch ein bedrohliches Kennzeichen bei menschlichen Hirntumoren, wo das Neuro- oder N-Myc in zehntausendfacher Menge überdosiert vorkommt. Da wird auf Teufel komm raus Wachstum angeschaltet; deswegen sind neuronale Tumore die aggressivsten, die wir kennen. Es scheint eine schmale Gratwanderung zu bestehen zwischen einem neuen

Kopf und einem todkranken Kopf – reguliert durch das Myc-Protein. Auch andere Signalwege, die in der Hydra angeschaltet werden, sind aus der Krebsforschung bekannt, wie der «Wnt-Signalweg», der besonders bei humanen Stammzellen am Werk ist. Dabei sieht Hydra nicht gerade aus wie unser nächster Verwandter! Und doch sind wir verwandt.

Wie ein neuer Kopf entsteht, lässt sich noch nicht im Genom an der DNA ablesen, aber sicher bald am Transkriptom, also an den insgesamt aktivierten Genen.

Noch eine Besonderheit gibt es bei Hydra, sie altert nicht, sie kann ewig leben – besteht sie vielleicht nur aus ewig lebenden embryonalen Stammzellen? Ein «Ewigkeitsgen» oder «Methusalemgen» haben Forscher aus Kiel bei ihr tatsächlich gefunden, eine Variante des Transkriptionsfaktors Foxo3. Es gibt ihn auch bei Würmchen und – viel wichtiger – bei langlebigen Alten. Das älteste Lebewesen soll ein 10 000 Jahre alter Schwamm in der Tiefsee sein, er lebt auf «Sparflamme», ohne viel Stoffwechsel, besteht nur aus einem einzigen Zelltyp – so betonen die Forscher. Wenn das wirklich so ist, kann es sich dabei doch nur um eine Art Stammzelle handeln.

Was für Viren – außer Viren im Erbgut – hat Hydra noch aufzuweisen? Sie müssen ja früher mal ins Erbgut gelangt sein. Um diese Frage zu beantworten, hat man Mikrobiom und Virom der Hydra in der Kieler Biochemie analysiert, unter der Leitung vom Thomas Bosch. Bei Hydra gibt es eine reiche Anzahl auch von «richtigen Viren» wie Masernviren. Auch Retroviren fanden sich, die man in jedem Erbgut als Fossilien erwartet. Gibt es auch Viren bei Krebsen und Krabben, fragte ich die Meeresbiologen in Kiel. «Ja, jede Menge», lautete die Antwort. Ich dachte an meine munteren Hausgenossen daheim, die kleinen Krabben in einer Glaskugel, vermutet hatte ich auch da längst Viren.

Statt Hydra ist neuerdings der Plattwurm zum Forschungsobjekt geworden; ähnlich wie Hydra kann er sich wieder aus Teilen zusammenfinden. Besser bekannt als Hydras neuer Kopf ist der neue Schwanz von Eidechsen. Die Gene, welche Schwänze nachwachsen lassen, sind nicht bekannt – muss wieder Myc helfen? Ich würde darauf wetten! Und nachwachsende Zähne wie bei Krokodilen wären auch ein gutes Forschungsprojekt. Manchmal gibt es Menschen, denen ein dritter Zahn nachwächst, aus Versehen sozusagen. Entsteht er aus Stammzellen an der Wurzelspitze, die auf dem Weg zum Tumor sind und gerade noch vorher die «Kurve gekriegt» haben, um zum Zahn zu werden?

Bei einem verletzten Säugling entstand eine neue Fingerkuppe nach der Behandlung mit Trockenpulver, das aus extrazellulärer Matrix gewonnen worden war, der Substanz, die unseren Zellverbund aufrechterhält. Die Ärzte in der Fernsehsendung wunderten sich darüber, dass «sogar» ein neuer Nagel dabei entstand. Ja, er entstand wohl genauso wie vorher bei der ersten Kuppe durch Gradienten von Wachstums- und Differenzierungsfaktoren. Die Frage der Kritiker lautete, ob er auch von alleine, also ohne Pulver, nachgewachsen wäre – dazu gibt es natürlich keine Kontrolle. Vielleicht funktioniert das Nachwachsen nur gerade noch bei einem Säugling, der einem Embryo nahe genug ist. Auch bei der Gentherapie schnitten ja die Kinder besser ab als die Erwachsenen, bei denen die Therapiegene abgeschaltet wurden. Die zugrunde liegenden Entwicklungsprogramme müssten wir herausfinden und sie dann wieder aktivieren, etwa für das Nachwachsen von abgeschnittenen Fingern bei Erwachsenen. Wir brauchen ja noch viel mehr und größere Ersatzteile als nur Finger.

12. VIREN UND DIE ZUKUNFT

Synthetische Biologie – Hund oder Katze aus der Retorte?

Eckard Wimmer aus Stony Brook, Long Island, geriet in die Schlagzeilen und wunderte sich darüber. Er hatte im Jahr 2000 das Poliovirus vollsynthetisch hergestellt und publiziert. Es war infektiös, konnte in Zellen eindringen und sich vermehren. Doch so wissenschaftlich wie er sah das die Öffentlichkeit nicht. Das Ergebnis führte vielmehr zu einem weltweiten Aufschrei, nicht nur von Laien, sondern durchaus auch von vielen Wissenschaftlern. Das hätte man nicht publizieren dürfen, hieß es, das sei ja Anleitung zum Bioterrorismus; alles dafür Nötige könne man kaufen, ohne Lizenzen oder Auflagen. Sogar die Sequenz des Poliovirus war und ist bis heute frei im Internet verfügbar. Das könne nun jeder nachmachen. So einfach ist das zwar nicht, aber Furcht haben muss man manchmal auch vor aufmüpfigen, frustrierten oder verrückten Wissenschaftlern; so einer war für den Bioterrorismus mit Anthrax zuständig.

Das Poliovirusgenom ist klein, es besteht nur aus 7500 Basen. Zur Vereinfachung der Synthese hatte man eine DNA-Kopie vom RNA-Genom hergestellt; RNA entsteht dann von alleine in der Zelle als mRNA. Inzwischen wurde auch das hochgefährliche SARS-Virus voll synthetisch mit immerhin 29 700 Nukleotiden hergestellt, und zwar zuerst ein Virus aus Fledermäusen. Das wurde dann durch Mutationen in ein «humanes» Virus umgewandelt, das von Mensch zu Mensch übertragen werden kann. Dagegen ist das Poliovirus noch harmlos. Vom vollsynthetischen rekonstruierten Retrovirus aus unserem Erbgut, Phoenix, war ja schon die Rede. Auch Influenzaviren kann man vollsynthetisch herstellen, sogar viel schneller als in Zellkultur oder in Eiern. Dementsprechend wird es schon als zukünftiger Impfstoff diskutiert. Bei Polioviren gibt es, wie bei allen RNA-Viren, eine wichtige Komplikation, da viele Virusvarianten nebeneinander vorhanden sind als Schwarm oder Quasispezies. Deshalb muss man viele Viren synthetisieren und für den Impfstoff mischen.

Allerdings besteht die wichtigste Eigenschaft von Impfviren darin, dass die Vermehrung verlangsamt wird, attenuiert, um möglichst niemanden krank zu machen, aber das Immunsystem zu trainieren. Dazu stellt man abgeschwächte Viren unter Verwendung molekularer Tricks her: Man synthetisiert Impfviren mit Sequenzen, die nicht den optimalen Codons entsprechen, sondern seltenen Codons, «codon-deoptimized» nennt sich das. Dann klemmt die Virussynthese in der Zelle, weil die Zulieferer (tRNAs) nicht so schnell den nichtoptimalen Nachschub zur Proteinsynthese liefern können. Im Menschen wächst das Virus langsamer und wirkt immunisierend. Außerdem sind bei der Poliovirus-Synthese zusätzlich 27 Mutationen eingeführt worden, um die Reversion zu einem gefährlichen Wildtyp-Virus zu reduzieren. Im bisherigen Poliovirus-Impfstoff gab es nur eine einzige Mutation. Damit wurde zwar die Menschheit fast von der Polio-Erkrankung befreit, dennoch gilt die Impfung heute als gefährlich. Sie kann zu leicht zurückmutieren zum krank machenden Wildtyp; man würde sie heute nicht mehr zulassen und bevorzugt die sichere, weniger wirksame Totvakzine. Bill und Melinda Gates unterstützen das neue Poliovirus-Eradifikationsprogramm. Synthetische, künstlich mutierte Influenza-Impfviren werden als Nächste an der Reihe sein. Man spricht von SAVE, Synthetic Attenuated Virus Engineering.

Wir stehen mit der synthetischen Biologie noch ziemlich am Anfang. Eine «richtige» lebende Zelle, die kleinste mögliche Minizelle herzustellen, das war das Ziel des Visionärs Craig Venter, der seinen Zeitgenossen immer ein Stück voraus ist. Er nahm sich ein kleines Bakterium, *Mycoplasma (M.) genitalium*, vor und reduzierte die Zahl der Gene weiter, um herauszufinden, welche unverzichtbar sind. Von den 482 Genen brauchte er nur 382, also 100 schienen nicht zwingend nötig zu sein. Ein Drittel der notwendigen Gene hat keine bekannten Funktionen, einige sind für Wachstum und die Synthese von RNA zuständig. Durch Sequenzvergleich verschiedener Bakterien mittels Computer ergaben sich 206 identische Gene, welche die wichtigsten Funktionen wie Vermehrung und Selbsterhaltung regeln. Ob die allerdings ausreichen, ein lebendiges Bakterium herzustellen, bleibt zu zeigen.

Venter und Co. bauten das Bakterium *M. genitalium* synthetisch nach, aber daraus entstand zum großen Erstaunen aller Beteiligten kein lebendes Bakterium. Das erzwangen sie erst, als sie aus einer lebendigen Zelle das eigene Erbgut hinaus- und das synthetische dafür hineinschossen.

Das war ja geschummelt. Was schwamm da wohl noch alles im Bakterienbauch herum! Nun wuchs die Bakterienzelle – aber von einer «synthetischen Zelle», wie sie genannt wurde, war sie meilenweit entfernt. Die Presse machte daraus sogar künstliches oder synthetisches Leben, Gott-spielen-Wollen. Venter nannte das in einer Pressemitteilung realistischer eine «Umwandlung», er habe aus einer «Katze einen Hund» gemacht. Man nennt das auch «Genomtransplantation». Er berichtete dies im Mai 2010 in Cold Spring Harbor vor Fachleuten wie Jim Watson und Kongressteilnehmern. Leben geschaffen habe er nicht, gab er zu. Er hatte infektiöse DNA hergestellt und damit ein leeres Bakterium lebendig gemacht – das war erst einmal alles. An dieser Möglichkeit aber hatte sowieso kein Wissenschaftler mehr gezweifelt. Das vollsynthetische Poliovirus war längst bekannt, allerdings besteht es nur aus etwa 10 Genen (7500 Bausteinen). Ein hundertfach größeres Gen musste man erst einmal technisch zustande bringen. Das war die einzige Leistung. Damit diese DNA in Leben umgesetzt wird, musste Venter die Empfängerzelle ruhigstellen und ihre Abwehrkräfte gegen fremde DNA, die Restriktionsendonukleasen, austricksen. Es fehlt also schon noch einiges bis zum Erschaffen von Leben.

Doch Craig Venter hat 2014 schon die nächste Hürde überwunden. Statt einer Bakterienzelle mit synthetischem Erbgut hat er eine Hefezelle genommen und ihr ein neues synthetisches Erbgut verpasst. Die Hefezelle ist um einiges komplizierter als ein Bakterium, sie enthält einen Kern und viele Chromosomen, 16 an der Zahl, nur eines davon hat er künstlich hergestellt und ersetzt. Die Zelle wuchs, also hatte man so weit alles richtig gemacht. Diese Zellen gehören zu den Pflanzen- und Säugerzellen, sie zu manipulieren ist ein Durchbruch, da in Zukunft menschliche Zellen verändert werden sollen. Nur 3 Prozent der DNA der Hefe waren vollsynthetisch hergestellt worden; dazu wurden 500 Stellen der DNA verändert und von insgesamt 317 000 DNA-Bausteinen etwa 40 000 Nukleotide ausgeschnitten, eine Sicherheitsmaßnahme, damit die Hefezelle nicht in die Umwelt entkommen kann. Das alles entstand in einem ersten Schritt erst mal vollständig am Computer, dann in der Synthese, nach immerhin zehn Jahren harter Arbeit.

Wozu ist das alles gut? Venter will Bakterien maßschneidern, diese sollen Treibhausgase aufnehmen können oder Biokraftstoffe herstellen, also den Grundstein legen für bakterielle Energieproduktion. Und natürlich sollen auf diesem Wege auch Impfstoffe und Medikamente hergestellt sowie Schadstoffe, Gifte und Müll abgebaut werden. Dafür wird künstliche Virus-DNA in eine Minizelle eingebaut, die dann als ein Reaktor für die Synthesen dient. Aber die Zukunftsvisionen gehen viel weiter: Designer-Säugerzellen sollen Antimalaria-Mittel wie Artemisinin produzieren, genmanipulierte Phagen Bakterienrasen auflösen. Biologische Schalter, die bei Bedarf durch Licht oder Substanzen zu «an» oder «aus» getriggert werden, gibt es ja längst, das ist noch viel zu wenig futuristisch! Doch in Zukunft sollen statt fertiger Pillen Zellen an Menschen verabreicht werden und im Körper des Patienten «erfühlen», wie viel von einer Substanz vorhanden ist und wie viel zu welchem Zeitpunkt produziert werden muss. Es werden sich also Ingenieure mit Biologen, Medizinern und Evolutionsforschern zusammentun müssen, denn alle neuen Konzepte werden letztlich in der Natur bestehen müssen. Dazu werden einige Kommunikationsgräben zu überwinden sein. Außerdem wissen wir, dass Milliarden Jahre Evolution unsere Zellen optimiert haben – durch Mutationen und Restriktionen – und diese mit Abwehr gegen Fremdes reagieren. Neue Patentrechte werden außerdem diskutiert, die Bausteine sollen patentfrei verfügbar sein, die biologischen Maschinen nicht. Dazu hat die Entscheidung, dass natürliche Gene nicht patentierbar sind, künstliche dagegen sehr wohl, bereits einen neuen Trend gesetzt. Schon vor mehr als 50 Jahren hat der originelle Denker und Nobelpreisträger aus Kalifornien, Richard Feynman, das alles vorhergesehen, «swallow the doctor» hieß seine Vision! Sie ist es noch immer. Wir schlucken bald kleine sensible Pillen, Roboter, Mikromanipulatoren oder Nanotools – und die werden dann alles richten.

Wer war zuerst da – Virus oder Zelle?

Diese Frage stellte ich 2013 in Davos bei dem jährlichen internationalen «RNA-Meeting» dem Nobelpreisträger Tom Cech. Tom antwortete spontan: die Zelle, denn die Viren brauchen Zellen. So sagen sie fast alle, Tom, zur Hausen, viele Kollegen, fast alle Lehrbücher, einige meiner Gutachter in englischen Journalen, vielleicht auch der Leser. Ich war enttäuscht, Tom, Sie haben doch die Ribozyme entdeckt, die katalytische RNA, das erste biologisch aktive Molekül, das sich vermehrt und evolviert. Ribozyme synthetisieren die Proteine und regulieren unsere Gene. Ribozyme sind Viroide und waren von Anfang an bis heute immer dabei. Toms Kollege Szostak hat so viel RNA in kleine Fetttropfen gestopft, bis diese sich spontan teilten. Wir waren umgeben von jungen Studenten, die neugierig zuhörten und immer lebhafter wurden. Sind das die ersten Viren oder die ersten Zellen? Ich lege mich ins Zeug: Diese ersten Gebilde wuchsen bis zu den Gigaviren, die größer sind als viele Bakterien, fast alles können, aber nur beinahe lebendig sind. Sie können sogar als Wirtszellen fungieren und als Viren von Viren infiziert werden. Das hebt die Grenzen auf zwischen Viren und Zellen! Ein Kontinuum führt zu den lebenden Bakterien oder den ersten Zellen. Wo standen wir da in unserer Diskussion, bei Viren oder Zellen? Die Zuhörer sind erstaunt, das ist ihnen alles neu! So geht es weiter: Es gibt 10^{33} Viren, sie sind die erfolgreichste Spezies auf der Erde, sie sind die größte biologische Population, die es gibt. Es gibt kein Lebewesen ohne Viren oder Virusreste im Genom. Sie müssen also von Anfang an dabei gewesen sein. Nachträglich wäre eine so vollständige Durchinfektion aller biologischen Organismen mit Viren unmöglich gewesen! Nach meinem Speedtalk sagt Tom, ich hätte ihn überzeugt und umgestimmt: Dann waren wohl die Viren zuerst da. Hat er nur nachgegeben?

Viren zuerst – dafür spricht noch mehr! Die neuesten Sequenzanalysen zeigen, dass die Genome der Viren keine große Ähnlichkeit mit Zellgenen aufweisen und es viel mehr Virusgene als Zellgene gibt. Eugene Koonin, der beste Spezialist und Bioinformatiker in diesen Fragen, diskutiert deshalb auf der Basis von Sequenzvergleichen, also von Daten, dass die Viren zuerst da waren, vor den Zellen. Er hat das selbst in mehreren Publikationen belegt und ausgeführt. Die Gigavirus-Entdecker siedeln die neuen Gigaviren im Baum des Lebens sowieso ganz zuunterst an, noch vor den drei «Königreichen» der Bakterien, Archäen und Eukaryoten. Sogar der Entdecker der Phagen setzte schon vor 100 Jahren die Viren/Phagen – intuitiv – an den Ursprung. Diese Art der Evolution von den Viren zur Zelle kann man als «bottom-up» bezeichnen, vom Einfachen zum Komplizierten, vom Kleinen zum Großen. Dieser Weg wird auch als «Virus-first»-Hypothese bezeichnet, die Viren waren danach die Ersten in der präbiotischen Welt. Gegner dieser Vorstellung betonen immer, es sei nicht möglich, die RNA-Bausteine als erste Biomoleküle herzustellen, deren Synthese als Anfang sei heute nicht vorstell- oder nachvollziehbar. Das betrifft allerdings die Chemie, die der Biologie vorausging. Die Definition eines Virus habe ich ja zu Beginn weiter gefasst als in klassischen Virologiebüchern, und die Viroide, die Poly-DNA-Viren mit nur Fremd-DNA, sowie die Prionen als infektiöse Agentien hinzugezählt: Dann reichen Viren von Nur-RNA über RNA/DNA und DNA mit und ohne Proteine bis zu Nur-Proteinen – so mein Vorschlag.

Ein anderes Szenario beschreibt den umgekehrten Weg: Zuerst war die Zelle, dann kamen die Viren, groß wurde klein, «top-down». Dies ist die am häufigsten akzeptierte Vorstellung, «Satelliten»-Theorie oder «Escape»-Theorie genannt. Danach werden die Viren aus der Zelle ausgeschleust, sie entstehen aus den Zellen und werden daraus abgespalten. Sie haben zelluläres Erbgut «gestohlen». Ein Stückchen DNA, ein paar Gene nehmen Reißaus, bedienen sich an Zellmembranen als Schutzhülle und werden zu Viren. Die Entstehung vieler heutiger Viren suggeriert diese Vorstellung. Besonders die großen DNA-Viren bei Säugern enthalten manchmal zelluläre Gene, darauf baut diese Theorie auf. Auch die Krebsviren beziehen ja ihre Onkogene aus Zellgenen. (Aber sie bringen sie auch wieder in eine Zelle hinein, also hin und her!) Dafür wird auch der Begriff der «Reduktionshypothese» verwendet, wonach Viren aus frei lebenden Zellen entstanden sind.

Dagegen spricht, dass es nicht genug Gene gibt, welche die Viren aus Zellen «gestohlen» haben könnten; der Sequenzraum der Viren ist viel zu groß. Die Viren «wissen» mehr, als sie von den Zellen «gelernt» haben können. Wenn die Zelle zuerst da war, wo wäre dann die erste Zelle hergekommen? Daran hakt diese Vorstellung. Die erste und einfachste lebendige Minizelle ist nach heutigen Vorstellungen, die uns Craig Venter geliefert hat, immer noch extrem kompliziert, mit mehr als 200 Genen, etwa 200 000 Nukleotiden. Das ist riesig. Woher stammt diese Information? Dazu liefert dieses Szenario keine Antwort.

Freeman Dyson vertritt die Theorie von den zwei Ursprüngen des Lebens in seinem Buch «Origins of Life». Darin bezieht er sich eher auf das zweite Szenario, auf Anfänge aus Stoffwechsel und Nukleinsäuren, Metabolismus und Information, Apparaten und Programmen, aus Hardware und Software. Die Information in Form von Genen vergleicht er despektierlich mit «Schlamperei». Er benutzt sogar das deutsche Wort – denn er spricht «Kinderdeutsch», wie er das nennt, da er mit seiner aus Berlin stammenden Frau viele Kinder hat und Schlamperei zu Hause erlebte. Fünf Töchter und ein Sohn sorgten für Unordnung und Lärm, so sagt er. Gemeint ist die Ungenauigkeit, das Ausprobieren der Natur, «beinahe gut» wird dann zu «immer besser» evolviert. Er zitiert den Regierungsstil der Habsburger Monarchen: «Despotismus gemildert durch Schlamperei». Auch Max Delbrück verwendete das Wort «Sloppiness», das man mit Schlamperei übersetzen kann, als Basis für die Entstehung von etwas Neuem durch Fehler, Ungenauigkeit, Probieren, Bessermachen – das ist gemeint. Manch einer nennt seine eigene Unordnung auch gerne kreatives Chaos. Manfred Eigen umschreibt das mit Quasispezies, in der alles nebeneinander vorkommt, von fit bis nicht fit. Vielleicht ist der oft benutzte Begriff «Wolke» auch eine gute Umschreibung. Daraus entwickelt sich der Fortschritt. Sogar Darwin hat schon auf die Wichtigkeit von Ungenauigkeit hingewiesen. Die fehlerhafte Reverse Transkriptase ist eine der bedeutendsten Erfinderinnen.

In einem weiteren Szenario werden Viren nur beim Horizontalen Gentransfer angesiedelt. Gene und Viren werden danach nur *horizontal* hin- und hergeschoben, nicht auf einem der eben genannten senkrechten Wege. Da gibt es die Vorstellung, dass der Baum des Lebens ein Busch ist und die Viren nur als «Shuttle» von Genen dienen. Ja, wir wissen, dass es Horizontalen Gentransfer von Viren zu Zellen und umgekehrt von Zellen zu Viren gibt. Der Austausch erfolgt in beide Richtungen. Das entspräche dann vielen parallelen horizontalen Linien. Es kann aber wohl auch nicht der Anfang, sondern nur eine Spätfolge gewesen sein.

Formal kann man eine weitere Variante nicht ausschließen, dass nämlich genetische Elemente aus Viren oder Zellen auch in vielen parallelen senkrechten Linien angeordnet sein könnten und nebeneinander evolviert sind. Das würde bedeuten, es hätte viele Anfänge gegeben. Patrick Forterre aus Paris schlägt drei zuerst RNA-haltige Zellen vor, die zu DNA-haltigen Zellen als Anfänge für die drei Lebensdomänen wurden, den Bakterien, Archäen und Eukaryoten. Jede von ihnen erhielt ihre DNA durch Viren. Das klingt kompliziert. Woher kamen die Viren?

Gab es ein Urvirus – ein Virus, von dem alle Viren abstammen? Vermutlich nicht. Das könnte die Viroid-RNA als erstes biologisches Molekül gewesen sein, doch sie hatte keine spezifische Sequenz, sondern bei angenommenen 50 Nukleotiden ein Gemisch mit 4^{50}, etwa 10^{40} Möglichkeiten, war also eine Quasispezies. Das ist kein Urvirus. Der Sequenzraum, die Summe aller möglichen Sequenzen, wird jedenfalls bis heute nicht ausgenutzt – von allen biologischen Systemen dieser Erde zusammengenommen. Es folgte die Ausstattung mit Grundprinzipien für die Replikation und Informationsspeicherung. Wie die komplizierte

RNA zustande kam, weiß keiner, in einem darwinschen Tümpel – heute sagt man dazu «Genpool» –, in Nischen, an den Rändern eines Tiefsee-Schornsteins?

Eine extreme Haltung wurde in einem wissenschaftlichen Artikel mit dem Titel: «Ten reasons to exclude viruses from the tree of life» publiziert, nachzulesen in *Nature Rev Microbiology* (2009). Dieser Aufsatz mit seinem provokanten Titel führte zu zehn vehementen Gegendarstellungen von Kollegen der wissenschaftlichen Welt. Kein einziger der zehn Autoren war mit dieser Aussage einverstanden.

Hier kommt eine Schlussapotheose auf die Viren. Orgelspielern ist vertraut, dass bei Johann Sebastian Bach nach dem Präludium die Fuge folgt, die mit einer «Engführung» und Tutti endet. Hier ein Tutti auf die Viren: Die Viren waren von Anfang an dabei, die Viren haben alles ausprobiert, und wir brauchen nur die heute vorhandenen Viren aufzulisten, um daran die Stufen der Evolution nachzuvollziehen. Diesen Ansatz habe ich in diesem Buch verfolgt. Die Entwicklungsstufen des Lebens sind an der heutigen Viruswelt ablesbar. Das ist erstaunlich, wo doch 99 Prozent aller Arten zwischendurch zugrunde gegangen sind. Die Viren verfügen über viel mehr Information als alle Zellen zusammen. Die Genome von Viren weisen alle erdenklichen Formen auf, sie bestehen aus komplexen Genomstrukturen, RNA oder DNA, einzel- oder doppelsträngig oder beides. Oder beides nur partiell, zirkulär, fragmentiert, strukturiert, kodierend oder auch nicht. Gegen solch eine Vielfalt erscheint unsere zelluläre DNA-Doppelhelix als Erbgut langweilig. Doch sie ist vielleicht das Endprodukt nach vielen Bewährungsproben, den erwähnten Schlampereien, vielleicht mit den Viren als kreativen Ausprobierern! Viren besitzen die größte Vielfalt in ihren Strategien zur Replikation sowie in ihren Regulationen. Sie sind extrem erfinderisch. Die minimalistischen viralen Strategien finden sich in unseren Stoffwechselvorgängen zwar extrem viel komplizierter, aber nicht grundsätzlich anders wieder; so leistet ein Viroid als Ribozym so viel wie hundert Proteine in unseren menschlichen Zellen, beispielsweise beim Spleißen. Die Viren decken zudem ein Größenspektrum von vier Zehnerpotenzen ab, Nanopartikel bis 0,5 Mikrometer, mit einer Anzahl von Genen von null bis 2500. Null Gene bezieht sich auf die ncRNA der Viroide, die für keine Proteine kodieren und ganz ohne genetischen Code auskommen. Das andere Extrem sind die 2500 Gene des Pandoravirus, P. dulcis, fünfmal mehr als bei vielen Bakterien. Auf ein paar besonders kuriose chimäre Viren wurde hingewiesen, als Überbleibsel von Übergangsformen und als Zeitzeugen von Entwicklungsstufen. Dazu zählen die doppeldeutigen seltenen Retrophagen und Retroviroide. Viren sind die Entwicklungshelfer der Zellen, die Erbauer unserer Genome.

Man kann also argumentieren, die Viren haben nicht die Zellen bestohlen, sondern haben sie beliefert. Beide haben außerdem voneinander gelernt, Zellen von den Viren, aber auch umgekehrt, durch Koevolution. Besonders geeignet waren dazu wohl die als DNA integrierten Retroviren mit der Reversen Transkriptase. Diese waren nach der Integration sofort als «Zellgene» zur Stelle, mit etwa 10 Mutationen pro viraler Replikation (wegen der Fehlerrate der RT). Die Fehler wurden von den DNA-Proviren den Zellen gleich mitgeliefert. Damit leisteten die Retroviren phantastische Innovationsschübe und führten so zu Immunsystemen, antiviraler Abwehr, den Introns, vielleicht den Zellkernen, denn all das sind modifizierte virale Elemente, die die Zellen bereichert haben. Allein schon durch ihr Tempo sind die Viren bei der Vermehrung allen anderen Erneuerern millionenfach überlegen. Leben Viren also? Beinahe, eher ja als nein!

Schnellläufer und Trödler

Die Verteilung der Viren in den verschiedenen Spezies ist sonderbar. Nicht überall sind RNA- und DNA-Virustypen in ungefähr gleichen Mengen vorhanden. Vielmehr ist die Verteilung höchst asymmetrisch. Von Ausnahmen einmal abgesehen, gibt es in der Welt der Pflanzen hauptsächlich RNA-Viren, meist einzelsträngig, und in der Welt der Bakterienviren, der Phagen, fast nur DNA-Phagen, meist doppelsträngig, wie auch die Algen-Gigaviren und DNA-Viren von Archäen. Beim Menschen gibt es beide Virustypen. Warum bevorzugen die Pflanzen die RNA-Viren und die Bakterien die DNA-Viren? Oder umgekehrt, warum bevorzugen RNA-Viren Pflanzen und DNA-Viren Bakterien und Archäen? Das hat mir bisher noch niemand erklären können, ja, kein Lehrbuch der Virologie hat jemals danach gefragt. Es gibt ein sehr hübsches farbiges Poster, ein Virustaxonomiebild, herausgegeben von der Internationalen Virus-Gesellschaft ICTV, eine Ellipse mit Unterteilungen für die Virusarten auf einem Bild, das sehr dekorativ an den Labortüren aller Virusinstitute hängt. Ich rief den Hersteller an, worauf denn die Einteilung beruhe. Auf dem Platz für den Zeichner, lautete die Antwort, auf graphischen Gesichtspunkten, eine Einteilung nach Schönheit, nicht nach Wissenschaft!

Vielleicht geht eine Erklärung so: Wenn erst die RNA und dann die DNA auf die Welt kamen, dann haben die DNA-Viren die RNA-Welt schon hinter sich gelassen. Sie waren vielleicht vorher auch einmal RNA-Viren, sind aber in der Entwicklung weiter vorangeschritten. Dagegen wären dann die RNA-Viren zurückgeblieben. Kann man das beweisen? Ja, vielleicht, mit den Replikationsgeschwindigkeiten der Viren und den Verdopplungszeiten der Wirte. Die Bakterien mit den kleinen DNA-Phagen vermehren sich unter guten Wachstumsbedingungen in 20 Minuten; die Pflanzen mit ihren RNA-Viren hingegen benötigen zur Verdopplung bis zu 3500 Jahre, wie die Mammutbäume in den USA oder Ginkgos oder auch die genannte norwegische Fichte, die sogar mehr als doppelt so alt ist, nämlich 9500 Jahre. Viren können darin persistieren. Die Verdopplungszeiten der Wirte und die Zahl der Generationen zwischen Bakterien und Pflanzen differieren um eine halbe Million. Die Wachstumsgeschwindigkeit der Bakterien mit ihren Viren zeigt sich auch an der Zahl, es gibt 10^{30} Bakterien und 10^{33} Viren, meist Phagen, Bakterien haben fast immer Phagen. Nichts ist erfolgreicher in der biologischen Welt als die Viren mit ihren Bakterien, im Meer, im Erdboden, in unserem Gedärm, im Ökosystem Mensch, in allen Ökosystemen überhaupt. Sogar in unserem Erbgut! Auch die Algen-Gigaviren passen in die hier vorgeschlagene Systematik, wenn man die Vermehrungsgeschwindigkeiten betrachtet. Algen sind zwar Pflanzen, aber keine langsamen Pflanzen, sondern schnelllebig. Nanoplankton teilt sich schnell und beherbergt dementsprechend Doppelstrang-DNA-haltige Algen-Gigaviren. Also, bei Schnelllebigkeit herrschen die DNA-Viren vor, in den Bakterien ebenso wie im Plankton. Bei uns Säugern, in der Mitte der beiden Extreme, gibt es beides, RNA- und DNA-Viren. Das ist meine Hypothese.

Sie wird erhärtet durch sonderbarste Zwischenstufen. Am Anfang war die ncRNA, dazu gehören die Viroide, dann entstanden Pflanzenviren mit bescheidenen Kodierungsfähigkeiten für ein paar Aminosäuren und trickreicher Doppelnutzung, die zunahmen bis zu größeren Proteinen. Dann gibt es Zwischenstufen von der RNA- zur DNA-Viruswelt, die diskutiert wurden, Retroviroide, Retrophagen, kuriose Proteine mit «vergessenen» RNA-Schwänzchen als Hinweise auf Anfänge der Proteinsynthese. Auf dem Weg von der RNA zur DNA und zu DNA-Viren stellen die Retroviren mit der phantastischen Reversen Transkriptase einen entscheidenden Übergang dar.

Es gibt noch einen ganz anderen Vorschlag zur Beantwortung der Frage, warum Pflanzen keine DNA-Viren entwickelt haben: Sie können nicht von Zelle zu Zelle wandern, sind zu groß oder zu steif. Das Gefäßsystem der Pflanzen erlaubt kein Durchkommen (durch die sog. Plasmodesmata). Das hat jedenfalls Eugene Koonin vorgeschlagen, und ich habe die Durchmesser nicht nachgerechnet. Aber es hätte doch eine Anpassung stattfinden können, kleinere Viren oder größere Gefäße der Pflanzen – dann wäre es doch aufgegangen.

Es gibt sogar noch einen weiteren Hinweis darauf, dass nicht nur die Pflanzenviren, sondern auch die Pflanzen selbst einige evolutionär uralt wirkende Eigenschaften haben. So gibt es bei ihnen noch die einfacheren «Cut-and-paste»-Transposons, während das kompliziertere «copy-and-paste» der Retrotransposons eine spätere Errungenschaft sein könnte. DNA-Transposons gibt es «nur noch» in Pflanzen, «nicht mehr» in höheren Organismen. In Pflanzen wie im Mais oder Reis sind 85 bis 90 Prozent der Gene im Erbgut aktive Springende Gene. Doch die Pflanzen sind nicht besonders effizient oder schnell in der Anpassung an neue Umweltbedingungen. Ihre Viren sind nicht genug aktiv! Sie bilden keine Partikel aus und sind entsprechend unbeweglich. Meistens sind sie chronisch persistierend und nicht akut vermehrungsfähig. Das schafft nicht genug Innovation! Und nicht einmal Stress kann die versteckten Viren aktivieren.

Das Springen von DNA-Transposons ist beim Menschen seit 35 Millionen Jahren vorbei. In unserem Erbgut stammen nur 3 Prozent der Gene von Transposons ab, und das ist sehr lange her. Dagegen bieten wir die Retrotransposons auf und die zeigen auch heute noch Wirkung – Krebs oder Genies wurden diskutiert.

Die DNA-haltigen Bakterien- oder Algenviren sind nach diesen Betrachtungen die «Schnellläufer» in der Evolution und die RNA-Viren mit den Pflanzen die «Nachzügler», die Trödler. Menschenviren rangieren mit der Lebenszeit ihrer Wirte von etwa 40 Jahren zwischen den beiden Extremen, zwischen Bakterienviren und Pflanzenviren. Seit unserer Zeitrechnung sind an die 50 Generationen bei den Menschen vergangen. Einer Vermehrungsrunde beim Menschen entsprechen mehr als eine Million Verdopplungen bei den Bakterien. Die Phagen sind also im

Vergleich zu den Menschen schon viel weiter in einer DNA-Welt vorangekommen. Mit RNA in vielen unserer Lebensprozesse rangieren wir noch immer zwischen RNA und DNA. Denn bei uns Menschen ist die RNA noch immer in fast allen biologischen Vorgängen in Schlüsselpositionen, als Starthilfe bei der DNA-Replikation, bei der Proteinsynthese, bei der Genregulation. Doch je mehr DNA und Proteine wir entwickeln, desto rasanter kommen auch wir in der Entwicklung voran. RNA-Spleißen geht vollständig autonom, allein mit ncRNA – beim Menschen dagegen mit 100 Proteinen! Allerdings mit stark diversifizierten Spezialfunktionen. Und die Ribozyme/Viroide/circRNA hat vom Anfang der RNA-Biologie bis heute in unveränderter Form in unseren Zellen durchgehalten – wenn das nicht zum Staunen ist! Sie ist einfach so robust. Vielleicht war die Ursuppe das gefährlichste Milieu und hat dieses besonders stabile Molekül hervorgebracht: die «Ur-RNA» (s. Abb. 6).

Der Nobelpreisträger Sidney Altman, der zusammen mit Tom Cech die Ribozyme entdeckt hat, beanstandet unsere gegenwärtige Vorstellung von der Bedeutung der Proteine und rückt die RNA ins Zentrum. Er definiert unsere Welt als «RNA-Protein-Welt». Unsere Welt ist weniger durch DNA als durch RNA und Proteine dominiert. Die DNA ist der Speicher für erfolgreiche Errungenschaften, doch nicht vergessen, springen kann sie!

Monster im Reagenzglas

Erstaunlich sind zwei extreme Entwicklungsstränge: Bei Bakterien und Phagen lautet das Motto «klein, viel, schnell, einfach» und bei Säugern, bei uns Menschen: «groß, wenig, langsam, kompliziert». Warum sind die einen immer so klein geblieben und die anderen groß geworden? Bilden die DNA-Phagen mit den Bakterien eine Art Optimum, so erfolgreich in der Vermehrung, so mobil, dass keine Zunahme an Komplexität eintritt? Wie und warum entstand dann der komplizierte Mensch? Warum sind wir keine kleinen Bakterien oder Phagen geblieben? Hier kommt der Versuch einer Antwort: Es gibt in der Evolution sowohl die Tendenz zur Zunahme an Komplexität wie auch die zur Abnahme von Komplexität. Wer veranlasst die Entscheidung? Die Umwelt! Dazu gibt es sogar Experimente: Erlaubt man RNA und Replikationsenzym des Phagen Qbeta, sich im Reagenzglas zu vermehren, so hängt es von den Wachstumsbedingungen ab, was dabei entsteht; gibt man ihm Luxusbedingungen, wird er immer kleiner, wirft Gene über Bord und vermehrt sich immer schneller. Er reduziert seine Gene natürlich nicht auf null, sondern behält, was gerade noch zur Vermehrung nötig ist. Was da immer schneller wächst und immer kleiner wird, nennt man das «Spiegelman'sche Monster». Nach etwa hundert Vermehrungsrunden war das Monster im Reagenzglas von 4500 Nukleotiden auf etwa 200 geschrumpft, zum Zwerg geworden! Das Unglaublichste daran ist, dass die RNA zur non-coding-RNA wurde. Also, bis hin zu den ersten Anfängen der Evolution lief es im Reagenzglas rückwärts ab, in wenigen Tagen. Erstaunlich. Mit der non-coding-RNA fing doch einmal alles an. Die Replikation und Evolution dieses Phagen im Reagenzglas führte der New Yorker Forscher Sol Spiegelman vor 50 Jahren durch. Manfred Eigen, der Nobelpreisträger aus Göttingen, hat das Experiment weiterverfolgt und noch durch einen Schritt verfeinert und vereinfacht, indem er das Vermehrungsenzym, die Replikase, weggelassen hat und nur Nukleotide ins Reagenzglas füllte. Daraus entstand mit der Zeit von ganz alleine RNA, die sich auch vermehren und evolvieren konnte. Die Bausteine fanden sich zusammen und bildeten einen RNA-Strang. Das Spiegelman'sche Monster erschuf sich selbst. Aus dem Chaos der Nukleotide entstand das erste biologische Molekül. Das sind zwei geniale, ja spektakuläre Experimente über die beiden Triebkräfte und Richtungen in der Evolution: Abnahme und Zunahme an Komplexität.

Die Betonung liegt bei beiden Experimenten auf den Bedingungen. Nur die paradiesischen Wachstumsbedingungen erlauben Genreduktion. Unsere Umwelt muss für Phagen und Bakterien, Algenviren und Plankton wirklich ein Paradies sein. Da geht das Wachsen immer schneller, je mehr Ballast über Bord geworfen wird. Also «small» ist schnell! Treibt man diese Vorstellung auf die Spitze, landet man beim kompliziertesten aller Wesen, dem Menschen als anderem Extrem. Der Mensch lebte wohl nie im Paradies. «Nicht mehr» steht nur in der Bibel! Auch zum Wachsen müssen Bedingungen erfüllt sein, dabei haben wir Glück gehabt. Der Mensch hat sich immer an neue schwierige Wachstums- und Umweltbedingungen angepasst. Das führte zu immer höherer Komplexität. «Big» ist langsam! Bei Mangel müssen sich die Individuen anpassen, Neues lernen, neue Gene aufgreifen, die das Überleben garantieren, Spezialisierungen entwickeln. Not macht erfinderisch.

Hier sei eine Abschweifung erlaubt: Sol Spiegelman, der sehr früh verstarb, glänzte in Cold Spring Harbor mit großen Auftritten, so dass ihm sein Freund und Kollege Charles Weissmann, ebenfalls Spezialist für Qbeta-Phagen, als Diskussionsleiter mitten auf der Bühne auf die Schulter tippte mit den Worten: «Don't forget the modesty.» «Same for you», hat er geantwortet! Sie veranstalteten einmal einen abendfüllenden Wettbewerb, wer die meisten Witze erzählen könne – ich saß staunend als Studentin dabei. Weissmann war sicher, er würde gewinnen. Und so war es. So viel zur Charakterisierung der beiden Wissenschaftler.

Sieben Milliarden Menschen, das klingt nach viel, ist aber sehr wenig, verglichen mit den astronomischen Mengen an Viren und Bakterien. Die machen das Rennen, nicht wir. Es gibt nichts Erfolgreicheres in der biologischen Welt als die Viren und Bakterien. Eine Success-Story der Viren!

Symbiosen sind dabei besonders nützlich. An ihnen zeigen sich Gengewinn und Genreduktion, meistens auch korreliert mit Spezialisierung. Alle intrazellulären Parasiten delegieren Funktionen an den Wirt unter erheblichen Genverlusten. Die brandneuen Gigaviren zeigen im Reagenzglas einen überraschend schnellen Verlust an Genen – ein neues Modellsystem für Genreduktion? Diese Vereinfachungen gehen oftmals einher mit Spezialisierungen und Spitzenleistungen. Das bekannteste Beispiel sind wiederum unsere Mitochondrien, spezialisiert auf die Energieproduktion der Zelle – oder Genies, die oft im Alltag versagen.

Wie groß können wir denn werden? Was ist denn das andere Extrem zur kleinsten Zelle – die größte «Zelle»? Physiker haben spekuliert, dass die Abstände von Signalen Grenzen setzen, je länger die Wege, desto langsamer die Übertragung. Die Kompartmentalisierung ist ein wichtiges Element bei der Entstehung des Lebens gewesen, zu verdünnt läuft nichts. Statt Größe entstand Multizellularität. Sind die Amöben die größten Zellen? Ja, so ist es und sie beherbergen auch noch die größten Viren. Was sind die kleinsten und größten Lebewesen – Bakterien, Nanoplankton und Dinosaurier? Könnten wir so groß wie Elefanten werden? Wovon hängt das ab? Von Wachstumshormonen? Der Mensch wuchs in den letzten100 Jahren um durchschnittlich zehn Zentimeter. Geht das immer so weiter? Die Einzeller haben vielleicht 3 Milliarden Jahre durchgehalten, die Saurier 100 Millionen Jahre. Was ließ die Saurier so groß werden? Feinde oder das Gegenteil, Kampf oder Überfluss? Wenig Springende Gene – so lautet eine neue Theorie. Das Ende setzte ihnen der Meteorit in Yucatán, also eine Katastrophe. Nur die Kleinlebewesen hielten durch. Aha! Groß bedeutet hohe Störanfälligkeit. Wir sind groß!

Glück gehabt bisher – und das Ende der Welt?

Wer denkt über die Zukunft nach? Die Kirche? Vielleicht, aber die NASA bestimmt! Die NASA hat schon mobilgemacht. Sie veranstaltete 1982 einen Kongress über die Bedrohung der Erde durch Planeten und Asteroide sowie die Möglichkeiten der Verteidigung. Das hat fast keiner mitbekommen oder niemand ernst genommen. Da wird berechnet und registriert: Eine halbe Million Asteroide gibt es um uns herum, 8000 davon in gefährlicher Nähe, 70 neue pro Monat, Near Earth Objects, NEO, genannt. Die meisten Asteroide haben einen Durchmesser zwischen 10 und 100 Metern. (Asteroide sind kleine Planeten, welche die Sonne umkreisen und größer sind als Meteoriten). 1908 explodierte ein Meteorit von 40 m Durchmesser gerade außerhalb der Erde und vernichtete durch die Druckwelle 40 km weit 80 Millionen Bäume in Sibirien. 1913 verletzte ein Meteorit 120 Leute in Timbuktu. Einen Asteroiden gab es am 15. Februar 2013 in Russland, der mit 18 m Durchmesser und 70 000 Stundenkilometern zur Erde flog. Er detonierte in 20 km Höhe. Da klirrten nur ein paar Fensterscheiben und ein paar hundert Menschen wurden verletzt. In Afrika gibt es einen Krater von 30 km Durchmesser mit Berggipfel in der Mitte, der durch den Aufschlag entstand und erst mit Hilfe von Satelliten entdeckt wurde. Sorge macht man sich bei der NASA um Planeten mit Kurs auf die Erde, die sieht man nämlich erst zehn Jahre vor der Kollision. Dann ist Eile geboten, um die Erde zu retten.

Es gibt Zukunftsszenarien, die vorsehen, dass wir die Erde umparken oder ankommende Planeten umlenken müssen. Die Erde müsste mit 10^{15} Tonnen Sprengstoff wie ein Raumschiff angeschoben werden, dann ließe sich unsere Umlaufbahn um die Sonne vielleicht um 500 000 km versetzen, der Meteorit würde uns dann verfehlen. Vielleicht gibt es dafür jetzt schon genügend Atombomben auf der Erde. Der Schweizer Astronom Fritz Zwicky hatte schon vor 50 Jahren die Vision, unser ganzes Sonnensystem per Atombombe fortzuschießen. Auch Freeman Dyson entwickelte ein Raumschiff «Orion», so groß wie ein Ozeanriese für Hunderte von Menschen. Wie ernst soll man das nehmen, wenn das solche Genies verkünden? Dyson rechnete die Quantenelektrodynamik durch, die anderen zum Nobelpreis verhalf. Zwicky entdeckte Hunderte unbekannter Supernovae und folgerte durch genaues Nachrechnen, dass da Materie fehlt – und die fehlt bis heute, die dunkle Materie!

Ein Astrophysiker an der Universität Zürich, Ben Moore, schreibt: «Wir sind zufällig hier!» Er macht sich Gedanken, wie wir zu anderen Planeten auswandern – ausfliegen – könnten! Nachzulesen in seinem Buch: «Elefanten im All», ich glaube kein Wort. Organisiert Ben Moore vielleicht deshalb die Loveparade in Zürich und übt dabei schon mal «Umzüge»?

Ein ehemaliger Astronaut, Ed Lu, will mit seiner Stiftung B16 – sie heißt so nach einer Anspielung auf den «Kleinen Prinzen» von Saint-Exupéry – aufpassen, dass uns keine Asteroide treffen. Man weiß schon, dass 2029 der Himmelskörper «Apophys» mit («nur») 270 m Durchmesser auf der Erde einschlagen wird. Kürzlich ist ein Meteorit mit 15 km Durchmesser haarscharf an der Erde vorbeigeflogen. Ein Treffer wäre dem von vor 65 Millionen Jahren in Yucatán mit seinen 10 km Durchmesser und 300 km Krater nahe gekommen. Er vernichtete immerhin 95 Prozent der Lebewesen auf der Erde. Aber er löschte das Leben nicht aus, kleine Lebewesen überlebten, entwickelten sich und schließlich entstanden daraus wir. Auch ein kleinerer späterer Vulkanausbruch mit Tsunami und Klimawandel dezimierte einstmals fast die gesamte Bevölkerung von Indien – aber eben nur fast; deswegen gleichen sich die Inder untereinander genetisch stärker als andere Volksgruppen. Übrigens: Nun will Obama den «Orion» wirklich bauen!

Man versucht auf der Erde auszuprobieren, wie Leben stirbt. Da gibt es den Green Lake bei New York, dessen Name Hohn und Spott ist, denn er dient als Modell dafür, warum es kein Leben mehr gibt. Das Wasser steht dort, es wird nicht durchmischt, kein Sauerstoff wird nachgeliefert, es entsteht eine toxische, nach Schwefel stinkende Brühe, die nur von Tauchern in Sicherheitsanzügen untersucht werden kann. Was Bewegung und Durchmischung vermögen zeigte sich nach Öffnung der DDR-Mauer. Man erschrak über die weißen, bäuchlings oben schwimmenden toten Fische in den Seen der damaligen DDR, die mit Gülle – Tierfäkalien – vergiftet waren. Noch mehr staunte man, dass sich mit sehr wenigen, extrem langsamen Ventilatoren das Wasser innerhalb von fünf Jahren regenerierte. Auch der Zürcher See wurde so wiederbelebt. Bewegung in Zeitlupentempo zur Durchmischung mit Sauerstoff reichte aus. Wie sehr unsere Ozeane in Bewegung sind und damit belüftet werden, zeigte ein unfreiwilliges Experiment: Ein Containerschiff brach 1992 im Pazifik auseinander und entlud 26 000 gelbe Gummientchen – Kinderspielzeug aus China. Diese tauchten nach

7 Monaten 3500 km entfernt in Hawaii auf, in der Arktis, im Treibeis, vor Osteuropa. So genau hatte man die Ströme im Meer noch nie verfolgt. Ein so witziges Experiment hatte sich noch niemand ausgedacht, dabei war es auch noch extrem billig! Bewegung erhält das Leben im Meer.

Gehen wir von der Vergangenheit aus und versuchen aus der Erdgeschichte zu extrapolieren, was zum Ende von Zivilisationen geführt hat. Es gab etwa zwanzig, manche sagen sogar 50 Eiszeiten und die Zwischeneiszeiten. Diese entstanden aus physikalischen Gründen, Perihel-drehung, Meteoriteneinschlägen, kosmischen Ereignissen oder Vulkanausbrüchen. Wir Menschen haben bei Katastrophen schlechte Karten. Wir verändern uns nicht schnell genug. Doch ein Teil des Lebens könnte sich wieder in Nischen, Höhlen, Erdlöchern verstecken und dann erneut Anlauf nehmen wie vor 65 Millionen Jahren. Wieder klein anfangen! Man kann spekulieren, dass wieder ein paar Kleinstlebewesen durchkommen werden wie schon einmal. Eine Wiederholung ist also denkbar. Es kommt allerdings auf die Größe des Meteoriten an. Es könnte ja auch genau wie vor 3,9 Milliarden Jahren eine Wiederholung des allerersten Anfangs möglich sein, ja sogar der Urknall vor 14 Milliarden Jahren. Da capo!

Eine Soziologie der Viren

Eine kleine Betrachtung könnte verblüffen: Viren haben Eigenschaften im Umgang mit dem Wirt und untereinander, die «menschlich» wirken. Das Kriegsvokabular habe ich ja abgeschafft in diesem Buch (obwohl gerade das besonders «menschlich» sein könnte). In der Natur gibt es kein Gut und kein Böse. Es geht immer um Überleben und Vermehrung. Wenn Viren krank machen, sind die Menschen meistens selbst schuld, denn sie haben Balancen gestört. Viren sind Opportunisten, Extremisten, Minimalisten, Pluralisten, Egoisten, Mutualisten! Von geteilten Mänteln, vom Bemuttern fremder Brut, vom Beschützen und von Überlebenshilfe der Wirte war die Rede. Viren können schummeln, sich selbst und anderen nützen, sie gehen Symbiosen ein, reparieren defekte Gene, passen sich der Umgebung an und vermehren sich – wie alles Leben. Sie kooperieren und kompetieren. Es scheint, als wären diese urmenschlichen Eigenschaften schon bei den Viren vorhanden, sie gehören zum Leben dazu. Bei der Soziologie denken wir erst einmal an das Zusammenleben und Verhalten von Menschen. Doch sie reicht weiter bis zum «sozialen» Verhalten der Viren und sogar noch weiter bis zu den Molekülen. Wenn das Leben mit RNA begonnen hat, muss RNA imstande sein weiterzureichen, was sich bewährt hat. Vom Übertragen von Information bis zum sozialen Verhalten ist es zwar ein riesiger Sprung, aber eine logische Konsequenz. Dass die Erhaltung von Strukturen von der Mikro- bis zur Makrowelt ähnlich verläuft, davon war schon die Rede: Kleeblätter von der RNA bis zur Wiese!

RNA unterscheidet sogar zwischen eigener und fremder Familienzugehörigkeit, fremde RNA wird zurückgewiesen, bereits mit RNA besetzte Zellen lassen dieselbe RNA, oft auch fremde RNA, nicht hinein. Das ist so bei Ribozymen, Viroiden und Viren bis hin zur Makrowelt. Projizieren wir vielleicht unsere Vorstellungen in den Mikrokosmos und die Nanowelt hinein? Nein, ich glaube nicht, wir sind wirklich alle so nah verwandt!

Es gibt sogar einen neuen Beweis für die Soziologie der Moleküle: bei den Bienen. Sie sind für ihr starkes soziales Gefüge bekannt, und nun deutet sich an, wie dieses aufrechterhalten wird. Nur die Königin erhält das Gelée royale. Sie lebt dadurch fünfmal länger als andere Bienen und wird auch viel größer. Doch dieses Gelee enthält etwas, das für soziales Verhalten der späteren Bienengenerationen verantwortlich ist. Dieses «Etwas» ist ein Stück RNA. Die Bienenkönigin vererbt im Gelée royale «soziales» Verhalten mit einer kleinen regulatorischen RNA an nachfolgende Generationen, transgenerational. Man testet deshalb schon die Bestandteile des Gelées auf ihre RNA-stabilisierende Wirkung! Für 5 Euro kann man im Supermarkt ein Sonderangebot mit Gelée royale kaufen – für besseres soziales Verhalten? Kaufen und essen? Das wäre doch eine phantastische Zukunftsvision. Warum nur bei Bienen?

Funktioniert das womöglich bei uns auch so, nur nicht gerade durch Honig? Bei den Würmchen dient ausgeschiedene wandernde RNA der Warnung der Nachbarn vor Eindringlingen. Auch bei Mäusen kann man mit einer Spritze mit kleiner RNA weiße Schwänze ohne Veränderung der Gene vererben. Was reichen denn die Großväter an ihre Enkel und die Großmütter an ihre Enkelinnen weiter – kleine RNAs über die Spermien und Keimzellen? So jedenfalls die neue Vorstellung. Diese Art der Vererbung, Paramutation oder auch transgenerationale Vererbung, erfolgt ohne genetische Mutationen, nur durch Regulation. Paragenetik unterscheidet sich nur geringfügig von der Epigenetik. Bei beiden wird die DNA nicht mutiert, sondern nur anders reguliert. Der Unterschied besteht darin, dass bei der Epigenetik Veränderungen während der Vererbung gelöscht werden, bei der Paragenetik hingegen nicht. Paramutationen beeinflussen die nächsten Generationen. Da wird etwas vererbt. Da wiederum die Gene nicht verändert werden, handelt es sich um die Vererbung von Regulatoren, und das ist regulatorische RNA. Sie hat schon einen Namen: piwiRNA und kommt besonders häufig in Keimzellen vor. Vielleicht ist das sogar eine Art circRNA, ein Ribozym? Die ist doch seit Beginn des Lebens bis heute stabil und geistert als Chefregulator noch heute durch all unsere Zellen. Das ist meine Sicht der Zusammenhänge. Die dicken Großväter, die dicke Enkel zu verantworten haben, treiben dieses neue Forschungsgebiet voran.

Das ist alles gar nicht so neu; schon Jean-Baptiste de Lamarck vertrat die Ansicht, dass sich erworbene Eigenschaften auf die Nachkommen vererben können. Da spricht man von «weicher Vererbung». Doch Gene und Mutationen beherrschen unser Denken. «Harte Vererbung»? Vielleicht besteht zwischen beiden Formen der Vererbung gar kein Widerspruch, wie oft angenommen wird, sondern sie entsprechen einer Reihenfolge. Erworbenes wird irgendwann vererbt: Epigenetik wird zu Paragenetik und dann irgendwann zu Genetik. So denke ich. RNA wird zu DNA – das wissen wir ja längst. Vielleicht hilft dabei sogar die Reverse Transkriptase. Auch die RNase H ist beteiligt, sie heißt ja auch PIWI – genau wie die kleine regulatorische piwiRNA in den Spermien, die verbinden sich nämlich. Damit schließt sich der Kreis – nicht nur in diesem Buch.

Viren zur Vorhersage?

Was können wir von den Viren und Phagen und ihren Wirten über den Fortbestand des Lebens und der Menschen lernen? Infektionskrankheiten sind die Haupttodesursache auf unserem Planeten. An die 100 Millionen Menschen starben unter menschenunwürdigen Kriegsbedingungen an der Influenza, 38 Millionen vorwiegend in der Dritten Welt an HIV/AIDS. Jährlich sterben 15 Millionen Menschen an Infektionen auf der Welt, etwa 10 Millionen an Krebs, bei 2,5 Millionen davon sind Viren beteiligt. 40 000 Mäuse verendeten in einer Tierstallbatterie an Hepatitisviren. All das sind Warnsignale. Wir sind schon mittendrin in diversen Katastrophen. Aber wir sind auch ziemlich viele.

Ich habe betont, dass die Mikroorganismen nicht krank machen in einer austarierten Umgebung, in einem ausgewogenen Ökosystem. Dieses System gibt es jedoch nicht, sonst würden wir ja nie krank. Gleichgewichte wird es angesichts von Überbevölkerung sowie Klimawandel und den dadurch ausgelösten Naturkatastrophen immer weniger geben. Platzmangel und die Nähe zu anderen Menschen und Tieren mit Infektionsgefahren lassen sich immer weniger vermeiden. Stress und Mangel können Viren aktivieren. Infektionskrankheiten bleiben dann eine wichtige Todesursache auf der Welt.

Mikroorganismen und Viren werden mit Sicherheit länger existieren als Säuger und Eukaryoten, sie waren ja schon 2 Milliarden Jahre vor uns da. Wir kamen viel später, sie brauchen uns nicht, wir aber brauchen sie, wir sind die Abhängigen. Wir sind die Eindringlinge in die Welt der Bakterien und Phagen – nicht umgekehrt. Sie verdauen für uns, was wir nicht essen können, besiedeln uns und beschützen uns vor fremden, gefährlichen Keimen. Die Bakterien und Phagen sind autonom. Das Leben wird zumindest in Form der Mikroorganismen länger überleben als wir. Die Weltmeister im Anpassen sind die Viren, die Bakterien und vielleicht noch die Archäen, die uns zumindest zeigen, welch extreme Bedingungen das Leben aushalten kann, was alles möglich ist! Die fangen vielleicht wieder von vorne an nach weltzerstörenden Katastrophen. Bis gar ein Mensch zum Extremophilen wird, der wie die Archäen Hitze, Salz oder Gifte aushält, würde bei Katastrophen viel zu viel Zeit vergehen.

Wir sind zu komplex, zu langsam und zu groß, um uns schnell genug anpassen zu können. Sind die Menschen mit ihrer hohen Intelligenz genügend erfinderisch, um sich selbst vor dem Untergang zu retten? Intelligent genug sind wir vielleicht – aber wohl zu egoistisch und nicht genügend mutualistisch. Mutualismus-Studien haben gezeigt, dass Menschengruppen mit mehr als 150 Mitgliedern miteinander nicht mehr mutualistisch umgehen. 150 – das entspricht einer Großfamilie mit Freunden und Nachbarn.

Wenn wir Menschen in Megastädten wohnen werden, wie die Vorhersage für die Weltbevölkerung lautet, könnten dann Mikroorganismen und Viren zerstörerisch werden und alle Menschen ausrotten? Soviel wir wissen, weichen die Mikroorganismen auf andere Wirte aus, wenn die ursprünglichen knapp werden. Als den Hantaviren in Neu-Mexiko die Mäuse ausgingen, nahmen sie die Menschen dafür! Das geht so lange, wie es alternative Wirte gibt. Unsere Mobilität macht neue Wirte schnell erreichbar, wie wir bei SARS erlebt haben; die Ausbreitung von Hongkong nach Vancouver dauerte nur ein paar Stunden. Aber wenn es nirgendwo mehr Wirte gibt, wohin weichen die Mikroorganismen dann aus? Sie wechseln die Strategie: Sie bringen ihre Wirte nicht länger um, wenn es keine neuen mehr gibt, sondern arrangieren sich, passen sich an in einer Koexistenz. Das ist längst so; Beispiele dafür wie die SIV-resistenten Affen und die Koala-Bärchen, die sich mit den Viren arrangieren durch deren Endogenisierung, wurden erwähnt. Dann wären also die Mikroorganismen keine tödliche Gefahr für die Menschheit.

Es gibt andere Zukunftsvisionen, die vorhersagen, dass unsere moderne Zivilisation nicht überlebensfähig ist. Mikroorganismen wurden dabei gar nicht berücksichtigt. Der Kollaps sei unumgänglich, so lautet die Prognose. In einigen Jahrzehnten schon gingen uns die Rohstoffe aus; schuld daran seien der Verbrauch der Ressourcen sowie die ungleiche Verteilung des Wohlstands. Frühere Kulturen, die als Berechnungsgrundlage dienten, gingen zugrunde durch Bevölkerungszunahme, Mangel an Wasser, Nahrung und Energie sowie an Klimawandel. Am Niedergang von Kulturen – auch der unsrigen – zweifelt laut dieser HANDY genannten Studie (Human and Nature Dynamics) niemand. Aber die dabei verwendeten Differentialgleichungen mit lediglich den fünf genannten Parametern sind selbst für die NASA ein Grund gewesen, sich von den Prognosen zu distanzieren.

Die größte Gefahr für den Menschen ist der Mensch selbst. Viele Spezies haben wir ausgerottet, Umwelten zerstört, Ressourcen verheizt, die Milliarden Jahre gebraucht haben, um zu entstehen. Wir sind bald zu viele. Die Nahrungsmittelproduktion konnte durch technische Verbesserungen in den letzten 50 Jahren verdoppelt werden. Das wird sogar noch ein paarmal möglich sein, aber nicht beliebig oft. Wenn alle so leben wollten wie die New Yorker, bräuchten wir mindestens fünf Planeten wie die Erde.

Leider habe ich kein großes Vertrauen in die «Einsicht», die Intelligenz der Menschen. Selbst wenn wir noch eine Zeitlang durchhalten, muss ich als Kernphysikerin weiter argumentieren: letztlich wird die Sonne alles richten. Sie bläht sich auf nach dem Sternenzyklus, dem Hertzsprung-Russell-Diagramm, sie wird ein Roter Riese, dann ein Schwarzer Zwerg. Als Roter Riese verbrennt sie die Erde. Die Zeit dafür ist zur Hälfte abgelaufen, noch liegen 4 Milliarden Jahre vor uns. Wir haben Halbzeit. Wenn nicht kosmische Ereignisse vorher zuschlagen. Infektionskrankheiten werden uns wohl eher nicht den totalen Garaus machen. Und wenn es uns Menschen nicht mehr gibt, überleben uns die Mikroorganismen bei weitem. Bis auch ihnen die Sonne zu nahe kommt.

Doch drehen wir die Argumente einmal um: Die Welt der Mikroorganismen könnte uns bei genauerer Betrachtung wieder Mut machen. Wenn jeden Herbst die Algenblüten und Bakterienrasen auf den Meeren durch die Viren zugrunde gehen, leisten sie einen Beitrag zur Populationsdynamik und zum Rezyklieren der Nährstoffe. Dabei gibt es überlebende Mikroorganismen, die zuerst klein an Zahl sind und dann wieder hochwachsen. Daraus könnte man Hoffnung schöpfen. Selbst wenn viele Arten sterben, könnte eine Subpopulation von diversen Spezies Mutationen aufweisen, durch den Flaschenhals entkommen und phantastische neue Eigenschaften mitbringen. Solche Phänomene sind bisher lokal begrenzt aufgetreten, Algenteppiche mit 500 km sind zwar riesig, aber nicht global.

Die Welt ist sehr heterogen, sie bietet Nischen. Dort kann sich das Leben verkriechen und erhalten. Die Welt ist so voller Verstecke, dass nicht alles Leben gleichzeitig betroffen sein wird. So könnte es analog zur Phagenwelt auch mit uns Menschen geschehen. Glauben wir doch an den Tümpel von Darwin! Irgendwo wird es ihn immer geben. Selbst nach der kosmischen Katastrophe in Mexiko vor 65 Millionen Jahren retteten sich die Kleintiere in Erdlöchern und überlebten. Das sind unsere Vorfahren. Leben ist nicht so schnell totzukriegen.

Kulturen gehen unter, aber das Leben per se wird viel länger durchhalten, in uns unbekannten Formen vermutlich. Beine werden vielleicht degeneriert, Gedanken statt Finger betreiben Computer, wir erfinden neue Nahrung. Kurzsichtige überleben heute am Schreibtisch – als Jäger wären sie verhungert. Von 6000 Riechzapfen sind bei uns nur noch 60 übrig geblieben. Wir werden uns anpassen, solange dazu genug Zeit ist. Kleine Populationen werden es schaffen. Eine Zeitlang jedenfalls.

Wer uns dabei hilft, sind die Viren. Viren sind erfinderische und bewegliche genetische Elemente, die zur Erhaltung des Lebens und Steigerung der Biodiversität beitragen. Allein im Meer werden täglich 10^{27} Gene zwischen Viren und Wirt ausgetauscht. Bei uns sind es weniger, aber sie werden uns beim Überleben, bei der Anpassung helfen. Denn die Viren haben alles, was zum Leben und Überleben aller Spezies dieser Erde nötig ist, bisher entwickelt. Ohne Viren gäbe es keine Vielfalt und keinen Fortschritt, ohne sie gäbe es uns nicht. Den Viren sei Dank.

Wunder

Am Ende dieses Buches haben noch ein paar «Wunder» Platz: Das Würmchen *C. elegans* wurde auf einem Schälchen mit einem Tropfen von Sexualhormonen angelockt. Das hat es sich gemerkt. Nun kommt das Wunder, denn zwei Generationen später fanden die Nachkommen immer noch dieselbe Stelle wieder, zielstrebig und präzise fanden sie dorthin – obwohl kein Duftstoff mehr vorhanden war. Das klingt sehr lustig und fast unglaubwürdig und wirft die Frage auf, ob denn gar die männlichen Enkel zielstrebig zu den Bordellen laufen, die ihre Großväter einmal aufgesucht haben? Nein, das nun nicht, wir sind zu kompliziert, nur die einfachen Würmchen dienen hier als Modell. Jedoch verbirgt sich dahinter ein Prinzip, die Vererbung von Erfahrungen über mehrere Generationen hinweg. Dieses Wunder lässt sich erweitern: wie die Schildkröte, die 12 000 km einsam durch die Ozeane schwimmt, um an einer bestimmten Stelle ihre Eier in den Strandsand einzugraben. Ihre Nachkommen werden es genauso machen. Der Storch findet nach einer Fernreise bis Afrika genau das richtige Nest in Linum bei Berlin wieder. Und nun sterben die Monarch-Schmetterlinge, weil die Stelle, wo sie sich «immer schon» gepaart haben, abgeholzt wurde. Wie funktionieren solche GPS-Systeme? Organe für Magnetismus genügen dazu sicher nicht. Die Beispiele scheinen ein besonders gutes Ortsgedächtnis zu belegen. Vielleicht ist es aber nur da besonders auffällig. Diese Art der Vererbung führt vermutlich viel weiter. Schon immer mussten ja Erfahrungen weitergereicht werden, stets über RNA, von Anfang an bis heute.

RNA spukt in uns seit der Stunde null – und nun wird die vererbbare regulatorische RNA – von der GPS-Funktion bis zum Verhaltenskodex im Honig – zur zukünftigen Forschung.

Und wo hockt Gott? Diese Frage am Ende einer «Sternstunde» über Viren im Schweizer Fernsehen kam für mich unerwartet. Meine Antwort lautete spontan und so lautet sie noch immer: Überall dort, wo wir nicht weiterwissen, kann man (einen) Gott ansiedeln. Wunder sind zukünftige Forschungsthemen. Wunder weichen der Wissenschaft. Doch wenn wir eines gelöst haben, gibt es sicher neue Wunder. Es wird immer Wunder geben. Dafür ist stets reichlich Platz, selbst wenn unser Wissen noch so sehr zunimmt. Es bleibt genug Unbekanntes für die Vorstellung von einer höheren Macht. Ich kann daran nicht glauben, aber diejenigen, die das können, sind besser dran als ich.

ANHANG

GLOSSAR

Alu: kurzes regulierendes DNA-Element mit 1,1 Millionen Kopien im Humangenom

Aminosäure: Baustein von Protein (Eiweiß), 20 Aminosäuren

Archäum: eines der drei «Königreiche» des Lebens neben Bakterien und Eukaryoten (Tiere und Pflanzen)

Argonaut: Enzym zum Silencing, mit PAZ und PIWI (wie Reverse Transkriptase und RNase H)

Basenpaar: Baustein der Doppelstrang-DNA, Basenpaar A–T oder G–C

Boten-RNA: auch messenger RNA (mRNA), zur Übertragung der genetischen Information von der DNA im Kern zu den Ribosomen meist außerhalb vom Kern zur Proteinsynthese

Chromosom: Erbgut mit Genen in Proteine verpackt

Code: Information im Erbgut für Proteine, drei Nukleotide (Triplett) codieren für eine Aminosäure

CRISPR/Cas9: Immunsystem bei Bakterien und Archäen, Clustered Regularly Interspaced Short Palindromic Repeats/CRISPR-associated-Protein 9

DNA: De(s)oxyribonukleinsäure, Erbgut aus Nukleotiden aufgebaut, ein Sauerstoff weniger als bei RNA, DNA bildet meist einen Doppelstrang (Doppelhelix)

EBV: Epstein-Barr-Virus, Humanes Herpesvirus, kann zu Burkitt-Lymphom (BL) führen

E. coli: Escherichia coli, harmloses Darmbakterium

EHEC: Krankheitserreger, Enterohämorrhagisches *E. coli*

Emiliania huxleyi: Kalkalge mit Algenblüte, Abkürzung Eh, Virus EhV

ENCODE: Forschungsprojekt zur Bestimmung aller funktionellen Elemente im Erbgut, wie Regulatoren, Promotoren etc., ENCyclopedia Of DNA Elements

Endogen: Gene im Erbgut, virale Infektion der Keimzellen, daher vererbbar, keine Partikel

Epigenetik: transiente chemische Veränderung der DNA ohne Mutationen, daher normalerweise nicht vererbbar

ERV: Endogenes Retrovirus im Erbgut, Infektion von Keimzellen oft vor zig Millionen Jahren

Eukaryo(n)t: Zelle mit Kern (Pflanzen, Algen, Pilze, Tiere, Menschen)

Exon: Proteincodierende Region von Genen des Erbguts, werden durch Introns unterbrochen, nur 2 % des menschlichen Erbguts bestehen aus Exons, 98 % weitgehend aus Introns

Gen: Abschnitt im Genom mit Exons (für Proteine) und Introns (für Regulation)

Genom: gesamtes Erbgut eines Organismus bestehend aus Genen, z. B.: Phage 70, Bakterium etwa 5000, Hefe 6000, Wurm 20 000, Mensch 22 000, Reis, Mais, Weizen etwa 50 000 Gene

Gigaviren: Riesenviren meist in Amöben und Algen, Beinahe-Bakterien, neu, (Namen: Mimi-, Mama-, Marseille-, Pandora-, Pitho-, Samba-Viren)

HBV: Hepatitis-B-Virus, kann zu Lebererkrankungen und Leberkrebs beitragen

HCC: Hepatozelluläres Karzinom, Leberkrebs

HCV: Hepatitis-C-Virus, *siehe* HBV

HDV: Hepatitis-Delta-Virus, ausgefallenes Virus mit Ribozym

HERV: Humanes ERV, etwa 450 000 Kopien im Humangenom

HPV: Humanes Papillomavirus, einige Typen können Gebärmutterhalskrebs fördern

Immunsystem: Abwehr fremder Eindringlinge

Intron: DNA-Bereich zwischen Exons in Genen, nicht für Proteine codierend, wird ausgeschnitten (Spleißen), erlaubt Kombinatorik, fehlt bei Viren

iPS: induzierte Pluripotente Stammzelle, künstlich verjüngte Zelle

Kinase: Enzym, das Phosphate überträgt, um Empfängerproteine zu verändern und zu regulieren

LINE: DNA-Bereich im Erbgut, Springendes Gen, 850 000 Kopien im Humangenom, vermutlich Rest von Retroviren, Long-Interspersed Nuclear-Element

LTR: starker Promoter bei Retroviren, der Gene anschaltet, Long Terminal Repeat

LUCA: oft Urzelle, Last Universal Common oder Cellular Ancestor, umstritten

Lytische Phagen: Phagen, die Bakterien auflösen, um Nachkommen freizusetzen

Metastase: Tumorzelle, die sich unerlaubt absiedelt, Spätstadium bei Krebs

Mitochondrium: ehemaliges Bakterium in Symbiose mit der Säugerzelle

Mu: springender Phage, DNA-Transposon

Mutante: genetische Veränderung im Erbgut, vererbbar

Nichtcodierend: non-coding DNA (ncDNA) oder ncRNA, ohne Tripletts, ohne Information für Proteine

Nukleinsäure: DNA oder RNA, einzel-, doppelsträngig oder zirkulär

Nukleotid: Baustein von Nukleinsäuren, jedes Nukleotid besteht aus Zuckerring und Base, abgekürzt bei DNA als A (Adenin), T (Thymin), G (Guanin), C (Cytosin) und bei RNA U (Uridin) statt T

Onkogen: Krebsgen von Retroviren wie src, raf, ras, myc, etwa 100 bekannt; verwandt, aber nie identisch mit zellulären Genen, Gene werden klein (src) geschrieben, Proteine groß (Src)

Orphan Drug: «Waisenkind»-Medikament gegen seltene Krankheiten mit weniger als 10 000 Fällen pro Jahr weltweit

Paramutation: transgenerationale oder Paragenetik, vererbbar über mehrere Generationen ohne Mutationen, vermutlich mittels regulatorischer RNA im Samen, neu

Pararetrovirus: DNA-Virus, benutzt Reverse Transkriptase zur Vermehrung, Hepatitis-B-Virus oder Pflanzenvirus

PAZ: Reverse Transkriptase, Teil des Argonaut-Enzyms für RNA-Silencing, PIWI-Argonaut-Zwille

PCR: Polymerase-Kettenreaktion, sensitives Diagnostikverfahren für Nukleinsäuren, auch quantitativ

PDZ: Stützprotein, oft Tumorsuppressor, bindet an Ende von Proteinen, Signalüberträger; P steht für PSD (Postsynaptic Density Protein), D für Discs-large Protein bei Fliegen und Z für Zonula occludens

Phage: Virus von Bakterien, meist DNA-haltig, integriert als ruhender DNA-Prophage (temperent) oder wird aktiv außerhalb der Bakterien-DNA (lytisch), Freisetzung der Phagen-Nachkommen

Phycodnavirus: großes DNA-Algenvirus, Chlorellavirus

PIWI: molekulare Schere, ähnlich wie RNase H zur Abwehr feindlicher RNA durch Zerschneiden, Teil des Argonaut-Proteins zum Silencing, P-element-induced-wimpy-testis, bindet piwiRNA

Plasmid: nackte zirkuläre Doppelstrang-DNA, für Gentransfer, Therapie oder Impfung

Polydnavirus, auch Poly-DNA-Virus: Virus mit Rollentausch, enthält Wirtsgene und Wirt enthält Virusgene

Polymerase: Synthese-Enzym zur Herstellung von Nukleinsäuren durch Polymerisation

Prion: Protein, infektiös ohne Nukleinsäure, falsche Prion-Faltung führt zu Hirnerkrankungen

Prokaryo(n)t: Zelle ohne Kern, Bakterie

Prophage (DNA-): Phagen-DNA, die in Bakterien-DNA integriert wird

Protein: Eiweiß, aus Aminosäuren aufgebaut; Bestandteil von Gewebe, Zellen, Stoffwechselfaktoren, Signalübertägern etc.

Provirus (DNA-): DNA-Form von Retroviren, integriert in die DNA von Wirtszellen

Quasispezies: Population von RNA-Molekülen mit ähnlichen Sequenzen

Rasterverschiebung: «Verzählen» im Triplett durch Spleißen oder Fehler, führt zu neuem Raster

Regulatorische RNA: kleine, meist nichtcodierende RNA (ncRNA), die Gene reguliert

Rekombination: Zusammenfügen von DNA-Fragmenten

Rekombinant: r, durch Gentechnik hergestellt

Retrotransposon: Springendes Gen mittels «copy-and-paste» und Reverser Transkriptase, führt zur Verdopplung von Genen, 450 000 Kopien (8 %) im Humangenom

Retrovirus: RNA-haltiges Virus mit gag, pol, env als Genen und Promotoren (LTRs), z. B. HIV; die virale RNA wird mittels der Reversen Transkriptase und RNase H in ein DNA-Provirus übersetzt, das in die DNA der Wirtszelle dauerhaft integriert wird, von dort erfolgt die Produktion der Virus-Nachkommen

Reverse Transkriptase (RT): übersetzt RNA in DNA, Vermehrungsenzym von Retroviren, Pararetroviren oder Retrotransposons, RNA-abhängige DNA-Polymerase, häufig auch in Bakterien mit unbekannter Funktion

Ribosom: Proteinkomplex zur Proteinsynthese, besteht aus etwa 100 Proteinen und aktiver RNA, «ribosomes are ribozymes»

Ribozym: schneidende zirkuläre RNA, Viroid, Anfang der Evolution, häufig regulatorisch, auch als circRNA in menschlichen Zellen

RISC: Schneidekomplex zum Silencing von Genen, RNA-Induced Silencing Complex, enthält Argonaut zum Schneiden

RNA: Ribonukleinsäure oder Nukleinsäure, meist einzelsträngig, sehr variabel

RNase H: Abkürzung für Ribonuklease H, H steht für Hybrid aus RNA und DNA, molekulare Schere, häufigste Proteinstruktur, beseitigt RNA in RNA-DNA-Hybriden und RNA-Startsequenzen (Primer), Bestandteil vieler Immunsysteme als PIWI, RAG, Dicer, Integrase, Cas9

Silencing: Abschalten von Genen durch silencer RNA (siRNA) mittels Schneideenzymen (PIWI, RNase H)

SINE: DNA-Element im Genom des Menschen, 1,5 Millionen Kopien im Humangenom, Small-Interspersed Nuclear-Element

Spleißen: knotenfreie Verknüpfung von RNA, Ausschneiden von lassoförmiger RNA diverser Längen, für neue Kombinationen zur Steigerung der Komplexität, entfernt oft die Intron-RNA, gibt es auch bei Viren ohne Introns

Springendes Gen: «Transposable Element» (TE), Transposon oder Retrotransposon, machen 45 % im Humangenom aus

Symbiose: Zusammenleben zweier Organismen zum gegenseitigen Vorteil

Telomerase: einfache Reverse Transkriptase zum Schutz der Chromosomenenden (Telomere)

Temperenter Phage: integriert in DNA des Bakteriums als DNA-Prophage, nicht lytisch

Ti-Plasmid: Tumor induzierendes DNA-Plasmid, nicht integrierte, zirkuläre DNA in Bodenbakterien *(Agrobacterium tumefaciens)*, genutzt zur Gentherapie bei Pflanzen

Transgenerationale Genetik: auch Paramutation, vererbbar ohne Mutation (vielleicht basierend auf RNA)

Transkription: Übersetzung von DNA in RNA, meist messenger RNA (mRNA)

Transposon (DNA-): Springendes Gen mittels «cut-and-paste», 300 000 Kopien (3 %) im Humangenom, (Namen: Mariner oder Sleeping Beauty (SB) im Fisch, Tn in Bakterien, Ty in Hefe, Lotus in Blumen, P-Element und Gypsy in Fliegen)

Triplett: drei Nukleotide bilden ein Codon für eine Aminosäure

Tumor- oder T-Antigen: Onkogen in kleinen DNA-Viren wie SV40 und Polyomavirus

Tumorsuppressor: Wachstumshemmer, Gegenspieler von Onkogenen,

Verlust fördert Tumorbildung, p53, Retinoblastom Rb, oder PDZ-Proteine

Viroid: Ribozym, schneidende RNA, non-coding, virusähnlich, oft in Pflanzen, Haarnadelform, ohne Proteine

Virophage: Virus von Viren, meist bei Gigaviren (Sputnik oder Ma-Virus)

Virus: bewegliches Element, bestehend aus Nukleinsäuren meist mit genetischer Information zur Vermehrung, manchmal in Proteine verpackt, oft als Ikosaeder, zusätzliche Hülle stammt von der Wirtszelle, Vermehrung oft als Parasit, kann selber keine Proteine synthetisieren, null bis 2500 Gene, Gentransfer führt zur Innovation der Genome der Wirtszelle, Viren als Erfinder und Antreiber der Evolution, nur manchmal pathogen

Zellzyklus: Lebenslauf einer Zelle, umfasst DNA-Synthese (S-Phase) und Teilung (Mitose), beschleunigt bei Krebszellen

Zentrales Dogma: Informationsfluss in der Zelle, von DNA zu RNA zu Proteinen

Zoonose: Virusübertragung von Tier auf Mensch, führt oft zu Krankheiten

LITERATUR

Ein ausführlicheres, nach Kapiteln gegliedertes Literaturverzeichnis findet sich auf meiner Website: www.moelling.ch

Bücher

Brockman J (Hrsg.): Das Wissen von morgen: Was wir für wahr halten, aber nicht beweisen können: Die führenden Wissenschaftler unserer Zeit beschreiben ihre großen Ideen. S. Fischer Verlag, Frankfurt 2008

Chin J (Ed.): Control of communicable diseases. Manual. American Public Health Association, Washington 2000

Crawford DH: Deadly companions: How microbes shaped our history. Oxford Univ. Press, New York 2007

Dyson FJ: The Sun the Genome and the Internet. Oxford Univ. Press, New York 1999

Dyson FJ: The Scientist as Rebel. The New York Review of Books, New York 2006

Dyson FJ: Origins of Life. Cambridge University Press 1986

Eigen M: From Strange Simplicity to Complex Familiarity, A Treatise on Matter, Information, Life and Thought. Oxford Univ. Press, 2013

Eigen M: Error Catastrophe and antiviral Strategy. PNAS 2002; 99:13374

Fischer EP: Das Genom. S. Fischer Verlag, Frankfurt 2004

Flint SJ et al.: Principles of Virology. ASM Press, Herndon, USA 2000

GEO kompakt Nr.23, Die Grundlagen des Wissens, Die ersten vier Milliarden Jahre. Gruner und Jahr, Hamburg 2010

Gottschalk G: Welt der Bakterien. Die unsichtbaren Beherrscher unseres Planeten. Weinheim: WILEY-VCH, 2009

Mahy BWJ: The Dictionary of Virology. Academic Press, Amsterdam 2009

Meyer A: Evolution ist überall. Böhlau Verlag, Wien 2008

Moelling K: Das AIDS Virus. Verlag Chemie 1988

Moore B: Elefanten im All: Unser Platz im Universum. Kein & Aber, Zürich 2012

Napier J: Evolution. McGraw-Hill Comp. London 2007

Regenmortel MHV van, Mahy BWJ: Desk Encyclopedia of Human Medical Virology, Plant and Fungal Virology, and Animal and Bacterial Virology. Academic Press 2010

Ryan F: Virolution. Spektrum Akademischer Verlag, Heidelberg 2010

Science Sonderheft HIV and TB in South Africa. Science 2013; 339:873

Schrödinger E: Was ist Leben? Leo Lehnen Verlag, Sammlung Dalp, München, 1951

Scott A: Zellpiraten: Die Geschichte der Viren – Molekül und Mikrobe. Birkhäuser, Basel 1990

Sentker A, Wigger F (Hrsg.): Triebkraft Evolution. Die ZEIT Wissen Edition, Spektrum Akad.Verlag, Heidelberg 2008

Spektrum der Wissenschaft Spezial, 1/2014: Evolution: Wie sie die Geschichte des Lebens geformt hat. Spektrum Akad. Verlag, Heidelberg 2014

Thoms SP: Ursprung des Lebens. S. Fischer Verlag, Frankfurt 2005
Villarreal LP: Viruses and the Evolution of life. American Society of Microbiology Press, Washington DC 2005
Wagener Ch: Molekulare Onkologie. G. Thieme Verlag, Stuttgart 1999
Witzany G (Ed.): Natural Genetic Engineering and Natural Genome Editing. Annals N. Y. Acad. Sciences 2009
Witzany G (Ed.): Viruses: Essential Agents of Life. Springer, Dodrecht 2012
Wolfe N: Virus, Die Wiederkehr der Seuchen. Rowohlt Verlag, 2012
Zimmer C: Parasite rex: Inside the bizarre world of nature´s most dangerous creatures. Free Press, New York 2000
Zimmer C: A Planet of viruses. The University of Chicago Press, Chicago 2012

Ausgewählte Original-Publikationen in Journalen

Baumgartner M et al., Moelling K: c-Src-mediated epithelial cell migration and invasion regulated by PDZ binding site. MCB 2008; 28:642
Bezier A et al.: Polydnaviruses of Braconid Wasps derive from an ancestral Nudivirus. Science 2009; 323: 926
Biemont C, Vieira C: Junk DNA as an evolutionary force. Nature 2006; 443:521
Boyer M et al., Raoult D: Mimivirus shows dramatic genome reduction after intraamoebal culture. PNAS 2011;108:10296
Broecker F et al Moelling K: Analysis of the Int Microbiome of a Clostridium d. Patient after Fecal Transplantation. Digestion 2013; 88:243
Cech TR et al.: Hammerhead nailed down. Nature 1994; 372:39
Cerritelli SM, Crouch RJ: Ribonuclease H: The enzymes in eukaryotes. FEBS J 2009; 276:1494
Chapman JA et al.: The dynamic genome of Hydra. Nature 2010; 464:592
Cordaux R, Batzer MA: The impact of retrotransposons on human genome evolution. Nat Rev Genet 2009; 10:691
Dewannieux M et al.: Identification of an infectious progenitor for the multiple-copy HERV. Genome Res 2006; 16:1548
D`Hont et al.: The banana (Mus acuminata) genome and the evolution of monocotyledonous plants. Nature 2012, 488:213
Dolinoy DC: The agouti mouse model: an epigenetic biosensor for alterations on the fetal epigenome. Nutr Rev. 2008; 66(Suppl 1): 7
Donner P, Greiser-Wilke I, Moelling K: Nuclear localization and DNA binding of the transforming protein of MC29. Nature 1982; 296:262
Doudna JA, Szostak JW: RNA-catalysed synthesis of complementary-strand RNA. Nature 1989; 33:519
Dreher TW: Viral tRNAs and tRNA-like structures. Wiley Interdiscip Rev RNA 2010; 1:402
Edwards RA, Rohwer F: Viral metagenomics. Nat Rev Microbiol 2005; 3: 504.
Fischer MG, Suttle CA: A Virophage at the Origin of Large DNA Transposons. Science 2011; 332:231
Fouchier RA, García-Sastre A, Kawaoka Y: H5N1 virus: Transmission studies resume for avian flu. Nature 2013; 493:609
Fresco LO: The GMO Stalemate in Europe. Science 2012; 33: 883
Glass JI et al., Venter C: Essential genes of a minimum bacterium. PNAS 2006; 103:425

Goffeau A: Genomics: multiple moulds. Nature 2005; 438:109

Grossniklaus U et al.: Transgenerational epigenetic inheritance: how important is it? Nat Rev Genet. 2013; 14:228

Hanahan D, Weinberg RA: Hallmarks of Cancer: The Next Generation. Cell 2011; 144:646

Hansen TB et al.: Natural RNA circles function as efficient microRNA sponges. Nature 2013; 495:384

Heinzerling L et al. Moelling K: Intratumoral injection of DNA encoding human interleukin 12 into patients with metastatic melanoma: clinical efficacy. Hum Gene Ther. 2005; 1:35.

Holderfield M et al.: Targeting Raf Kinases for cancer therapy: BRaf-mutated melanoma and beyond. Nature Rev. Cancer 2014; 14:455

Holmes EC: What Does Virus Evolution Tell Us about Virus Origins? Journal of Virology 2011; 85:5247

Horvath P, Barrangou R: CRISPR/Cas9, the Immune System of Bacteria and Archaea. Science 2010; 327:167

Katzourakis A. et al.: Macroevolution of complex retroviruses. Science 2009; 325:1512

Koonin EV: On the Origin of Cells and Viruses. Annals of the NY Acad. Sciences 2009; 1178:47

Koonin EV, Dolja VV: A virocentric perspective on the evolution of life.Curr Opin Virol. 2013; 5:546

Koonin EV, Senkevich T, Dolja V: The ancient Virus World and evolution of cells. Biology Direct 2006; 1:29

Krupovic M, Ravantti JJ, Bamford DH: Geminiviruses: a tale of a plasmid becoming a virus. BMC Evol Biol. 2009; 9:112.

Lampson BC, Inouye M, Inouye S: Retrons, msDNA, and the bacterial genome Cytogenet Genome Res. 2005; 110:491

Lambowitz AM, Zimmerly S: Mobile group II introns. Annual Review of Genetics 2004; 38:1.

Lander ES et al.: Initial sequencing and analysis of the human genome. Nature 2001; 409:860

Lane HC, La Montagne H, Fauci AS: Bioterrorism: A clear and present danger. Nature Med.2001; 7:1271

Lepage P. et al., Dore J: A metagenomic insight into our gut`s microbiome. Gut 2013; 62:146

Lincoln TA, Joyce GF: Self-sustained replication of an RNA enzyme. Science 2009; 323:1229

Liu J, Levens D: Making myc. Curr Top Microbiol Immunol. 2006; 302:1.

Liu M et al. Miller JF: Genomic and genetic analysis of Bordetella bacteriophages encoding reverse transcriptase-mediated tropism-switching cassettes. J Bacteriol 2004; 186:1503

Lowrie DB et al., Moelling K, Silva CL: Therapy of tuberculosis in mice by DNA vaccination. Nature 1999; 400:269.

Mandal PK, Kazazian HH Jr.: Snapshot: Vertebrate Transposons. Cell 2008; 135:192

Matskevich AA, Moelling K: Dicer is involved in protection against influenza A virus infection. J Gen Virol 2007; 88:2627

Matzen K et al., Moelling K: RNase H-mediated retrovirus destruction in vivo triggered by oligodeoxynucleotides. Nature Biotechn. 2007; 25:669 and editorial: Johnson WE: Assisted Suicide for Retroviruses. Nature Biotechnol 2007; 25:643

McCutcheon JP, Moran NA: Extreme genome reduction in symbiotic bacteria. Nat Rev Micro 2012; 10:13

Mi S et al.: Syncytin is a captive retroviral envelope protein involved in human placental morphogenesis. Nature 2000; 403:785

Mitrovic J et al. Moelling K, Kube M: Generation and analysis of draft sequences of Stolbur Phytoplasma. Mol Microbiol Biotech. 2014; 24:1

Morris K, Mattick JS: The rise of regulatory RNA. Nat.RevGenet. 2014; 15:423

Mölling K et al.: Association of viral reverse transcriptase with an enzyme degrading the RNA in hybrids. Nature NB 1971; 234:240.

Moelling K: Targeting the retroviral ribonuclease H by rational drug design. AIDS 2012; 26:1983

Moelling K et al.: Serine- and threonine-specific protein kinase activities of purified gag-mil and gag-raf proteins. Nature 1984; 312:558

Moelling K: Are viruses our oldest ancestors? EMBO Reports 2012; 13:1033

Moelling K: What contemporary viruses tell us about evolution – a personal view. Archives Virol 2013; 158:1833

Moelling K: Leben Viren? in Walde P und Kraus F (Hrsg) An den Grenzen des Wissens. Hochschulverlag ETH, Zürich 2008

Moelling K et al.: Relationship between retroviral replication and RNA interference machineries. CSHS Q B 2006; 71:365

Moelling K et al.: DNA-binding activity is associated with purified myb proteins from AMV and E26. Cell 1985; 40:983

Moelling K et al.: Silencing of HIV by hairpin-loop-structured DNA Oligonucleotide (siDNA). FEBS L. 2006; 580:3545

Morens DM, Fauci AS: Emerging infectious diseases. PLoS Pathog. 2013; 9:e1003467

Mokili JL, Rohwer F, Dutilh BE: Metagenomics and future perspectives in virus discovery. Curr Opin Virol. 2012; 2:63

Muller G et al., Moelling K: Nucleocapsid protein of HIV-1 increasing catalytic activity of a Ki-ras ribozyme. JMB 1994; 242:422

Muotri AR et al., Gage FH: L1 retrotransposition in neurons is modulated by MeCP2. Nature 2010; 468:443.

Nandakumar J, Cech TR: Finding the end: recruitment of telomerase to telomeres. Nat Rev Mol Cell Biol. 2013; 14:69

Nowotny M: Retroviral integrase superfamily: The structural perspective. EMBO Rep 2009; 10:144

Pappas KM: Cell–cell signaling and the Agrobacterium tumefaciens Ti-plasmid copy number. Plasmid 2008; 60:89

Pennisi E: Ever bigger viruses shake tree of Life. Science 2013; 341:226

Philippe N et al.: Pandoraviruses: amoeba viruses with 2.5 Mb reaching that of parasitic eukaryotes. Science 2013; 341:281

Prangishvili D, Forterre P, Garrett RA: Viruses of the Archaea: a unifying view. Nat Rev Micro 2006; 4:837

Qian L et al.: In vivo reprogramming of murine cardiac fibroblasts into induced cardiomyocytes. Nature 2012; 485:593

Qin J et al.: A human gut microbial gene catalogue established by metagenomic sequencing. Nature 2010; 464:59

Raoult D et al., Claverie JM: The 1.2 megabase genome sequence of Mimivirus. Science 2004; 306:1344.

Reardon S: Phage therapy gets revitalized. Nature 2014; 510:15

Raoult D, Forterre P: Redefining viruses: lessons from Mimivirus. Nat Rev Microbiol 2008; 6:315

Reyes A. et al. Gordon JI: Viruses in the faecal microbiota of monozygotic twins and their mothers. Nature 2010; 466:344

Rommel Ch. et al., Moelling K et al.: Differentiation stage-specific inhibition of the Raf-MEK-ERK pathway by Akt. Science1999; 286:1738

Rossi JJ, June CH, Kohn DB: Genetic therapies against HIV. Nat Biotechnol. 2007; 25:144

Roossinck MJ: Lifestyles of plant viruses. Philos Trans R Soc Lond B Biol Sci. 2010; 365:1899.

Schnable PS et al.: The B73 maize genome: complexity, diversity, and dynamics. Science 2009; 326:1112

Sharp PA: The discovery of split genes and RNA splicing. TRENDS in Biochemical Sciences 2005; 30:279

Sherr CJ, McCormick F: The RB and p53 pathways in cancer. Cancer Cell. 2002; 2:103

Singer T et al., Gage FH: LINE-1 retrotransposons: mediators of somatic variation in neuronal genomes? Trends Neurosc. 2010; 33:345

Simon DM, Zimmerly SA: Diversity of uncharacterized reverse transcriptases in bacteria. Nucl. Acid. Res. 2008; 36:7219

Slotkin RK et al.: Transposable elements and the epigenetic regulation of the genome. Nature Reviews Genetics 2007; 8: 272

Song JJ et al.: Crystal structure of Argonaute and its implications for RISC slicer activity. Science 2004; 305:1434

Sorek R, et al.: CRISPR – a widespread system with resistance against phages in bacteria and archaea. Nat Rev Microbiol 2008; 6:181

Strand MR, Burke GR: Polydnaviurses as symbionts and gene delivery systems. 2012, PLoS Pathog 8:e1002757

Suttle CA: Viruses in the sea. Nature 2005; 437:356

Taylor J, Pelchat M: Origin of hepatitis delta virus. Future Microbiol 2010; 5:393

Tarlinton RE, Meers J, Young PR: Retroviral invasion of the koala genome. Nature 2006; 442:79

Taubenberger JK, Morens DM: Influenza viruses: breaking all the rules. MBio. 2013; 4: pii: e00365-13.

Turnbaugh PJ, Gordon JI: The core gut microbiome, energy balance and obesity. J Physiol. 2009; 587:4153

Tisdale M et al. Moelling K: Mutations in the RNase H domain of HIV-1 abolish virus infectivity. J Gen Virol 1991; 72:59.

Tsagris EM et al.: Viroids. Cell Microbiol 2008;10:2168

Van Etten J: Another really, really big virus. Viruses 2011; 3:32

Van Etten J: Giant viruses. American Scientist 2011; 2
Venter C: Multiple personal genomes await. Nature 2010; 464:676
Villarreal LP, Witzany G: Viruses are essential agents within the roots and stem of the tree of life. J Theor Biol 2002; 262:698
Vogelstein B et al.: Cancer Genome Landscape. Science 2013; 339:1546
Watanabe T. et al.: Characterization of H7N9 influenza A viruses isolated from humans. Nature 2013; 501:551
Webb CH et al.: Widespread occurrence of self-cleaving ribozymes. Science 2009; 326:953
Weber R et al., Moelling K: Phase I clinical trial with HIV-1 gp160 plasmid vaccine in HIV-1-infected asymptomatic subjects. Eur J Clin Microbiol Infect Dis. 2001; 11:800
Wittmer L et al., Moelling K: Retroviral self-inactivation in the mouse vagina induced by short DNA. Antiviral Res. 2009; 82:22
Yi L et al.: Multiple roles of p53-related pathways in somatic cell reprogramming and stem cell differentiation. Cancer Res. 2012; 72:5635
Yutin N, Koonin EV: Proteorhodopsin genes in giant viruses. Biology Direct 2012; 7:34
Zhang T: RNA viral community in human feces: prevalence of plant pathogenic viruses. PLoS Biol 2006; 4:e3
Zimmermann S et al., Moelling K: MEK1 mediates a positive feedbak loop on Raf activity. Oncogene1997; 15:1503
Zimmermann S et al., Moelling K: Phosphorylation and regulation of Raf by Akt. Science 1999; 286:1741
Zarowiecki M: Metagenomics with guts. Nat Rev Microbiol. 2012;10:674
Zhou L et al.: Transposition of hAT elements links transposable elements and V(D)J recombination. Nature. 2004; 432:995
zur Hausen H: Papillomaviruses and Cancer: From basic studies to clinical application. Nat Rev Cancer 2002; 2:342

ABBILDUNGSNACHWEIS

Abb. 1, 5 und 12 (links oben): Mit freundlicher Genehmigung von Hans Gelderblom, Robert-Koch-Institut, Berlin

Abb. 2: Mit freundlicher Genehmigung von Karl O. Stetter, Universität Regensburg

Abb. 9: By courtesy of Curtis Suttle, University of British Columbia, Department of Earth and Ocean Sciences, Vancouver, Kanada

Abb. 10: USGS Landsat image courtesy NEODAAS Plymouth, by courtesy of Steve Groom

Abb. 12: Häring M, Rachel R, Peng X, Garrett RA, Prangishvili D.: Viral Diversity in Hot Springs of Pozzuoli, Italy, and Characterization of a Unique Archaeal Virus, Acidianus Bottle-Shaped Virus, from a New Family, the Ampullaviridae. J Vir (2005), 79, 9904, Fig 6, © American Society of Microbiology (Mitte links, unten links); Philippe N, Legendre M, Doutre G, Couté Y, Poirot O, Lescot M, Arslan D, Seltzer V, Bertaux L, Bruley C, Garin J, Claverie JM, Abergel C: Pandoraviruses: amoeba viruses with genomes up to 2.5 Mb reaching that of parasitic eukaryotes. Science, Jul (2013) 19; 341(6143), S. 281–286, Fig 1 und 2. With permission by copyright clearance centre, copyright@marketing.copyright.com to K Moelling. The permission by Chantal Abergel, IGS, Marseille, Fr., for the pciture of giant viruses, Megavirus chilensis and the pandora virus, is gratefully acknowledged.

Abb. 13: picture alliance/Mary Evans Picture Library (links); picture alliance/blickwinkel/McPHOTO (rechts)

Abb. 15: picture-alliance/Arco Images GmbH

Abb. 17: Modifiziert nach: Cordaux R, Batzer MA: The impact of retrotransposons on human genome evolution. Nat Rev Genet 2009; 10:691; Lander ES et al.: Initial sequencing and analysis of the human genome. Nature 2010; 409:860

Abb. 23: picture alliance/dpa/Stockfood

Abb. 24: By courtesy of Dana Dolinoy, PhD Associate Professor Department Environmental Health Sciences School of Public Health, University of Michigan

Abb. 25: Mit freundlicher Genehmigung von Christian Lott/HYDRA/Max-Planck-Institut für Marine Mikrobiologie, Bremen

Abb. 26: Michael Plewka, plingfactory, Hattingen, D., www.plingfactory.de

Die Grafiken wurden von der Autorin erstellt.

PERSONENREGISTER

SACHREGISTER

AUS DEM VERLAGSPROGRAMM

Natur und Wissenschaft bei C.H.Beck

Silvana Condemi/François Savatier
Der Neandertaler – unser Bruder
300 000 Jahre Geschichte des Menschen
Aus dem Französischen von Anna Leube und Wolf Heinrich Leube
2020. 240 Seiten mit 26 Schwarz-Weiß-Abbildungen und
Karten sowie 8 Farbabbildungen in einem Tafelteil. Paperback

Ernst Peter Fischer
Das wichtigste Wissen
Vom Urknall bis heute
2020. 128 Seiten mit 2 Abbildungen. Paperback

Hanna Fry
Hello World
Was Algorithmen können und wie sie unser Leben verändern
Aus dem Englischen von Sigrid Schmid
3. Auflage. 2019. 272 Seiten mit 9 Abbildungen. Gebunden

Hansjörg Küster
Der Wald
Natur und Geschichte
2019. 128 Seiten mit 18 Abbildungen. Paperback

Manuela Lenzen
Künstliche Intelligenz
Fakten, Chancen, Risiken
2020. 128 Seiten. Paperback

C.H.Beck

Natur und Wissenschaft bei C.H.Beck